睡眠障碍修复疗愈与人因效能增强

王子莹　许硕贵　王　川　颜宏利　主编

清华大学出版社

北京

内 容 简 介

《睡眠障碍修复疗愈与人因效能增强》从睡眠障碍入手，整合相关学科领域最新进展，以基础认知、诊断、治疗干预睡眠障碍并实现效能增强为逻辑链条，构建兼具临床与实践价值的知识体系。通过解析睡眠的底层机制，提供睡眠障碍筛查的全流程体系，阐述多手段协同的睡眠障碍修复疗愈理念，针对不同应用场景和人群给出睡眠调控手段与方案，帮助睡眠障碍患者加深对自身问题的认识，采用日常行为、习惯、认知等方面实现自我疗愈，为形成高效合理的睡眠模式提供理论与实践指导，帮助读者探索睡眠奥秘，增强人因效能。

图书在版编目（CIP）数据

睡眠障碍修复疗愈与人因效能增强 / 王子莹等主编. -- 北京: 清华大学出版社, 2025.9.
ISBN 978-7-302-70300-6

Ⅰ. R749.7

中国国家版本馆 CIP 数据核字第 20257T504N 号

责任编辑：肖　军
封面设计：钟　达
责任校对：李建庄
责任印制：沈　露

出版发行：清华大学出版社
　　　　　网　　　址：https://www.tup.com.cn，https://www.wqxuetang.com
　　　　　地　　　址：北京清华大学学研大厦 A 座　　　　　邮　　编：100084
　　　　　社总机：010-83470000　　　　　　　　　　　　邮　　购：010-62786544
　　　　　投稿与读者服务：010-62776969，c-service@tup.tsinghua.edu.cn
　　　　　质量反馈：010-62772015，zhiliang@tup.tsinghua.edu.cn
印 装 者：三河市龙大印装有限公司
经　　销：全国新华书店
开　　本：185mm×260mm　　　　印　　张：15.75　　　　字　　数：325 千字
版　　次：2025 年 9 月第 1 版　　　　　　　　　　　　印　　次：2025 年 9 月第 1 次印刷
定　　价：198.00 元

产品编号：113592-01

编　委　会

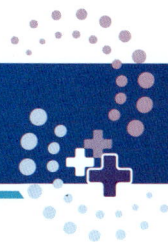

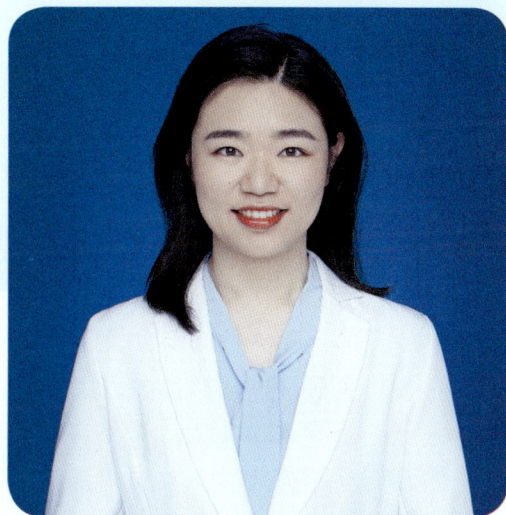

王子莹

　　博士，助理研究员，从事航海特殊环境人因优化与人体效能增强技术研究。入选首批"海军高端科技创新团队"。现任分子神经生物学教育部重点实验室认知障碍调控干预研究方向负责人，中国人类工效学学会生物力学专业委员会委员，《装备环境工程》核心期刊审稿人。主持军事课题及上海市军民融合（省部级）项目等课题10项，参加国家科技部重点研发计划、国家自然科学基金项目及各类军事课题17项。多次赴一线部队参加重大武器装备演习演训任务，撰写的多篇决策咨询建议报告被机关采纳。以第一作者和通讯作者发表SCI论文10余篇。授权发明专利10项，实用新型专利4项、外观设计专利1项、软件著作权登记9项。主编著作5部。获军队"四有"优秀文职表彰。2024年入选上海市"科技创新行动计划"启明星人才工程。

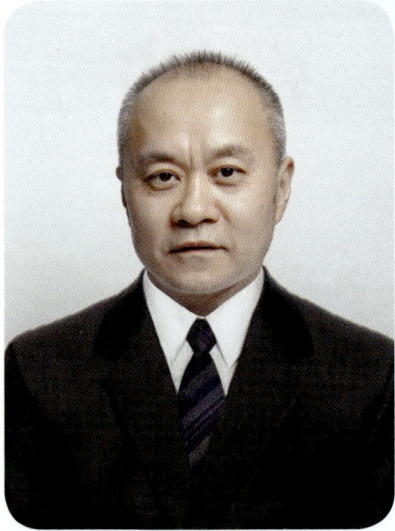

许硕贵

　　主任医师，教授，医学博士，博士＆博士后导师。上海长海医院战创伤急救中心执行主任兼创伤骨科主任，急诊医学＆创伤骨科学科带头人。全军科技领军人才、学科拔尖人才，上海市医学领军人才。牵头负责的海军特殊作业环境人体效能增强技术创新团队入选首批"海军高端科技创新团队"，海军院士培养对象。兼任中国医师协会急诊分会副会长、解放军急救专业委员会副主任委员、上海市医学会急诊专科分会副主任委员。长期从事急性伤病的临床诊疗与基础科研，以第1完成人获得国家科技进步二等奖1项（2016）、军队科技进步一等奖1项（2014）、上海市科技进步一等奖1项（2013）；主编出版专著4部，以第一＆通讯作者共发表论文162篇，其中SCI论文77篇，授权专利101项，其中发明专利13项，转化后临床应用获CFDA批件9个（Ⅲ类证7个）。2014年荣立个人二等功一次。

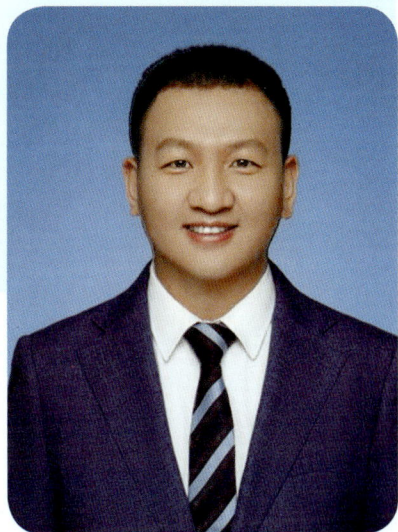

王 川

　　博士，副研究员，硕士生导师，人因工程专业，主要从事航海人因工程技术研究。担任分子神经生物学教育部重点实验室副主任，航海人因工程实验平台负责人，中国人类工效学学会理事兼生物力学专业委员会副主任委员，中国系统工程学会人-机-环境系统工程专业委员会副秘书长，浙江大学兼职副教授。入选首批"海军高端科技创新团队"。海军特色医学中心"科技创新卓越人才"培养对象。主持国家自然科学基金面上项目、国家科技部重点研发计划、中央军委及海军主管的军事课题、国家重大武器装备型号科研项目、军民融合项目等各类课题20余项。主持制定军用标准4项。授权国家发明专利12项、实用新型专利7项、外观设计专利1项、软件著作权登记11项。主编专著5部，发表SCI和EI论文40余篇。多次执行深海密闭空间水下长远航重大军事任务。先后组织完成多批次多人次"潜艇环境模拟舱大型人体封舱试验"，被央视CCTV-7、央广网、央广军事、中国军事网、国防时空及《人民海军报》等多家权威媒体广泛报道。2022年完成国内首次"潜艇环境模拟舱艇员生物节律紊乱调控干预大型人体试验"，被《科技日报》和《人民海军报》报道。获教育部和中央军委联合举办的"源创杯"创新创意大赛全国一等奖，海军唯一获奖者。

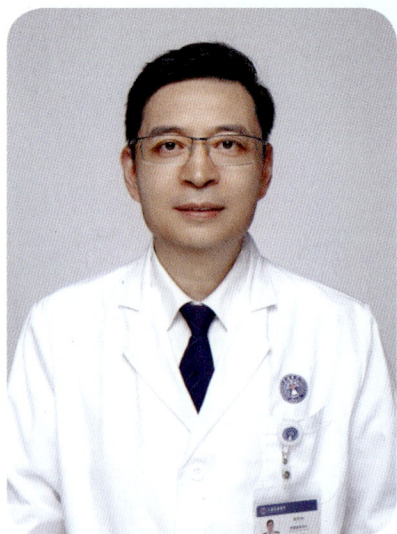

颜宏利

　　主任医师，教授，博士生导师，长海医院生殖医学中心主任，全军遗传性优育优育与计划生育研究所副所长，长海医院肿瘤筛查防治与基因诊断中心副主任，中国优生优育协会生育力保护与修复专业委员会主任委员，高级遗传咨询师和胚胎实验师。长期从事低氧、生物节律失衡与肿瘤等疾病的遗传和表观遗传调控机制，胚胎植入前筛查和遗传咨询。主持国家科技重大专项子课题、军队重点科技攻关、国家自然科学基金（9项）等课题。在hepatology、EMBOJ等较高影响力杂志发表SCI论文100余篇，总引用率2500余次。主编或副主编专著8部。第一完成人获中华医学青年科技奖一项，主要完成人获上海市自然科学二等奖、上海市医学科技奖二等奖、军队科技进步二等奖、三等奖等奖项。获日本癌症学会"青年科学家"奖、上海市"浦江人才"、上海高校优秀青年教师、学习成才标兵、长剑学科带头人等荣誉。

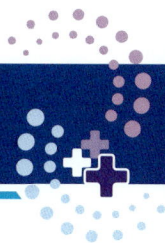

　　《睡眠障碍修复疗愈与人因效能增强》一书，是在"睡得好"成为现代人看似奢侈的迫切诉求背景下应运而生的。本书以"解码睡眠机制、修复睡眠障碍、激活人因效能"为核心，整合神经医学、心理学、中医学、人因工程学等多学科智慧，构建了从基础认知到临床实践、从病理修复到效能提升的完整知识体系。它是一本睡眠医学的实践指南，更是一把解锁"健康-效能"双重价值的钥匙。

　　睡眠不是生命活动的"暂停键"，而是维持机体平衡的"调控中枢"。从医学定义上的 NREM-REM 周期交替，到神经层面的昼夜节律调控；从生长发育中生长激素的分泌高峰，到能量代谢里血糖与食欲的平衡；从脑内毒素的清除机制，到免疫系统的修复周期——睡眠的每一项功能，都是生命效能的基石。尤其值得关注的是"睡眠与人因效能"的深度绑定：研究表明，深度睡眠期间，大脑会完成记忆的"整理归档"，这也是为什么优质睡眠后学习效率能提升30%；而睡眠周期的完整性直接影响次日的决策力与创造力。本书通过拆解睡眠的生理机制，让读者明白：珍视睡眠，就是珍视生命最本源的效能。

　　睡眠障碍是一组复杂的"谱系疾病"，而非单纯"睡不着"。本书第二章以临床精准度梳理了睡眠障碍的完整图谱：从最常见的失眠障碍（含急性与慢性、原发性与继发性），到潜在风险极高的睡眠呼吸暂停综合征（阻塞性、中枢性）；从昼伏夜出的昼夜节律紊乱（时相延迟、倒班适应困难），到伴随异常动作的睡眠相关运动障碍（不宁腿综合征、周期性肢体运动）；更涵盖了精神障碍（抑郁、焦虑、创伤后应激）与睡眠障碍的共生关系。对睡眠障碍的解析遵循"定义-特征-影响-根源"的逻辑，为后续精准诊断与分层干预奠定基础。精准修复"始于"精准评估"，本书第三章系统呈现了睡眠障碍的诊断工具：从主观评估综合问卷到客观监测的多导睡眠监测（PSG）、家庭睡眠呼吸暂停监测，从深睡眠模式的量化分析到客观嗜睡监测（多次小睡试验、静息态脑电），这些工具如同"睡眠CT"，帮助读者定位问题的核心。

　　针对不同障碍的干预方案，本书第四章、第五章构建了"药物-中医-行为-认知-环境"的多维体系：药物干预部分既详解了褪黑素、苯二氮䓬类等西药的科学使用，也收录了中药助眠、中医适宜技术等传统智慧；行为与环境干预则聚焦可操作的生活方案：从睡眠卫生到认知行为疗法，从森田疗法到睡眠环境的"光、声、温"优化，让每个读者都能找到适合自己的睡眠疗愈路径。睡眠的终极价值在于"修复"之后的"赋能"。本书第六章将睡眠修复与"人因效能"深度绑定，整理了充分具有实践价值的90分钟睡眠周期理论如何指导高效休息，睡眠与记忆的"巩固效应"如何优化学习与工作，体温与大脑的"睡眠开关"如何利用，以及"清醒战略"与"场景化方案"——如何利用晨光、咀嚼、洗手等细节提升日间清醒度，如何根据睡眠质量调整重要工作的时间……此外，还针对不同群体真实案例，展现了睡眠问题的个体化差异与解决方案。这些内容让"睡眠即生产力"从概念落地为可操作的生活策略。

该书主编许硕贵主任医师、王川副研究员和王子莹助理研究员来自海军特殊环境作业人体效能增强创新团队。该团队一直从事特殊环境作业人群人体效能增强技术研究，近年来主持承担国家科技部重点研发计划、国家自然科学基金面上项目、军委和海军人体效能增强研究领域重大、重点及专项课题研究任务，并多次深入基层一线部队调研和授课辅导。组织开展了多批次、多人次模拟深海密闭空间水下长远航人体试验等多项专题研究，熟练掌握深海密闭空间作业人员的作业任务、工作环境、空间布局、生活保障、昼夜节律、作业工效的变化特点和规律。2021年以来，该团队在深海极端环境模拟舱开展人体封舱试验，累计300余昼夜；被中央电视台CCTV-7、央广军事、中国军视网、央广网、国防时空、人民海军报等多家权威媒体报道转载。2022年组织完成国内首次"潜艇环境模拟舱艇员生物节律紊乱调控干预大型人体试验"，该试验是国内首次利用LED光照技术开展潜艇艇员生物节律紊乱调控干预，开展"关联机制研究-关键技术突破-实际效应评估"的全系统和全链条研究，完成LED光谱生物节律干预样机研发和模拟试验验证，实现对潜艇艇员睡眠障碍等节律紊乱症状的精准干预，填补国内空白。2023年至今团队开展多批次水下长航任务，国内首次构建密闭空间长远航作业人员人体效能深度表征体系。荣获首届海军高端科技创新团队。

本书兼具系统性、科学性和实用性，期待其能成为读者的"睡眠顾问"：让受困者找到修复路径，让健康者学会效能管理，让从业者获得实践参考。在健康中国的征程上，愿每个人都能以优质睡眠为基，绽放生命的健康与效能之光——最好的效能革命，始于每一个安睡的夜晚。

中国工程院院士

2025年8月于武汉

序 二

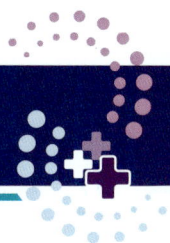

睡眠——这一占据生命三分之一时长的核心生理过程，正从个体健康维度升维为国家生产力与公共安全的战略命题。全球疾病负担研究显示，慢性失眠影响超30%成年人，轮班工作者心血管疾病风险达常人1.5倍，23%重大工业事故可追溯至睡眠缺失引发的认知失误。在光环境异化、工作模式重构的现代社会，睡眠障碍已突破医学范畴，成为制约社会高效运转的核心变量。

本书以"主动神经重塑"视角重构睡眠认知：通过解析类淋巴系统在睡眠期的代谢清除效率（清除速率较清醒期提升60%）、慢波睡眠对突触可塑性的调控机制（δ波振荡促进记忆巩固），彻底颠覆"睡眠是被动休息"的传统范式。实证研究表明，睡眠质量与工作记忆精度、风险决策效能、创造性思维存在明确神经生物学关联——当跨国企业构建"睡眠银行"、美军将睡眠效率纳入作战能力评估，睡眠科学已成为重塑人因工程的底层逻辑。

本书构建"病理-效能"双轴评估模型：诊断层整合匹兹堡睡眠质量指数（PSQI）等主观量表与多导睡眠图（PSG）、体动记录仪（ACT）等客观技术，未来针对轮班工作者的昼夜节律适配度评估矩阵的开发，将进一步精确量化睡眠问题对人因效能的损害。干预层建立"药物-行为-环境"协同框架：系统阐述睡眠药物的药代特征及精准用药原则，解析刺激控制疗法、可穿戴设备，融合中医养生调控、睡眠环境设计等手段，为睡眠干预提供跨学科解决方案。

海军特殊岗位（如潜艇兵、深海作业员）的睡眠障碍呈现"多因素耦合、效能敏感性高"特征。本书主编团队深耕特殊环境人因工程，在深海极端环境模拟舱开展200余昼夜封舱试验，突破"光谱-节律-效能"精准调控技术：2022年完成国内首次"潜艇环境生物节律紊乱干预人体试验"，研发LED光谱生物节律干预样机并通过模拟试验验证，实现对特殊环境作业人员睡眠障碍等节律紊乱症状的精准干预，填补国内技术空白。团队通过同步采集主观量表-生理指标-生化指标-工作绩效（涵盖EEG、HRV、体液代谢物、操作反应时等）多维度参数，构建睡眠-效能关联模型，打通特殊作业环境下睡眠障碍的筛查、修复及效能增强路径。

睡眠修复本质是主动神经功能重塑工程。本书既阐释类淋巴系统清除Aβ蛋白的分子机制，也落地不同程度睡眠障碍的疗愈方案；既解析苯二氮䓬类药物的受体作用位点，也实践认知行为疗法的实践应用。这种"理论深度-技术精度-应用广度"的统一，使著作成为睡眠障碍患者、特殊岗位从业者及科研人员的关键参考。

当睡眠健康与神经可塑性、人因工程深度交融，我们正见证生命科学与工程技术的协同跃迁——高效睡眠管理不仅关乎个体健康，更是提升社会生产力与军事作战效能的有力支撑。期待本书能为睡眠科学的发展注入新动能，推动这一古老命题在新时代的革命性突破。

陆军专业技术少将
中国人民解放军总医院
2025年7月于北京

目　录

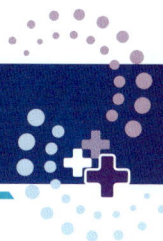

第一章　睡眠：生理机制到生命意义 ………………………………………… 1
　　第一节　睡眠的机制 ………………………………………………………… 1
　　第二节　睡眠的功能 ………………………………………………………… 9
　　第三节　睡眠与节律 ……………………………………………………… 25
　　第四节　睡眠与效能研究 ………………………………………………… 34

第二章　睡眠障碍成因与影响 ……………………………………………… 42
　　第一节　失眠障碍 ………………………………………………………… 42
　　第二节　睡眠相关呼吸障碍 ……………………………………………… 46
　　第三节　中枢性嗜睡 ……………………………………………………… 55
　　第四节　昼夜节律性睡眠 - 觉醒障碍 …………………………………… 62
　　第五节　睡眠相关运动障碍 ……………………………………………… 69
　　第六节　精神障碍相关睡眠障碍 ………………………………………… 73

第三章　睡眠障碍诊断评估 ………………………………………………… 82
　　第一节　深睡眠 …………………………………………………………… 82
　　第二节　睡眠障碍评估问卷量表 ………………………………………… 88
　　第三节　多导睡眠监测 …………………………………………………… 99
　　第四节　家庭睡眠呼吸暂停监测 ………………………………………… 103
　　第五节　客观嗜睡监测 …………………………………………………… 105
　　第六节　睡眠节律客观评估 ……………………………………………… 111

第四章　药物干预与医学技术 ……………………………………………… 117
　　第一节　治疗失眠的药物 ………………………………………………… 117
　　第二节　中医治疗失眠的常用方法 ……………………………………… 130
　　第三节　影响睡眠的疾病和药物 ………………………………………… 149

第五章　行为、认知与环境干预 …………………………………………… 157
　　第一节　如何睡上一晚好觉 ……………………………………………… 157

醒障碍等，探索其病因、病理生理学机制、诊断和治疗方法。

3. 睡眠与心理健康

研究睡眠与心理健康之间的相互关系，包括睡眠对情绪、认知和精神疾病的影响，以及心理健康问题对睡眠的影响。

4. 睡眠与身体健康

研究睡眠与身体健康之间的相互关系，包括睡眠对心血管健康、代谢健康、免疫系统和神经系统的影响，以及慢性病对睡眠的影响。

5. 睡眠评估和监测技术

研究睡眠评估和监测的方法和技术，包括睡眠记录、多导睡眠图和生理参数的测量等，并融合前沿交叉学科进展，以提高对睡眠的准确评估。

6. 睡眠药物和治疗方法研究开发和改进睡眠药物和治疗方法，包括药物治疗、认知行为治疗、光治疗等，以提高睡眠质量和缓解睡眠障碍。

7. 中医中药治疗睡眠障碍

研究基于中医理论体系的治疗方法，通过调和人体的阴阳平衡、气血运行和脏腑功能来改善睡眠质量，治疗睡眠障碍，包括辨证施治、中药治疗、针灸、推拿按摩生活方式调整及其他治疗方法，如太极、五禽戏、冥想等。

这些研究为人们提供了更好地了解和管理睡眠问题的方法和工具，有利于促进睡眠健康和保持全面的健康状况。

二、睡眠分期

（一）睡眠脑电

脑电是由大脑皮质神经元群体电活动产生的。神经元的电活动会在头皮上形成微弱的电信号，可以通过脑电记录仪进行测量。1875年，英国生理学家理查德·卡顿第一次从兔和猴的大脑皮质上记录到了脑电活动；1929年，德国精神病学家汉斯·伯杰首次记录到了人的脑电活动，并发现人的脑电在睡眠和觉醒状态下存在显著差异。脑电活动的发现和脑电图（electroencephalogram，EEG）记录技术的应用使得人们开始客观认识睡眠的过程。根据EEG频率和幅度的不同，通常可将脑电活动分为 δ、θ、α、β 和 γ 共5种波。

睡眠时还会出现一些波形较为特殊的正常脑电波，如 σ 波（11～16Hz，即梭形波或纺锤波，起源于丘脑网状核）、κ 复合波（先负相后正相的高幅慢波，与<1Hz的慢波有关）等。

（二）睡眠时相

根据睡眠时的脑电和生理活动（如眼动、肌肉活动、呼吸、心率等），睡眠周期可分为非快速眼动（non-rapid eye movement，NREM）睡眠和快速眼动（rapid eye movement，REM）睡眠。NREM睡眠早期被分为Ⅰ、Ⅱ、Ⅲ、Ⅳ4个阶段。2007年美国睡眠医学会更新了睡眠判读指南，将Ⅲ、Ⅳ期合并为N3期。因此，现在通常将NREM睡眠分为N1、N2、N3三个阶段。

1. NREM睡眠N1期

清醒转入睡眠的过渡阶段，有缓慢的眼球运动。脑电α波逐渐减少，出现低波幅的θ波和β波，但以θ波为主；该阶段的脑电频率比觉醒期稍低，波幅趋于平坦。

2. NREM睡眠N2期

N2期紧接在短暂的N1期后。脑电特征是在θ波的背景上出现σ波（持续$0.5\sim1.0s$、周期$100\sim300ms$、波幅$100\sim300uV$）和κ复合波（时程$\geq0.5s$，波幅$\geq220uV$）。

3. NREM睡眠N3期

深度睡眠期，通常无眼球运动，EEG出现中高波幅δ波。δ波的比例反映睡眠深度，随着睡眠深度加深，δ波逐渐成为主导波形，故这一阶段又称为慢波睡眠（slowwave sleep，SWS）。

在NREM睡眠中，大脑皮质神经元活动趋向步调一致，脑电频率逐渐减慢、δ波幅逐渐增高、δ波所占比例逐渐增多，表现出同步化趋势，因此NREM睡眠又称同步化睡眠。在NREM睡眠阶段，视、听、嗅和触等感觉输入及骨骼肌反射，以及循环、呼吸和交感神经活动等均随睡眠的加深而降低，且比较稳定。人类NREM睡眠N1、N2期为浅睡期，N3期为深睡期。

4. REM睡眠

脑电特征与觉醒期类似，呈现低波幅混合频率波，并间断出现θ波，但在行为上却表现为睡眠状态，因此REM睡眠也称快波睡眠或异相睡眠。REM睡眠时伴有阵发性快速眼球运动，因而这一阶段又被称为快速眼动睡眠期。

（三）夜间睡眠结构

正常成年人整夜睡眠中NREM睡眠和REM睡眠周期性交替发生。入睡后先进入NREM睡眠，从N1期开始，持续$3\sim7min$，然后进入N2期，持续$10\sim25min$，接着进入N3期，此期从几分钟到一小时不等。N3期结束后，又回到N2期或N1期，然后转入第一次REM睡眠。第一次REM睡眠通常持续时间较短，为$5\sim10min$。从NREM睡眠开始到第一次REM睡眠结束为第一个睡眠周期。REM睡眠后又转入NREM睡眠，顺序为浅（N1、N2期）-深（N3期）-浅（N1、N2期），再进入第二次REM睡眠。一般成年人每晚有$4\sim6$个NREM-REM睡眠周期，从一个REM睡眠到下一个REM睡眠平均间隔为90min。在整夜睡眠的后半程，深度睡眠逐渐减少甚至消失，REM睡眠时间逐渐增加。

值得注意的是，虽然NREM睡眠的各个阶段与REM睡眠均可直接转变为觉醒状态，但健康成年人不会直接由觉醒状态进入REM睡眠，而是先进入NREM睡眠再进入REM睡眠，而发作性睡病的特征之一就是可以直接由觉醒状态进入REM睡眠。

（四）快速眼动睡眠

1953年，美国科学家尤金·阿泽林斯基和纳撒尼尔·克莱特曼发现婴儿在安静睡眠后可出现周期性快速眼球运动，并将这一阶段命名为快速眼动（REM）睡眠。临床上，可以根据多导睡眠监测（polysomnography，PSG）记录的脑电图（EEG）、眼动图（EOG）和肌电图（EMG）来区分NREM睡眠与REM睡眠。REM睡眠的脑电活动与觉醒期类似，表现为低波幅混合频率波并间断出现θ波。REM睡眠期的典型行为特征包括：眼电活动显著增强（50～60Hz），出现阵发性快速眼球运动；肌电活动显著下降甚至消失，尤其是颈后及四肢肌肉的抑制更为显著，呈姿势性肌张力松弛状态。此外，REM睡眠期被唤醒的人中有90%～95%报告正在做梦，且往往梦境清晰生动。在REM睡眠期间，常出现相位性中耳肌活动、呼吸频率和心率增加、冠状动脉血流突然增加等特征性变化。在整夜睡眠中，通常有4～5个REM睡眠周期，前半夜REM睡眠较短，后半夜则较长。每晚REM睡眠的总时长为90～120min。

REM睡眠主要存在于陆生哺乳动物和鸟类。不同物种每天的REM睡眠量差异较大。例如，马、长颈鹿和大象的REM睡眠时间很短（＜1h），而雪貂、鸭嘴兽和家猫的REM睡眠时长为3～8h。REM睡眠的模式也具有物种差异。例如，小鼠REM睡眠每10～15min发生1次，而人的REM睡眠每90～120min发生1次。有研究表明，REM睡眠周期的长度（从一个REM睡眠期开始到下一个REM睡眠期开始的时间）与大脑或身体质量有关，小动物比大动物REM睡眠发生的频率更高。同一个物种每天的REM睡眠量也是不稳定的。REM睡眠量与动物的发育年龄有关，并且可以随环境和生态压力而改变。例如，新生哺乳动物，尤其是发育不成熟的个体，大部分时间都处于REM睡眠状态，随后REM睡眠量逐渐下降，最终在发育成熟期达到稳定状态。

（五）梦境

梦是睡眠过程中常见而有趣的一种生理现象。梦境研究有两个最基本的科学问题：梦是如何产生的？梦的生物学功能是什么，或者说，梦境到底是有重要功能的主动过程还是睡眠行为的副产物？这些问题尚无明确答案，主要原因是缺乏可用的动物模型。值得注意的是，梦不仅发生在REM睡眠期，也发生在NREM睡眠期。

19世纪晚期，弗洛伊德对梦境进行了解析，认为梦是由无意识的欲望所驱动的，将梦境分为显性和隐性梦境，隐性梦境被解释为是与潜意识相关的幻想。这些观点更多的是对梦表象的推演，没有客观生物学证据支撑。自20世纪50年代，人们对梦的研究渐渐有了更多客观的研究手段。在此基础上，多个新的理论进一步被提出，以试图揭示梦的意义。"威胁模拟理论"认为，梦是一种古老的防御机制，它能反复模拟潜在的威胁事件，提供进化上的优势。"连续论"则认为脑的精神活动有连续性，梦境可反映目前的大脑活动。

梦境又是怎样起源的呢？1977年，霍布森等提出"激活-合成"理论，该理论认为脑桥产生了内源性激活信号，该信号激活了记忆相关脑区，并被视皮质合成为有意义的片段，这样的片段成为梦境的本体。"AIM模型"是解释梦境起源的另一经典模型。"A"表示激活，是指在脑干激活信号，梦境期大脑皮质高度激活，类似于觉醒状态；"I"表示输入与门控，内部的神经活动与外部的感觉输入隔离；"M"表示调制，梦境发生与胆碱能和单胺能神经调质的调控相关。然而，"激活-合成"理论和"AIM模型"均面临着挑战，在脑干受损的患者中，即使脑干激活信号减弱或消失，其仍然会有梦境。

梦境的本质是什么呢？一种较为合理的解释是，从觉醒期进入NREM睡眠时，脑认知中枢功能网络包括思维、情感价值判断和记忆等逐渐全面降低。进入REM睡眠相关的梦境时，记忆网络包括海马、内嗅皮质等脑区则会激活，记忆回放的信息输入至前额叶和后扣带回等联络皮质构成的思维网络，从而产生了梦境。因此，梦境的本质可能为：在模糊的自我意识下，大脑联合皮质思维网络所进行的自发活动。脑功能成像的研究结果也支持这一观点。研究发现，当人处于梦境时自我意识水平可能会出现动态波动。梦境中如果自我意识非常清晰，容易导致清醒梦的发生，即做梦者能够明确地觉知自己的状态，知晓自己在做梦，甚至能主动控制梦境的部分内容。清醒梦中前额叶皮质的活动水平介于觉醒和正常梦境之间，会出现类似于觉醒状态的40Hz高频脑电活动。

正常梦境由于肌张力降低，思维活动不会表现出运动行为。若不能有效地降低肌张力，梦境中思维活动将触发行为反应，引起REM睡眠行为障碍（REM sleep behavior disorder，RBD）。RBD患者会将梦中的动作不由自主地表现出来，出现肢体的舞动、蹬踢，有时会伴有惊恐喊叫。近年来的一些研究提示，梦境本身可能并无特殊意义，它可能仅是REM睡眠进行信息处理的副产品。在REM睡眠期，一方面记忆信息重演，导致思维网络激活，其主要目的是塑造思维网络处理信息的方式；另一方面，REM睡眠对已获得的记忆需进行再处理，包括重要记忆信息的巩固和非必要信息的删除等。无论是思维网络处理信息方式的塑造，还是具体记忆信息的巩固，都需要思维和记忆网络的重新激活，当记忆和思维被重新激活时，梦境也随之产生。

三、睡眠调控

（一）促睡眠物质

目前认为，内源性促睡眠物质介导了睡眠的稳态调控，其在清醒状态下的积累导致了睡眠压力的升高。在20世纪初，法国生理学家皮罗恩和日本生理学家石森几乎同时进行了类似的实验，将睡眠剥夺150～293h犬的脑脊液注射到正常犬的脑室中，结果这些接受注射的动物都发生了睡眠，该现象肯定了促睡眠物质的存在，由此提出催眠素的概念。参与睡眠稳态调控的内源性促睡眠物质应该满足以下3个条件：①具有促睡眠作用；②脑内浓度随着睡眠压力升高而增加；③能够作用于调控睡眠-觉醒的脑区和神经元。目前已鉴定出的内源性促睡眠物质有腺苷、前列腺素 D_2（prostaglandin D_2，PGD_2）、细胞因子、一氧化氮等。其中较为公认，促睡眠作用强的内源性促睡眠物质是腺苷和 PGD_2。

腺苷是一种广泛存在于中枢神经系统的小分子物质，主要来自核苷酸的分解。细胞外腺苷的增加主要有两种机制：细胞内腺苷浓度增加后，通过核苷转运体转运到细胞外；细胞外的腺苷三磷酸（ATP）分解生成腺苷。细胞外腺苷的清除主要通过核苷转运体转运，以及通过腺苷脱氨酶（ADA）生成肌苷，而细胞内腺苷主要通过腺苷激酶（ADK）合成腺苷酸（AMP），以及由 ADA 分解腺苷。神经元中富含 ADK，而 ADA 更多地存在于星形胶质细胞中。

腺苷在中枢神经系统中发挥着重要的调控作用，特别是对睡眠的调控。腺苷可以促进清醒向 NREM 睡眠的转变，并具有维持和增强 NREM 睡眠的作用。长时间觉醒过程中，腺苷在脑内的积累是睡眠稳态的重要生理基础之一。研究表明，睡眠剥夺会显著增加基底前脑、皮质和海马等脑区的腺苷水平，且随着觉醒时间的延长，腺苷水平持续升高，而在睡眠剥夺后的睡眠期，腺苷水平逐渐下降。腺苷水平在基底前脑的变化比在其他脑区更为显著。早在 1954 年，费尔德伯格和舍伍德发现在猫的侧脑室内注射微摩尔量的腺苷可以引起 30min 的生理性睡眠增加。后续研究表明，通过药理学或基因操作等手段提高脑内细胞外腺苷水平，均可显著增加生理性 NREM 睡眠和 REM 睡眠。

PGD_2 是一种二十碳不饱和脂肪酸，是目前已知最有效的内源性睡眠诱导物质之一。PGD_2 主要由分布在大脑蛛网膜和脉络丛的前列腺素 D 合成酶催化生成 PGH，PGD_2 合成后被释放至蛛网膜下腔，并随脑脊液循环至基底前脑，在基底前脑中，PGD_2 与基底前脑腹内侧的 PGD_2 受体结合，引起局部细胞外腺苷水平的增加，从而诱导睡眠。值得注意的是，PGD_2 在睡眠调控中的作用机制仍存在一些争议，需要进一步研究来明确确切的作用机制。

免疫系统中很多细胞因子具有促睡眠效应，被认为与细菌/病毒感染时的嗜睡反应有关。在生理情况下，一些细胞因子也参与睡眠的稳态调控，最先被明确与睡眠调控有关的是白介素-1（IL-1）和肿瘤坏死因子 α（TNF-α）。脑中 IL-1 和 TNF-α 浓度呈现明显的昼夜节律变化，且随睡眠压力升高而增加。静脉或脑内注射 IL-1 和 TNF-α 可以增加 NREM 睡眠，而阻断或敲除 IL-1 和 TNF-α 受体可减少睡眠，并且可以抑制睡眠剥夺后的睡眠反弹。目前研究认为，小胶质细胞是脑内 IL-1 和 TNF-α 释放的重要来源。在觉醒期，由星形胶质细胞和神经元释放的 ATP 可通过作用于小胶质细胞上的嘌呤 2 型（P2X7）受体促进 IL-1 和 TNF-α 的释放，然后通过作用于下丘脑、蓝斑核、中缝背核等睡眠-觉醒核团中的 IL-1 和 TNF-α 受体发挥促睡眠作用。

（二）睡眠稳态调控

睡眠稳态调控机制涉及局部调控。在长时间清醒状态下，脑电慢波活动可以在皮质局部区域率先产生，这一现象被称为局部睡眠。局部睡眠的发生与神经元的活动状态有关：神经元在觉醒状态下的活性越高，随后产生的局部慢波活动也越强；执行学习任务的皮质局部神经元更容易产生局部慢波活动。随着清醒时间的延长，慢波活动可随机在皮质局部产生，表明局部睡眠压力是随着觉醒时间的增加而不断积累的。觉醒时产生的局部睡眠压力最终会引起整体睡眠。

睡眠的产生与皮质局部神经元进入低活性的"关闭"状态有关。长时间清醒导致的$GABA_A$受体平衡电位的改变在局部睡眠的产生中发挥了重要作用。此外，皮质产生的包括腺苷在内的多种神经活性物质也能调控局部睡眠强度。其中，TNF既能调控睡眠和睡眠密度，也能调控突触稳态。皮质注射BDNF能局部增强NREM慢波活动，而注射BDNF抗体则产生相反的结果。在躯体感觉皮质局部使用GHRH拮抗剂会增加NREM睡眠期间的脑电波。这些物质释放造成局部皮质突触权重的改变和NREM期δ脑电波的皮质区域依赖性改变，可能与睡眠稳态的局部调控过程相关。

REM睡眠也具有稳态特征。研究人员可通过在受试者进入REM睡眠时进行干扰以实现选择性剥夺REM睡眠。随着剥夺时间延长，受试者每夜进入REM睡眠的次数呈递增性趋势，并在随后的正常睡眠中表现为REM睡眠次数增多、持续时间延长，也就是REM睡眠的反弹。REM睡眠反弹的强度与REM睡眠被剥夺的数量成正比，这一方面反映了REM睡眠的稳态特征，也提示了REM睡眠的重要性。

在正常睡眠-觉醒过程中，REM睡眠压力的积累与NREM睡眠和觉醒的时长均有关联。目前认为，NREM睡眠中积累的短期REM睡眠压力可影响单个REM睡眠的发生；而长时间觉醒或NREM睡眠中积累的长期REM睡眠压力则决定一天内REM睡眠的总量。

关于REM睡眠稳态调控的机制目前知之甚少，但最新研究表明，脑源性神经营养因子（brain derived neurotrophic factor，BDNF）可能在其中发挥着重要作用。REM睡眠剥夺可导致脑桥脚被盖核和蓝斑底核中BDNF的浓度增加，并通过BDNF-TrkB信号通路引起REM睡眠反弹。BDNF-TrkB信号通路的激活可增加ERK1/2的磷酸化水平，从而促进BDNF的表达。上述信号通路之间的交互可能对REM睡眠的稳态调控具有重要作用。

（三）睡眠节律调控

大多数动物的睡眠-觉醒行为呈现出与昼夜交替同步的规律性。人类等昼行性动物的睡眠发生在夜间，而小鼠等夜行性动物则在白天睡觉。睡眠-觉醒行为的这种节律性主要由体内的生物钟控制。生物钟是在漫长演化过程中形成的一套适应地球24h昼夜光照周期的系统，它协调了包括睡眠-觉醒行为在内的机体众多生理活动，使之呈现出特定的规律性。

生物钟是由核心钟基因主导的一套计时系统。简而言之，节律基因的翻译产物可通过负反馈抑制节律基因自身的转录，从而形成一个转录翻译负反馈环实现计时功能。节律基因在全身几乎所有组织、器官的细胞中均有表达，其中，下丘脑视交叉上核

（suprachiasmatic nucleus，SCN）是哺乳动物生物节律的主时钟，SCN协调了体内其他组织生物钟的振荡周期。环境、光照变化和进食等授时因子可强烈地改变SCN的节律振荡周期并影响生物节律，从而调控睡眠-觉醒等众多生理行为。另一方面，生物钟也可以脱离外部周期性授时因子而独立运行，使生物体能够预测外部环境的变化。

（四）睡眠-觉醒调控模型

睡眠-觉醒周期调控是一个复杂的过程，受到多种因素的共同影响。瑞士科学家博尔贝利在总结相关发现的基础上，于1982年提出了睡眠-觉醒调控的双过程调控模型，以描述稳态机制和生物节律如何共同作用影响睡眠的时间及深度。

双过程调控模型的稳态过程和节律过程分别代表了睡眠压力和生物节律对睡眠-觉醒周期的调控。稳态过程代表了睡眠压力，它在觉醒时增加，在睡眠时下降，过高或过低的睡眠压力会分别促进睡眠或觉醒。睡眠压力在觉醒期间的主要标志是脑电θ活动，在睡眠期的主要标志是NREM睡眠脑电慢波活动的强度。节律过程代表了生物钟对睡眠-觉醒行为的节律性调控，其主要表征是核心体温和褪黑素的周期性变化。核心体温在一天中呈现出周期性变化，通常在早上达到最低值，在晚上达到最高值；褪黑素则在晚上分泌较多，在白天分泌较少。这些周期性变化与昼夜交替相同步，对于调控睡眠-觉醒行为具有重要作用。

稳态过程和节律过程在一定程度上是相互独立的。例如，当节律中枢SCN受到损伤时，动物的生物节律会出现紊乱，但睡眠稳态调控相对完整。另外，即使在长时间的睡眠剥夺条件下，受试者的主观困倦程度仍然具有较强的节律性。这表明，节律过程和稳态过程在一定程度上可以独立运行，但它们之间仍然存在着相互影响和调控。

双过程调控模型可以比较好地解释和预测实验动物或受试者在多种条件下睡眠时间和质量的改变情况，也能够解释多种睡眠障碍的发生机制。因此，该模型对于研究睡眠-觉醒的调控机制以及相关疾病的治疗具有重要的理论和实践意义。然而，后续的研究也指出了该模型的局限性。近年来的研究表明睡眠稳态调控可在局部脑区独立发生，并且与相关脑区的神经活动历史密切相关。例如，运动学习可显著增强顶叶皮质在睡眠期的慢波活动，而双过程调控模型对于睡眠稳态的主要标志脑电慢波活动的测量并未考虑该因素。此外，双过程调控模型中的稳态调控和节律调控被认为是相对独立的过程，但越来越多的研究表明，这两个过程在多个层面上相互影响，睡眠压力可改变生物节律对行为和生理活动的影响。例如，在啮齿类动物实验中，睡眠剥夺会削弱环境光导致的节律时相位移。生物节律也可以影响睡眠压力的变化。不同节律时相下，睡眠剥夺导致的脑电慢波活动上升的幅度存在差异。分子水平的研究也表明，节律基因的突变可以改变睡眠稳态调控。综上所述，睡眠稳态和生物节律之间存在着复杂的相互作用，新的模型需要更多地考虑二者相互作用对睡眠-觉醒周期的影响。

第二节　睡眠的功能

一、生长发育

睡眠是保证生长发育的关键，包括人类在内的哺乳动物在新生儿期、幼儿期的睡眠时间远远高于成年期，尤其是在发育的关键时期。睡眠时间和大脑可塑性之间的关系呈正相关，说明睡眠对大脑神经系统的发育、成熟极为重要。在发育早期阶段，干扰睡眠会导致长期的行为异常。研究表明出生后前3年睡眠时间减少的儿童，在6岁左右出现注意缺陷多动障碍和认知水平低下的概率会显著增加。

生长激素（growth hormone，GH）在机体生长发育中发挥着关键作用，受睡眠-觉醒节律的影响，GH呈脉冲式分泌，在慢波睡眠（slow wave sleep，SWS）期出现分泌高峰。当睡眠节律被打乱时，GH脉冲式分泌节律也被打乱，研究发现睡眠剥夺期夜间GH的释放很少，甚至完全没有。下丘脑释放的生长激素释放激素（growth hormone releasing hormone，GHRH）可促进GH分泌，生长抑素抑制GH分泌。此外，胃饥饿素的酰化形式（一种主要由胃产生的肽），可与GH受体结合，是促其分泌的有效内源性刺激。GHRH刺激、夜间胃饥饿素水平升高和生长抑素水平降低在睡眠期间与促进GH分泌具有协同作用。对生长发育来说，睡眠对促进GH分泌起主要作用，同时生长轴的激素（包括GHRH、胃饥饿素和GH）也会反过来参与睡眠的调控。睡眠期间，多种参与细胞内转运、胞吞/胞吐的大分子基因上调和蛋白质合成增加，以及多个编码胆固醇合成相关酶和脂质转运蛋白的基因上调，是导致青春期出现快速生长的重要因素。

如前所述，SWS期是影响GH分泌的主要时期，脑电图中δ波的出现与GH浓度的升高有一致的关系，最大GH释放出现在SWS开始后的几分钟内，因此良好的睡眠是保证生长发育的关键。有研究表明，在健康的年轻人中，睡眠期间GH的分泌量与SWS的持续时间存在定量关系。在睡眠的不同时相中，REM睡眠在进化进程中出现较晚。REM睡眠的进化体现了物种对环境的适应，其不仅调控了身体和行为特征，而且调控了后代的数量和幼崽成熟时间。大量的调查也指出40%～65%的REM睡眠疾病患者会患上神经退行性变性疾病，若早期剥夺REM睡眠可造成大脑功能的永久性损伤或发育障碍，提示REM睡眠与神经元的发育高度相关。有研究表明，夜间REM睡眠的绝对时长与智力相关，出现大脑器质性功能障碍老年人的REM睡眠绝对时长明显下降。相应地，有研究提示婴儿早期REM-NREM睡眠结构异常可能是神经系统发育落后的早期表象。也有研究从反面支持了这一观点，足月前觉醒或哭闹多，而REM睡眠较少的早产儿，其出生后6个月时的智力发展指数较低。上面所述睡眠与发育之间的因果关系还未完全明确，需要进一步探讨。

二、能量代谢

睡眠对维持机体的新陈代谢至关重要，睡眠不足或睡眠障碍会加重机体的代谢负担，从而引发糖尿病、肥胖、代谢综合征等一系列的代谢相关疾病。20世纪90年代中期，研究者提出了睡眠的能量守恒理论。该理论认为睡眠的核心功能之一是降低能量需求和消耗，以保持机体的能量代谢平衡。在白天清醒期间，机体外周器官和大脑都高速运转，消耗了大量的能量。在夜晚睡眠期间，体温、心率、产热需求和大脑耗氧量等都会下降，机体的代谢率降低，从而在摄食受限的夜晚最大限度地保存能量。然而，后续的研究数据显示，相比于清醒状态，睡眠过程中的能量消耗下降得并不多（＜10%），这提示能量守恒可能并不是睡眠最重要的功能，尽管如此，睡眠依然在多个方面调控着机体的能量代谢。

睡眠不规律或不充足会引起摄食行为改变及能量消耗减少，进而导致超重或肥胖，这可能主要与食欲相关的激素水平改变有关。睡眠会影响瘦素、饥饿素和食欲肽等激素的分泌，瘦素是由脂肪组织分泌的一类抑制食欲的肽类激素，而饥饿素是由胃肠道分泌的对抗瘦素的促食欲激素，睡眠状态下瘦素分泌增加、饥饿素分泌减少，食欲降低。睡眠不足会造成瘦素水平降低、饥饿素水平升高，食欲增加从而导致过度的能量摄入。位于下丘脑区域的食欲肽能神经元可协同调控睡眠-觉醒周期、摄食行为和能量代谢，睡眠剥夺会造成食欲肽分泌增加，从而影响能量代谢的稳态平衡。

睡眠对于维持机体的葡萄糖代谢稳态非常重要。睡眠过少（低于5h）或过多（高于9h）、睡眠障碍、睡眠结构异常和节律紊乱均会造成糖代谢异常，影响机体血糖水平，进而增加糖尿病的患病风险。睡眠不充足会造成交感神经过度兴奋、神经内分泌功能改变，交感神经可作用于肝细胞，促进肝糖原分解，进而使血糖水平升高，交感神经活动也会造成儿茶酚胺分泌增加，抑制胰岛功能，使得胰岛素分泌减少。同时，睡眠不足也会导致下丘脑-垂体-肾上腺（HPA）轴功能紊乱，皮质醇等升糖激素分泌增加，胰岛素敏感性降低，引起糖代谢紊乱。睡眠呼吸暂停综合征所致的间歇性缺氧和睡眠片段化也会造成交感神经兴奋、胰岛素敏感性降低甚至全身性炎症，影响糖代谢。昼夜节律紊乱会增加胰岛B细胞凋亡，减少胰岛素的释放。此外，夜间睡眠中所释放的褪黑素具有抗氧化应激、增加胰岛素敏感性与糖耐量等作用，睡眠节律紊乱会造成褪黑素释放减少，造成糖代谢异常。

近年来多项研究提示，深度睡眠在调控糖代谢稳态中尤为重要。在深睡眠阶段（NREM睡眠的N3期），交感神经活动最低，垂体对促肾上腺皮质激素释放激素的反应敏感性降低。一项研究中，研究人员在健康成年受试者中选择性地干扰N3期睡眠，发现尽管胰岛素的释放并不受影响，胰岛素敏感度却大幅下降，从而显著降低了糖耐量。研究人员还发现，胰岛素敏感性的下降幅度与睡眠过程中慢波的幅度存在着很强的正相关，睡眠质量低下的人群由于具有较少的SWS，因而有较高的糖尿病患病风险。此外，深度睡眠期间大脑内海马产生的尖波涟（sharp wave ripples，SPW-Rs）可以调控外周的糖代谢。在一项研究中，通过监测大鼠NREM睡眠期海马的SPW-Rs产生与组织液中葡萄糖浓度波动之间的关系，研究人员发现海马的SPW-Rs可以很好地预测外周葡萄糖浓度的大幅度降低。通过光遗传技术诱导产生SPW-RS会造成葡萄糖浓度的大幅度降低，揭示SPW-Rs可以主动参与外周葡萄糖水平的调控。目前，关于深度睡眠过程中，中枢神经活动是如何作用于机体外周器官以实现葡萄糖代谢稳态调控的，还有待深入探究。

睡眠还参与了脂肪代谢的调控。在睡眠过程中，瘦素的分泌增加，促进了能量消耗并抑制脂肪的合成。除了代谢水平的差异外，睡眠过程中还伴随着机体代谢方式的变化。与清醒状态相比，睡眠时机体的呼吸熵下降大约为5%（意味着脂肪消耗速率更高），葡萄糖消耗量下降40%，脂质代谢产物的水平也会大幅增加，提示清醒时机体能量代谢以葡萄糖为主，而睡眠时脂质代谢水平显著增加。睡眠不足会降低脂肪的分解代谢，促进脂肪的储存，相比于皮下脂肪，机体会储存更多的内脏脂肪，从而也为内脏系统的健康带来不良影响。睡眠呼吸暂停综合征所致的间歇性缺氧则通常会引起机体脂质的过氧化，破坏机体的氧化还原平衡，造成细胞应激或死亡。

睡眠对于中枢神经系统的能量代谢稳态维持也非常重要。大脑重量占体重的2%，却消耗着约20%的能量，是身体最耗能的器官，因此维持大脑细胞的能量代谢稳态至关重要。清醒期大脑神经系统高度活跃，动作电位的产生与传播、神经递质的释放和回收等活动都消耗了大量能量，对神经细胞维持能量代谢平衡带来了挑战。睡眠期神经活动下降、能量消耗减少，同时能量供给模式也发生变化，为能量代谢稳态的恢复提供了条件。值得一提的是，星形胶质细胞在大脑能量代谢稳态维持中非常重要。清醒状态下，葡萄糖和脑糖原是主要的大脑能源物质。睡眠阶段，脑内参与葡萄糖代谢基因的表达水平显著下降，提示葡萄糖分解代谢降低，大脑皮质、海马等多个脑区的乳酸水平也降低，表明星形胶质细胞的糖酵解水平降低。清醒活动时，去甲肾上腺素、组胺和腺苷等通过作用于星形胶质细胞上的受体，促进糖原分解代谢生成乳酸，为神经元供能，而睡眠可以增加脑内的糖原储备。此外，有研究显示在饥饿状态下，大脑主要使用酮体来满足能量需求。可以推测，在睡眠状态下，由于葡萄糖的供给和代谢降低，酮体可能是主要的脑内能量来源。酮体的主要来源是肝脏，近年来一些体外培养研究表明，星形胶质细胞也可以通过氧化脂肪酸来产生酮体，为神经元供能。更有意思的是，脑内能量代谢的中间产物，如三磷酸腺苷（adenosine triphosphate，ATP）的代谢产物腺苷、脂质代谢产物前列腺素D_2等，可充当促睡眠分子作用于神经系统以促进睡眠的发生，这种反馈调控机制的存在也表明了睡眠在大脑能量代谢稳态调控中的核心作用。

总的来说，睡眠对于中枢和外周能量代谢稳态的维持均起着非常重要的作用。睡眠障碍类疾病与糖尿病、肥胖和代谢综合征等多种疾病的发生与发展息息相关。睡眠可以调控食欲、葡萄糖代谢和脂质代谢等，从而实现机体能量摄入与消耗的平衡，以满足机体在不同状态下的能量代谢需求。

三、人因效能

（一）高级认知

睡眠对于包括注意力、决策、社交、创造力与解决问题的能力等在内的多种高级认知功能具有重要的作用。睡眠时间过长或者过短都会导致认知功能的下降，而适度的睡眠能帮助大脑维持甚至提高认知能力。

注意力是多种高级认知功能的基础，睡眠不足会导致注意力下降，从而影响多种认知行为。"视觉注意测试"是一项经典的评估持续注意力的实验范式，受试者需要从一系列视觉刺激中快速找到目标图案。研究发现，短期睡眠剥夺之后，人们完成一次正确检测的时间明显增加，并且错误率大幅上升。神经影像学研究显示，在睡眠剥夺期间，前额叶皮质、顶叶皮质，以及皮质下区域（包括丘脑、纹状体和中脑等）等多个参与注意力编码脑区的激活程度均明显降低。另外，注意力也会反过来影响睡眠需求。白天集中注意力的时间越长，晚上往往需要更多的睡眠，这从侧面反映了睡眠对于注意力的重要性。

良好的睡眠不仅会加强正确的决策，对于决策的偏好和决策的灵活性也是至关重要的。睡眠主要通过影响情绪和价值判断而调控决策偏好。睡眠不足会使人的情绪更加冲动从而影响决策，这可能与大脑中调控情绪的核心脑区杏仁核的活动相关。研究显示，当睡眠时间少于7h时，杏仁核的反应会大幅提高，这会引起情绪波动和负面情绪，也会导致个体更难应对压力和焦虑，从而做出与正常睡眠状态下完全不同的决策。睡眠会影响人们对奖励的预期和对风险的价值评估。睡眠不足的人往往更注重能获得的奖励，而更少地考虑损失，从而倾向于作出更冒险的决策。功能磁共振成像（functional magnetic resonance imaging，fMRI）实验发现，睡眠剥夺组的受试者在作出高风险决策时，编码奖励预期的伏隔核脑区显著激活，而与价值编码相关的眶额叶皮质和颞叶皮质活动则明显下降。此外，睡眠不足也会影响理性思考能力和记忆力，从而影响决策。

睡眠不足也会影响社交行为。一系列研究发现，好的睡眠让人的社交意愿增加，并且在社交活动中更无私。被剥夺睡眠的受试者会保持更大的社交距离，并且主观感受更孤独。MRI实验发现在社交距离测试中，睡眠剥夺者感知潜在威胁相关脑区的活动显著增加，而与社交互动相关脑区的活动则显著降低。此外，睡眠不足或睡眠质量低下也会影响人的同理心，大脑中与同理心相关脑区的活跃度在睡眠剥夺后明显降低，并且在问卷调查中也展现出更低地帮助他人的意愿。

睡眠，尤其是梦境，常被认为有助于提高创造力、认知的灵活性和解决问题的能力。许多著名的科学家、艺术家和工程师都曾报道过他们在梦境中产生灵感。例如，德国化学家凯库勒由于在梦境中看到蛇咬自己的尾巴从而发现了苯环的结构；音乐家保罗·麦卡特尼称其多首音乐作品的创作都是受到梦的启发。反过来，睡眠不足会严重削弱创造力。目前，关于睡眠的不同阶段——NREM和REM睡眠对提升创造力的作用仍然不十分清楚。NREM睡眠的第一个阶段，也就是N1期，常伴随着简短的梦境。多项研究提示N1期睡眠可能是"灵感"涌现的时期。结合多导脑电图监测和行为学实验，研究提示经过N1期的睡眠后，人们对于一些推理问题更容易得出解决方案，但目前其脑活动机制尚不清楚。REM睡眠阶段的梦境往往更生动，并伴随着丰富的情绪和视觉体验。有理论指出，创造性思维依赖于对现有知识进行重组，REM睡眠过程中大脑皮质高度活跃状态能够促进全新的连接的形成，从而促进"灵感"的发生和问题的解决。然而，关于REM睡眠对创造力的贡献仍存在争议，在一项研究中，研究者发现当受试者从REM睡眠中醒来后，尽管在字谜任务上的表现相比从NREM醒来后有显著提升，但却与保持清醒组并无区别。也有研究指出，完整的睡眠结构有利于提高创造力和解决问题的能力。远程关联测试（remote associates test，RAT）是目前常用来在人体上研究创造力和解决问题能力的一种实验范式。在美国加州大学圣地亚哥分校开展的一项研究中，研究者把被试人员分成3组：第一组可以休息，但不能进入睡眠；第二组能够进入NREM睡眠但不能进入REM睡眠；第三组则可以有正常的NREM和REM睡眠。研究发现，第三组被试人员在RAT测试中的表现显著高于其他实验组，从而揭示了完整的睡眠结构才能够帮助人们提高创造力、更好地解决问题。

总的来说，睡眠对于维持甚至提高各种高级认知功能有重要的作用。NREM和REM睡眠可能在不同的高级认知功能中起作用，甚至对某些高级认知功能起互补的作用，但是由于目前大部分研究采用的睡眠剥夺操纵，会带来情绪、应激等非特异性其他因素的干扰，因此很难确定每个睡眠时期的具体功能。此外，由于这些研究大多是在行为学层面上，致使我们对于睡眠参与高级认知功能神经机制的理解仍然非常粗浅。近年来，神经科学技术快速发展，包括大规模神经记录、高时间分辨率的光遗传神经操控技术、闭环操控系统等。相信在不久的将来，通过结合神经科学技术创新的动物实验行为学范式，将为解析睡眠的高级认知功能带来重大的突破。

（二）记忆编码

记忆是大脑对从机体内、外部获取的信息，进行编码、巩固和再现的生理过程，而学习则是获得记忆的重要方式。在日常生活中，睡眠不足导致机体学习和记忆功能的减退，提示睡眠在学习和记忆过程中发挥着重要作用。

研究发现，睡眠对记忆信息的编码和再现有重要影响。例如，与注意力有关的学习任务的成绩会随着睡眠时间的减少而显著降低。在睡眠减少的状态下，诸如背外侧前额叶皮质等注意力相关脑区的活动水平下降，导致记忆信息编码的稳定性和准确性显著下降。相反，8h的夜间充足睡眠和1～2h短暂午睡可以显著增强随后的记忆信息编码和再现。目前认为，睡眠可能通过以下机制来影响记忆信息的编码和再现。

急性睡眠剥夺可以短暂升高前额叶皮质、眶额叶皮质、纹状体、杏仁核等脑区神经元的兴奋性，使这些脑区对诸如工作记忆刺激、奖赏刺激、负性情绪刺激的反应过度增强，从而损害学习期间的记忆信息编码和再现。慢性睡眠剥夺或睡眠减少则可能会因为腺苷等代谢产物的过度增加，抑制神经元的兴奋活动，进而损害记忆信息的编码和再现能力。因此，睡眠可能会通过调控神经元的兴奋性水平来保障记忆信息编码和再现的正常进行。

记忆相关脑区突触传递的可塑性变化被认为是记忆的关键细胞活动机制之一。急性睡眠剥夺可抑制海马侧支通路突触传递的长时程增强，进而损害空间记忆和情绪记忆任务训练过程中的信息编码。睡眠剥夺所致的突触传递可塑性诱导损害，在机制上可能涉及神经递质受体的敏感性降低、突触形成相关蛋白的表达下调等。一定时长的恢复性睡眠，可以逆转恢复海马侧支通路突触传递长时程增强的诱导能力。可见，睡眠还可能会通过强化神经通路的突触可塑性诱导来保障记忆信息的编码和再现。

学习过程中的记忆信息编码涉及多个脑区的协作。利用 MRI 技术研究发现，睡眠剥夺可以降低前额叶皮质与海马、纹状体、杏仁核等区的功能性联系，进而损害负性情绪记忆信息在全脑的整体编码。因此，睡眠还可能通过强化脑区之间的功能联系来确保记忆信息的编码和再现。

（三）记忆巩固

学习后的睡眠剥夺或睡眠减少会损害记忆的巩固，表明睡眠还具有促进记忆巩固的作用。大量证据表明，SWS 和 REM 睡眠都能够发挥促进记忆巩固的作用。尽管没有特异干预 SWS 的技术，但是干预 SWS 期间记忆相关脑区的神经活动可以显著影响多种记忆的巩固能力。最早关于 REM 睡眠也可参与记忆巩固的证据则来源于一些相关性观察，即记忆训练后 REM 睡眠往往会出现增加的现象，而且，通过在 REM 睡眠期间唤醒受试者或通过平台睡眠剥夺法干扰 REM 睡眠，会显著损害记忆巩固。由于既往 REM 睡眠的干预不可避免地会影响 SWS，故 REM 睡眠参与记忆巩固的观点并未得到一致认可。直到近年，有研究证实在 REM 睡眠期间使用光遗传技术抑制内侧伏隔核 γ-氨基丁酸能神经元，可显著抑制背侧海马的 θ 频带振荡，损害恐惧性记忆的巩固。由于抑制 REM 睡眠期背侧海马 θ 频带振荡并不影响整体睡眠结构，该研究提供了强有力的证据证实 REM 睡眠在恐惧性记忆的巩固过程中发挥重要促进作用。

由于睡眠期间的大脑处于离线状态，多种感知觉功能会被下调，在此状态下，外部信息难以进入大脑记忆系统形成新的记忆。目前存在两种假说，用以解释睡眠是如何促进记忆信息巩固的，即系统巩固假说和突触稳态假说。具体而言，睡眠被认为可能通过以下几方面机制来促进记忆信息的巩固。

1. 记忆重新激活

在 SWS 期，记忆痕迹神经元群体被重新激活，从而主动巩固在编码阶段所获得的记忆信息。电生理研究发现，在执行空间探索任务后的 SWS 期，大鼠海马位置细胞会被重激活，且编码同一空间位置的海马位置细胞群体发生同步重激活的概率显著高于其他海马神经元群体，同时，大鼠海马位置细胞群体的放电时空模式在空间探索任务后的SWS期会以相似的顺序出现（又称"重演"）。利用MRI技术的影像学研究也显示，与先前记忆训练相关的人脑区域会出现SWS期重新激活的现象。目前已知，记忆痕迹神经元重激活主要发生在SWS期和记忆训练后的短时间（通常为第1～3h）内。此外，与编码阶段活动相比，SWS期的记忆痕迹神经元重激活更加杂，不太精确。重激活在SWS促进记忆信息巩固中发挥关键作用的实验证据首先源于一项关于受试者在气味刺激存在条件下记忆空间位置的研究。在SWS期，给予相同气味刺激可诱导比编码阶段更强的海马激活，并增强受试者的空间记忆。而后的动物实验也发现，海马记忆痕迹细胞的重激活主要是在SWS期尖波涟漪波振荡出现时发生。抑制SPW-Rs期的海马记忆痕迹神经元放电活动，会损害动物的空间记忆，但对动物总体睡眠结构不产生显著影响。由此可见，记忆痕迹细胞的重激活是SWS促进记忆巩固的关键机制，它可能是通过长时程增强海马侧支通路的突触传递效率，或者改变突触权重来重塑海马内的记忆痕迹。需要指出的是，重激活不仅发生在海马，在新皮质（如运动皮质、感觉皮质、前额叶皮质、顶叶皮质、内嗅皮质）、丘脑、纹状体、杏仁核等区域也可被观察到，提示它可能是睡眠促进多种类型记忆巩固的共同机制。

与SWS相比，REM睡眠呈现片段化，其时长占睡眠总时长的比例更低。此外，REM睡眠期间记忆脑区呈现显著的θ频带振荡，神经元也更加活跃。尽管已经确定REM睡眠同样参与记忆巩固过程，但对于REM睡眠期间是否存在重激活，并且通过重激活参与记忆巩固目前仍不清楚。最近的研究发现：在恐惧性记忆任务编码阶段一直活跃的海马新生神经元，在训练后的REM睡眠期间最有可能活跃，而光遗传抑制REM睡眠期间海马新生神经元的上述活动，情境恐惧记忆的巩固就会受到损害。这些结果提示在REM睡眠期间存在海马新生神经元的重激活现象，且该重激活可能参与情境恐惧记忆的巩固。

2. 信息转移

系统巩固假说认为，在觉醒状态下，陈述性记忆信息最初是在新皮质和海马中同时进行编码的。在SWS期间，新编码的海马记忆信息被反复重激活并传递至新皮质，使新皮质网络突触连接增强最终形成更为持久的记忆。在SWS期间，新皮质慢波振荡、丘脑纺锤波和海马SPW-Rs的发生存在特定的时相关系，这种关系可以协调新皮质与海马之间的双向信息交流。SPW-Rs振荡发生时，海马记忆痕迹细胞短暂、高频发放，并通过时间依赖的突触传递可塑性地影响新皮质活动，表现为海马SPW-Rs振荡与新皮质去极化状态（即UP-state）的时相偶联关系。这种偶联关系，使得海马中重激活的记忆信息从广泛的UP-state传递到新皮质，有利于诱导持续的突触可塑性变化，最终使记忆信息在新皮质中长久巩固。干扰海马SPW-Rs振荡与新皮质UP-state之间的时相偶联，会改变新皮质网络活动，损害空间记忆巩固。反过来，新皮质神经元的重激活也可以通过下行投射反复驱动海马中记忆痕迹细胞的重激活。丘脑纺锤波则可通过刺激Ca内流，初始化新皮质UP-state并有利于随后的突触可塑性变化。这样，新皮质UPstate-丘脑纺锤波-海马SPW-Rs振荡三相耦合就提供了一种SWS期间海马-新皮质之间进行记忆信息转移的机制，从而有助于对记忆信息的巩固。

3. 信息删除

在学习过程中，记忆信息编码会导致大脑内突触连接数量和强度的净增加，突触蛋白磷酸化，导致突触传递饱和、信噪比降低。在SWS期，神经元活动水平的总体降低，有利于在全脑范围内降低突触连接数量和强度，促进突触回缩和蛋白去磷酸化，恢复突触稳态，并允许突触为未来的编码重复使用。因此，对于一些非必要、不重要的信息，SWS可以削弱神经元间的突触连接数量和强度，进而删除不重要的记忆信息。

REM睡眠也具有记忆信息删除的功能。例如，运动学习后的REM睡眠可对初级运动皮质树突棘进行修剪，同时强化那些与运动记忆有关的新生树突棘。目前认为，这种有选择性地修剪和维持新突触可以持续存储新信息而不会中断先前获得的记忆。有趣的是，近年研究还发现：REM睡眠期下丘脑黑色素聚集激素阳性神经元高度激活，且这种高度激活可以使动物遗忘海马依赖的空间物体识别记忆。这就提示REM睡眠还可通过主动抑制记忆脑区神经元活动，来帮助大脑忘记特定记忆信息。

四、排毒修复

（一）脑内物质代谢

睡眠和觉醒状态在物质代谢和分子表达上均存在差异。大鼠多个脑区中的能量物质乳酸在睡眠剥夺中升高，伴有细胞代谢传感器的腺苷-磷酸活化蛋白激酶磷酸化水平显著增加。研究人员在嗜睡症和睡眠剥夺小鼠模型中鉴定出了80个睡眠需求介导蛋白质，觉醒促使其磷酸化水平升高，蛋白质磷酸化程度决定清醒程度和持续时间。睡眠促使蛋白去磷酸化，修复神经元损伤、参与记忆形成和巩固，这一机制在睡眠内稳态调控中起到了重要作用。此外，睡眠和觉醒状态下的基因表达存在差异。大鼠睡眠-觉醒时大脑皮质的数千个基因中，约5%基因的转录水平存在差异。睡眠期上调的转录本编码参与胆固醇合成、膜运输、突触下调和记忆巩固等的蛋白质；而清醒期或急性睡眠剥夺期间表达上调的转录本编码线粒体蛋白、热激蛋白，以及参与突触增强和谷氨酸传递的蛋白质。

中枢神经系统的所有细胞元素都暴露在间质微环境中，间质离子介导动作电位发放、神经递质释放和突触传递等。2016年，研究人员发现小鼠脑内细胞外间质钾、钙、镁和氢离子浓度存在睡眠-觉醒状态的依赖性变化，睡眠状态下存在低K^+，以及高Ca^+和Mg^{2+}，pH偏酸性，而觉醒时相反。改变细胞外间质离子浓度组合可改变小鼠的脑电和肌电信号，介导睡眠-觉醒状态转换。K^+等细胞外离子浓度，与多种神经系统疾病的发生、发展机制相关。神经元活动可产生代谢产物，如β淀粉样蛋白（amyloid-β，Aβ）、Tau蛋白等。可溶性的Aβ单体经过构象变化变为低聚体、原纤维等形式，具有毒性。细胞间质内的Aβ浓度随睡眠-觉醒周期而改变，平均水平约是觉醒期的75%，且与清醒时间显著相关，急、慢性睡眠剥夺可显著升高细胞外间质液的Aβ水平，破坏内环境稳态。

（二）脑内物质清除体系

清除脑组织间质内液体和溶质对维系神经组织内稳态至关重要。在外周组织中，淋巴系统负责清除可溶性物质、蛋白质和多余液体。既往研究认为，中枢神经系统中缺少淋巴系统，直到近年来研究揭示脑内胶质淋巴系统及硬脑膜淋巴管（meningeal lymphatic vessel，MLV）构成了中枢神经系统废物清除的体系。

2012年，研究人员通过双光子显微镜实时观测注入小鼠小脑延髓池的脑脊液荧光示踪剂的流动途径，揭示了脑脊液-组织间液交换清除路径，因与外周淋巴系统发挥类似功能，且由包绕在血管外周的星形胶质细胞终足的水通道蛋白-4（aquaporin-4，AQP4）主要介导，故被命名为胶质类淋巴系统。类淋巴系统可能清除脑内细胞外间质中的可溶性A、Tau蛋白、乳酸盐等代谢产物，同时介导脑内营养物质及神经调质的转运，如葡萄糖、载脂蛋白E、星形胶质细胞旁分泌信号与脂质分子等。随后研究发现，小鼠脑胶质类淋巴系统功能在睡眠期显著高于觉醒期，并在后续大量动物和人的研究中相继被证实。

外周淋巴管是淋巴循环系统的重要组成部分，主要由淋巴内皮细胞构成。淋巴内皮细胞可特异性表达多种基因，调控淋巴管的形成与功能。2015年，研究相继报道了MLV的存在。MLV可将脑脊液和间质液中的物质引流至颈部淋巴结，实现中枢神经系统与外周淋巴系统间的沟通。fMRI随后在人类和非人灵长类动物中也发现了MLV。阻断MLV引流，亦可导致脑内胶质类淋巴系统功能显著受损。因此，尽管两者存在物理距离分隔，但在物质清除功能上紧密相关。

星形胶质细胞是中枢神经系统中数量众多的细胞类型，前人研究认为其为神经元的辅助细胞。星形胶质细胞是维持中枢神经系统稳态的关键环节，其主要功能包括缓冲K^+、Na^+和H^+等离子浓度，调控神经递质水平，为神经元提供营养物质等。星形胶质细胞膜表达的离子通道可调控细胞静息膜电位、静息电导和细胞内信号，以及调控细胞内外离子浓度。星形胶质细胞具有高度负性静息膜电位和远小于神经元的膜电阻，这些特性有利于缓冲细胞外K^+，即细胞外过量的K^+经离子通道进入星形胶质细胞，并可通过由细胞间缝隙连接在胶质细胞网络中扩散。星形胶质细胞终足和神经突触形成了三突触结构，星形胶质细胞终足包绕突触可清除突触间隙中多余的神经递质，如谷氨酸、GABA和甘氨酸，以及局部离子，维持神经突触功能的稳定。星形胶质细胞可摄取约90%释放出的谷氨酸，通过非Na^+依赖性和Na^+依赖性两种类型的谷氨酸转运蛋白来实现。

星形胶质细胞和小胶质细胞可吞噬中枢神经系统中突触、神经元碎片及轴突线粒体和病理蛋白聚集物等物质，参与突触稳态的维持。突触激活依赖神经元在觉醒期获得的信息输入，可使突触功能增加；睡眠可导致突触功能减弱，并重建突触的平衡状态，这对记忆整合和巩固至关重要。胶质细胞吞噬、清除突触是维持睡眠-觉醒中突触稳态的重要机制。

近年来，人们对于胶质类淋巴物质清除体系的调控因素也逐步有了深入认识。目前研究认为，调控该体系功能的主要因素包括：①药理学阻断AQP4或基因敲除等方法均显著降低类淋巴系统的功能。生理状态下，AQP4沿血管壁极性分布，而在多种疾病状态下，如创伤性脑损伤、神经退行性变性疾病、老龄等，AQP4极性分布被显著破坏，同时伴随着胶质类淋巴系统的功能受损。②心脏搏动，引起血管周期性收缩、舒张，即血管搏动。研究人员运用双光子成像发现心脏搏动、小动脉搏动、血管周围间隙脑脊液流动以及脑内细胞间隙液体流动在时间上高度相关，提示心血管搏动可能对类淋巴系统循环提供推动力。③呼吸作用，呼吸、循环改变胸膜腔内压，影响中心静脉压及心脏血液循环。研究发现，脑室内脑脊液流量高度依赖于呼吸周期，吸气可减少脑内静脉血容量，而增加脑室系统中脑脊液流量。④神经元活跃时可引起细胞外间隙大小及离子稳态的改变，从而有可能影响胶质类淋巴系统的引流效率。研究显示，在睡眠-觉醒以及麻醉中细胞外间隙大小可较觉醒期增加60%，可能降低引流阻力，其机制可能与去甲肾上腺素系统对细胞体积的调控作用相关。

（三）疾病相关睡眠障碍

随着世界人口老龄化的趋势，神经退行性疾病已经成为21世纪最重要的公共卫生问题之一。睡眠障碍被认为是神经退行性疾病中值得关注的明显临床症状，适当管理睡眠相关症状对神经退行性疾病患者的生活质量有积极影响。

帕金森病（Parkinson disease，PD）患者常表现出难以入睡、夜间失眠、难以维持睡眠、白天过度睡眠、REM睡眠行为障碍（rapid eye movement sleep behavior disorder，RBD）、睡眠呼吸紊乱（sleep-disordered breathing，SDB）等问题，这可能是由各种PD相关问题引起的，包括不宁腿综合征、在床上无法翻身、僵硬、肌阵挛、运动障碍和噩梦。阿尔茨海默病（Alzheimer disease，AD）患者同样存在入睡困难、难以维持夜间睡眠、睡眠模式出现逆转、REM和NREM睡眠持续时间减少、夜间觉醒的频率高、SDB等相关睡眠障碍。总的来说，常见神经系统疾病的睡眠问题包括睡眠时间异常、睡眠质量差、昼夜节律紊乱、失眠等。

胶质类淋巴功能被认为随着年龄的增长而降低。2014年的研究提示老年小鼠（18个月）的胶质类淋巴清除功能比年轻小鼠（2～3个月）降低40%。衰老可致脑动脉壁硬化，减少了脑脊液内流和间质液交换所需的血管推动力。AD研究发现，AD模型小鼠的胶质类淋巴系统功能出现减退，Aβ清除效率显著降低；AQP4在血管周围极性表达减少与Aβ斑块密度增加相关。另外，胶质类淋巴系统功能下降可能加速疾病病理进展。在AD疾病模型小鼠中敲除AQP4基因会增加脑内Aβ沉积，加剧小鼠的认知损害。此外，研究发现，胶质类淋巴系统功能异常早于Aβ沉积，该体系功能或能成为AD早期诊断的新型标志物。

五、免疫调控

SWS在机体免疫方面发挥着重要作用。免疫细胞包括T细胞、B细胞、K细胞、自然杀伤（natural killer，NK）细胞和肥大细胞等，有抵抗细菌和病毒、保护人体的重要作用。免疫细胞受到睡眠和昼夜节律的共同调控，在人体内维持着动态平衡。

（一）免疫系统调控睡眠

动物或人直接感染细菌和病毒可以促进睡眠。给家兔接种金黄色葡萄球菌，家兔表现出患病的生理变化和睡眠模式的变化，SWS时间增加，SWS期间脑电图波振幅增加，单次SWS持续时间增加。给小鼠接种流感病毒，SWS时间增加，睡眠期间δ波振幅降低。使用免疫抑制药物可以减弱白念珠菌对SWS的影响，免疫刺激剂则增强该细菌对SWS的影响。这些动物实验的数据表明，直接感染细菌或病毒可以诱导睡眠模式改变，而使用影响免疫反应的药物进行治疗则可以减弱这种趋势。

某些免疫因子也可以达到调控睡眠的效果。白细胞介素-1（interleukin-1，IL-1）是免疫反应调控剂，当机体感染细菌、真菌、病毒或发生免疫性疾病时，IL-1的含量会升高。肿瘤坏死因子（tumor necrosis factor，TNF）是一种内源性致热原。多位研究者指出这些与免疫相关的细胞因子有致眠作用。静脉或脑室注射IL-1和TNF可增加多种实验动物的SWS，但当用IL-1受体拮抗剂或TNF抗体预处理动物时，兔和大鼠的反应被显著减弱或完全阻断，缺乏IL-1受体、TNF受体或两者都缺乏的基因敲除小鼠的睡眠比对照组小鼠要少。细胞因子IL-1与SWS有关，部分是通过神经调控系统发挥作用的，因为IL-1和5-HT系统有相互作用，IL-1在下丘脑视前区和基底前脑区中促进轴突5-HT的释放，抑制中缝背核中觉醒活跃的5-HT能细胞体，这些都能调控NREM睡眠。

（二）睡眠调控免疫系统

曾有一项实验，把受试者分为规律睡眠组和睡眠剥夺组，在经历24h的睡眠剥夺以后，睡眠规律受试者的免疫细胞数量下降，但在睡眠后的下午和晚上，NK细胞和淋巴细胞的数量明显高于睡眠剥夺的受试者，且睡眠还增强了T细胞产生的某些免疫因子。这说明了睡眠和昼夜节律共同影响免疫系统的动态平衡。研究表明，睡眠剥夺一晚后，辅助T细胞和NK细胞的数量会减少，虽然NK细胞的数量在睡眠剥夺两晚以后被观测到增加，但这可能是睡眠不足导致分解代谢减缓而引起的。不仅是免疫细胞的数量会发生变化，其功能活性也会受睡眠的影响，在健康人群中，NK细胞的溶解活性会随短时间的睡眠剥夺而降低。

人们很早就观察到睡眠障碍和免疫紊乱倾向会同时发生。慢性疲劳综合征的患者通常伴有急性发热性疾病，他们的白细胞介素-6（interleukin-6，IL-6）和TNF产生增加，

IL-10减少并且睡眠结构紊乱。睡眠障碍的患者与睡眠规律的受试者相比，NK细胞减少，辅助T细胞和细胞毒性T细胞减少，并且免疫细胞的减少与主观睡眠质量和睡眠紊乱相关。2002年，研究证明了睡眠剥夺会减弱人体的免疫功能：在睡眠剥夺期间接种流感疫苗，10天以后部分睡眠剥夺人群的抗体滴度只有睡眠充足受试者的1/2。同样地，在接种甲肝疫苗的实验里，睡眠规律的受试者在4周后拥有的抗体滴度是接种疫苗当晚睡眠剥夺受试者的2倍。这些研究表明，睡眠不足会影响免疫功能，使疫苗对人体的免疫效果大打折扣。

在当今社会，人们的睡眠时间普遍缩短，许多流行性疾病又在世界范围内广泛肆虐，理解睡眠和免疫之间的关系，了解免疫反应和免疫因子如何调控睡眠、睡眠对免疫功能有什么样的影响，不仅对基础科学有重要的意义，也对人类预防疾病有指导作用。保持规律作息，拥有适合生物钟的昼夜节律，睡眠充足，才有利于维持机体的正常免疫。

六、其他

（一）情绪和心理

1. 广泛性焦虑症

焦虑障碍是最普遍的精神障碍，可产生巨大的疾病经济负担。基于人群的大型调查显示，高达33.7%的人在一生中会受到焦虑障碍的影响。这里重点关注焦虑障碍中广泛性焦虑症（generalized anxiety disorder，GAD）的睡眠障碍。根据《精神障碍诊断与统计手册》第5版，GAD的典型表现为慢性、过度的焦虑和担忧。GAD的12个月和终身患病率分别为0.4%～3.6%和9%。并且与所有焦虑障碍一样，女性患病率高于男性，比例约为2∶1。许多焦虑障碍和抑郁障碍的特征是慢性焦虑和紧张，对于GAD的诊断还强调对生活情况包括健康、工作、学业、家庭成员的幸福和安全等多种因素存在过度、难以控制的担忧。此外，还有坐立难安、紧张、容易疲乏、难以集中注意力、易激惹、肌肉紧张、睡眠障碍等症状。诊断GAD至少需要其中的3条。在DSM-V的GAD诊断标准中，定义为启动或维持睡眠困难，或休息不充分和对睡眠不满意。GAD的其他5个特征中的疲劳、难以集中注意力和易怒可能也是睡眠不足的后果。

GAD的核心特征是过度担忧（焦虑性期待），通常与失眠问题的发生和维持有关，报道显示患者的担忧在他们睡前是最难以控制的，影响入睡的能力。GAD和失眠高度重叠，GAD成为与失眠共病率最高的焦虑障碍。50%～70%的GAD患者有失眠，表现为睡眠起始性失眠、睡眠连续性障碍或早醒，损害睡眠质量。GAD和原发性失眠的不同之处可能是晚上焦虑的焦点：原发性失眠焦虑的焦点通常是失眠本身，而在GAD中，焦虑的焦点仍是白天的当务之急（如事业、财务、人际关系）。与其他焦虑障碍相比，GAD患者的睡眠问题更加突出，其与健康对照组相比更容易患有睡眠障碍。与健康对照组相比，GAD患者出现总睡眠时间减少、2期NREM睡眠时间增加、入睡潜伏期增加。有证据表明，成人GAD患者入睡后的觉醒增加、4期NREM睡眠减少，而且GAD患者REM睡眠参数的改变较为混杂。GAD的一线治疗是认知行为疗法（cognitive behavioral therapy，CBT）、选择性5-羟色胺再摄取抑制药（selective serotonin reuptake inhibitor，SSRI）或5-羟色胺去甲肾上腺素再摄取抑制剂（serotonin-norepinephrine reuptake inhibitor，SNRI）的药物治疗、联合SSRI或SNRI的CBT。

2. 重性抑郁障碍

情绪障碍是继焦虑障碍后第二大常见的精神障碍，其中抑郁障碍是全球残疾的主要原因，世界卫生组织预测2030年单相重性抑郁将成为疾病负担的主要原因。在一般人群中的流行病学调查发现，抑郁障碍的终身患病率在10%~15%。重性抑郁障碍（major depressive disorder，MDD）是抑郁障碍的典型类型，其诊断包括发现明确表现为至少2周的心境抑郁，或丧失兴趣或愉悦感的发作。此外，患者还会经历以下症状中至少4种额外的症状：食欲或体重、睡眠和精神运动活动的变化；精力不足；无价值感或内疚感；思考、集中注意力或作决定困难；反复思考死亡或自杀想法或自杀计划、企图。MDD可分为单次发作或反复发作。MDD12个月的患病率约为6.9%，女性患病的风险增加。

睡眠紊乱在MDD的诊断标准中包括睡眠困难或睡眠过多。失眠出现时通常是中期失眠（夜间觉醒后很难再入睡）或晚期失眠（过早觉醒，无法再入睡）。出现嗜睡的个体可能会经历夜间睡眠时间延长或白天睡眠的增加。MDD通常与失眠同时发生，MDD中失眠的比例远高于一般人群的失眠患病率，高达90%的MDD患者伴有睡眠连续性障碍。失眠不仅是抑郁障碍的前驱表现，也是抑郁的独立危险因素。前瞻性研究发现失眠将成为未来抑郁的可能预测因素。失眠患者患抑郁障碍的风险是正常人的2倍。相比之下，失眠更有可能发生在抑郁发作之后。由于失眠在抑郁首次发作之前可能就存在，因此将其描述为失眠与抑郁共病可能比继发性失眠更合适。

睡眠过度的研究相对较少。有研究发现，在一个具有代表性的样本中，约12的MDD发作患者可出现睡眠过度的问题，甚至高达30%的患者同时出现失眠和嗜睡的症状，远高于一般人群中的研究。同时出现失眠和睡眠过度的抑郁患者终身抑郁发作较多，当前发作持续时间较长，抑郁症状较多。这种并发使终身轻狂躁和狂躁的风险增加了2~3倍，容易从单相抑郁转变为双相障碍。MDD发作患者的睡眠障碍与抑郁症状严重程度的增加、治疗反应较差以及自杀意念、企图风险的增加有关。

基于多导睡眠图的客观测量发现，抑郁障碍患者特征性的脑电图改变可以分为3类：睡眠连续性障碍（睡眠潜伏期延长、夜间频繁觉醒，导致睡眠碎片化和睡眠效率的低下）、REM睡眠的异常（REM潜伏期缩短、第一个REM期延长、REM密度增加）、NREM睡眠的改变（SWS的衰减、最多的SWS从第一个睡眠周期转移到第二个睡眠周期）。睡眠期间的过度觉醒以及δ活动的减少与MDD发作的自杀意念增加有关。REM睡眠的改变可能在抑郁障碍的临床表现之前就已经产生，因此或可帮助识别高风险的患者群。抑郁障碍的一线治疗通常包括抗抑郁药的处方，广泛包括第二代抗抑郁药SSRI和SNRI以及具有相关作用机制的药物。但是，多数第二代抗抑郁药在MDD的短期治疗期间有较高的风险诱发失眠和/或嗜睡的问题。

（二）内分泌

地球相对于太阳的位置带来的昼夜变化，决定了我们生活的环境是一个周期约为24h的明-暗循环，它决定了食物可用性和自然界捕食者安全性。因此，大多数动物的生物钟进化到与运动行为和能量代谢保持一致。哺乳动物的中央生物钟位于大脑中下丘脑的视交叉上核（SCN）。SCN是一种双侧配对结构，位于第三脑室附近，直接位于视交叉顶部，它是哺乳动物脑内的昼夜节律起搏器，产生和调控着睡眠-觉醒、激素、代谢和生殖等众多生物节律，使内环境以一合适的时间顺序对外部环境作出最大的适应。一系列病变研究为SCN在哺乳动物昼夜节律产生中的关键作用提供了明确的证据，消融SCN的动物在行为和生理上变得失常。内分泌是指一组专门的器官或者腺体，将所产生的激素直接分泌到体液中，以体液为媒介对靶细胞产生效应。这些激素在代谢稳态中起着关键作用。许多激素的共同特征是受昼夜节律调控。当正常的昼夜节律被打乱时，内分泌系统也会改变，并可能导致这些情况下的代谢紊乱。

内分泌是指一组专门的器官或者腺体，将所产生的激素直接分泌到体液中，以体液为媒介对靶细胞产生效应。这些激素在代谢稳态中起着关键作用。许多激素的共同特征是受昼夜节律调控。当正常的昼夜节律被打乱时，内分泌系统也会改变，并可能导致这些情况下的代谢紊乱。

生长激素（GH）从垂体前叶分泌，受神经和外周介导的复杂稳态相互作用的调控。GH的合成和分泌受下丘脑调控肽的双向控制，由GHRH刺激，被生长抑素抑制。GH释放的另一个刺激因素是主要由胃分泌的生长激素释放肽。GH的分泌速率呈昼夜节律模式。夜间GHRH是分泌高峰，可进一步促进睡眠时的GH分泌。深度睡眠也被证明可以增强GH轴的活动，并对皮质醇水平具有抑制作用。衰老过程中GH分泌的下降平行于SWS中持续时间比例的减少。在临床试验的早期数据中，GH缺乏的患者睡眠碎片化增加，总睡眠时间减少，推测睡眠模式的这种改变可能是导致此类患者白天过度思睡的原因。所以，对处于成长期的人群来说，充足的睡眠对他们的生长、发育意义尤其重大。

促肾上腺皮质轴，是与应激反应和行为有关的神经内分泌系统，受昼夜节律调控而呈现相应的周期性活动。促肾上腺皮质激素（adrenocorticotropic hormone，ACTH）水平在内源性昼夜节律中变化，在06:00～09:00达到峰值，全天下降，在23:00～02:00降至最低点，并在02:00～03:00开始再次上升。研究表明，压力是失眠的重要原因之一。对于处于慢性压力下的个体杏仁核将被激活，导致下丘脑-垂体-肾上腺（HPA）轴分泌增加，然后ACTH浓度增加，从而产生觉醒效应。因此，失眠与HPA轴功能障碍密切相关。

褪黑素主要由松果体产生，仅在夜间按照昼夜节律释放到血液中。从机制上讲，人类内源性黑素水平在自然睡眠开始前约2h开始升高，并在大约5h后达到峰值。褪黑素水平随着年龄的增长而下降，因此老年人更容易遭受褪黑素水平不足的困扰，随着年龄的增长，睡眠能力下降，睡眠障碍的发生率逐渐增加。睡眠结构在中年时开始改变，导致NREM-SWS睡眠急剧减少：相比之下，REM睡眠量仅略有减少。因此，褪黑素分泌减少可能与失眠的机制有关。

维持恒定的血糖水平对日常功能至关重要，尤其是对大脑而言，因为大脑既不能合成也不能储存葡萄糖。因此，人类睡眠固定为单一的、相对较长时间的不进食时期，并适应了夜间禁食。葡萄糖耐量的变化不是随机发生的，而是呈现出清晰的24h节律，在午夜前后达到最小值。葡萄糖耐量的这些昼夜变化是由位于下丘脑的内源性生物钟SCN直接控制的。重要的是，SCN在睡眠觉醒行为和葡萄糖稳态中调控昼夜节律。睡眠-觉醒状态和葡萄糖稳态有什么联系？下丘脑神经肽食欲素在睡眠-觉醒的中枢调控和外周能量稳态之间提供了关键联系。表达食欲素的神经元位于下丘脑外侧区域，并投射到整个神经轴，在睡眠期间食欲素神经元不活跃，而在觉醒时它们是活跃的。饥饿会导致睡眠减少，睡眠减少又会引起食欲亢进。

在葡萄糖刺激下，白色脂肪组织分泌瘦素，并通过下丘脑的食欲中心发出信号，促进饱腹感，防止过度能量消耗。循环瘦素呈现昼夜节律，人类在夜间分泌达到峰值。在肥胖模型中会发生瘦素抵抗，通常伴随着暴饮暴食。长期暴露于慢性间歇性缺氧是阻塞性睡眠呼吸暂停的一种病理生理表现，这可能导致瘦素抵抗状态，促进体重增加。因此，良好的睡眠对于减肥来说至关重要。

（三）心血管生理

心血管在自主神经系统的控制下可通过持续快速调控心率、动脉血压和血流的再分配，确保向重要器官输送足够的血液。心血管稳态的维持与昼夜节律、睡眠-觉醒周期，包括REM和NREM睡眠过程密切相关。心率和血压有昼夜节律，在夜间睡眠期可显著降低，这种生理节律可因睡眠障碍而改变，易诱发心血管疾病。因此，研究睡眠-觉醒对心血管稳态的影响具有重要的临床意义。

1. 心血管自主神经调控

与白天相比，受试者夜间的血压和心率出现生理性降低。24h动态血压监测发现，睡眠期间的收缩压比白天降低10%以上。血压和心率在白天很大程度上受姿势和活动的影响，而在晚上则受到姿势和睡眠的影响，但是即使受试者保持24h仰卧位，其夜间心血管活动的下降仍然显著，提示了睡眠在诱导夜间血压和心率下降方面的重要性。研究发现，受试者心电图的RR间期、RR变异性的高频功率（反映副交感神经功能的参数），在睡眠开始前2h就开始改变，而心脏和外周交感神经活动指数，如低频与高频比值、射血前期、肌肉交感神经活性、儿茶酚胺浓度等仅在睡眠开始后才开始降低，并随睡眠的加深持续降低。晨醒诱导交感肾上腺系统逐步激活，伴随血压、心率和血浆儿茶酚胺升高，并随着体位变化和体力活动进一步升高。24h睡眠剥夺的受试者，其夜间心率和心迷走神经活性的降低仍然存在，但是夜间血压的降低和射血前期的延长发生变化。因此，心率和副交感神经活动可能在很大程度上受昼夜节律的影响，可能与入睡机制有关，而心脏和血管的交感神经驱动主要与清醒-睡眠周期有关。越来越多的证据表明，心血管发病率和死亡率的主要预测指标是夜间平均血压水平，而不是24h平均血压水平。睡眠质量或睡眠时间的不足都可能与夜间血压升高有关，这可能会加快高血压的恶化。

2. NREM和REM睡眠期间的自主神经活动

在健康受试者中，自主神经对心血管活动的调控随着睡眠阶段的不同而发生变化，在REM和NREM睡眠不同时相中的自主神经活动也不相同。随着NREM睡眠从N1期发展到N3期，与清醒时相比，RR间期、RR变异性的高频功率和射血前期均增加，而血压、收缩压变异性中的低频功率和肌肉交感神经活动显著降低。这些变化表明心迷走神经驱动增加，心脏和外周交感神经活动降低。动脉压力感受器反射敏感性可能在NREM睡眠期间比清醒状态下升高。与清醒相比，在NREM睡眠期间，动脉血压升高引起的压力感受器反射增益加强，而血压降低引起的反射增益不变，这一机制可以确保在NREM睡眠期间维持稳定的低血压和心率。REM睡眠期间自主神经活动相对不稳定，副交感神经和交感神经活性波动明显，可引起血压和心率的突然变化。血压、心率以及交感缩血管神经的紧张性在REM睡眠期间比NREM睡眠期间升高。REM睡眠期间心血管系统的兴奋性也可以体现在显著增加心率变异性的低频功率，以及低频和高频功率比值趋向的交感神经活动。

3. 觉醒期间的自主神经反应

觉醒可以是自发的，也可由外源性刺激或睡眠呼吸紊乱触发。觉醒时的脑电活动表现为非同步、低幅度和高频率的脑电波，与交感神经突然兴奋密切相关，导致血压、心率和肌肉交感神经活性的短暂升高、心脏兴奋传导时间缩短，以及外周血管张力的降低。觉醒时心脏的典型反应是双向的，即持续4～5s的心动过速，随后是心动过缓。通过心率变异性的时域分析发现，觉醒时交感神经兴奋的激增主要表现在RR变异性的低频功率成分，并且在血压、心率和肌肉交感神经活性恢复到基线值后很长一段时间内，血压的变异性仍显著高于基础值。因此如果夜间频繁觉醒，可能会对心血管交感神经产生持续影响，也提示夜间的交感神经活动紊乱可能是导致慢性高血压的直接因素。

4. 睡眠障碍对夜间血压的影响

如前所述，与白天相比，夜间的血压和心率生理性下降。夜间收缩压持续升高与炎症和血管内皮功能障碍有关，后者也是动脉粥样硬化的重要发病机制，因此具有重要的临床意义。收缩压和心率的持续升高与心血管疾病的死亡率增加密切相关，睡眠障碍被认为是相关的潜在因素。研究表明，部分人在睡眠剥夺（只允许4h睡眠）期间，夜间保持清醒状态时，夜间血压和儿茶酚胺水平持续升高，而在随后的睡眠中夜间血压和儿茶酚胺水平逐渐降低。在同样的研究中，睡眠剥夺后血压和儿茶酚胺的晨峰比对照组更明显，并且在高血压受试者中尤为突出。一项针对男性的研究发现，与正常工作时间的8h睡眠相比，加班期间的4h睡眠会导致第二天日间血压升高，同时伴有心率变异性的低频功率和尿中去甲肾上腺素的增加。因此睡眠不足与交感神经活性增高以及夜间生理性血压降低有关。睡眠不足可增强清晨觉醒时的交感神经兴奋，诱导持续的交感神经激活和第二天的血压升高。

第三节　睡眠与节律

一、睡眠的节律调控

（一）生物钟

生物钟是存在于几乎所有生物体中的内在计时系统，使机体能够按照时间顺序进行生理和行为活动，并与外界的昼夜交替相同步。由生物钟控制的节律性变化包括觉醒-睡眠、饮食/禁食、激素分泌、体温、敏感度、情绪和消化等。这些节律性变化是由生物钟内部机制所调控，并受到环境昼夜、温度、湿度等周期性因素的影响。受到生物钟内部机制和环境周期性因素影响的近日节律统称为昼夜节律。昼夜节律作为连接环境变化与机体生理过程和行为的关键接口，整合内、外环境信号并将其传递到生物钟振荡器，从而调控生物钟下游生理和行为的节律性。因此，外界信号的输入、自我维持节律的振荡器，以及生物钟信号的输出，共同构成了生物钟系统，它不仅能响应内、外环境的变化，还具有预测环境变化的能力。

生物钟调控昼夜节律周而复始地运行，其核心是由一个转录和翻译后修饰组成的负反馈环构成的分子振荡器。在不同物种中，由于受昼夜环境相同选择压力的影响，分子振荡器以趋同进化的形式演化，虽然分子元件不同，但总体构造十分相似。在哺乳动物中，异源二聚体BMAL1/CLOCK复合物作为核心生物钟蛋白，通过与核心生物钟负性转录因子Period（PER）和Cryptochrome（CRY）基因的启动子上的E-ox结合来激活其转录。这些时钟基因包括负性转录因子。在细胞质中，PER和CRY蛋白形成多聚体复合物，并与磷酸化修饰激酶CK1δ/8结合，它们进入细胞核并抑制CLOCK/BMAL1在PER和CRY基因上的E-box活性，从而抑制转录。接着，这些复合物通过泛素-蛋白酶体途径，随着时间变化逐渐被降解，解除其对CLOCK和BMAL1的抑制作用，从而启动下一个循环。虽然转录层面的负反馈机制是昼夜节律形成的重要基础，但翻译后修饰对于生物钟的稳定及时间延迟也至关重要。单纯的转录-翻译负反馈过程的周期长度通常只有几个小时，然而，通过增强时钟蛋白的稳定性和延迟其进入细胞核的时间，生物体能够成功地将振荡周期维持到约24h。

在哺乳动物的基因组中，可能存在数千个BMAL1和CLOCK的结合位点，其中有许多已经被确认为具有与BMAL1和CLOCK结合的功能，并且在RNA水平上呈现周期性波动。这些位点的存在使得生物钟在整个转录水平上具有极大的调控能力，以确保细胞和机体的各项功能在不同阶段之间协调一致，并适应环境变化。在E-ox下游基因中，Rev-Erbα/β因具有转录因子功能而显得格外突出。Rev-Erbα/β的启动子区域含有E-box位点，因此它们的转录呈现出依赖E-box调控的节律性；同时，Rev-Erbα/β可以作为反式作用因子与顺式作用元件RRE-bOx结合，从而调控下游基因的表达。在这些受到RRE-box调控的下游基因中，BMAL1最为重要。从BMAL1激活Rev-Erbα/β到RRE-box被抑制以阻断BMAL1的表达，这个途径形成了一个新的反馈环，也就是生物钟的辅助反馈环。通过这些生物钟核心蛋白与E-box和RRE-box的结合，一方面实现了对生物钟系统振荡的维持；另一方面，由于E-box和RRE-box广泛存在于大量基因的启动子或内含子区域中，因此也实现了生物钟系统对代谢和生理过程等系统的广泛调控。这些受生物钟蛋白调控的基因被称为钟控基因（clock-controlled gene，CCG）。事实上，在生物体内还存在着其他顺式作用元件，如D-box，它们也能启动周期性的转录。D-box同样有对应的反式作用因子，如Dbp、E4bp4、HLF和TEF。同样地，E4bp4和Dbp的启动子区域也含有E-box或RRE-box，使它们与主要反馈环保持密切联系。

在已研究的组织和器官中，有10%～40%的基因呈现出节律性表达的特征，但不同组织之间存在着组织特异性的节律表达。在同一组织中，生物钟基因和钟控基因的表达峰值也可能位于不同的时相。这种复杂的节律调控机制可能源于顺式元件之间的组装强度和相互组合的不同。在这些顺式元件中，E-box起主导作用，在启动子区域可以按照时间以不同的组合方式存在，从而改变下游基因的表达水平，甚至表达时相。此外，时钟蛋白的反式作用因子在各个组织中的特异性表达水平也不同，因此可以产生多样性，以适应其功能上的需要。由此可见，生物钟通过简单的负反馈环原理，结合不同的顺式元件的耦合产生彼此的协调作用，从而在转录组水平获得有利于各种生命活动的周期性行为，使细胞诸多重要的过程和生理指标产生近似24h的节律现象。

（二）节律中枢

在解剖结构上，控制哺乳动物昼夜节律的系统具有多层次结构，其中节律中枢位于下丘脑腹部，即第三脑室两侧的视交叉上核（SCN）。在实验中损毁双侧视交叉上核，小鼠的行为和生理的昼夜节律会消失，然而，将SCN移植到视交叉上核被损毁的小鼠中，可以部分恢复移植小鼠的节律行为，恢复后的活动周期与供体视交叉上核的昼夜节律周期一致，而不是与损毁前小鼠的活动周期一致。这些研究结果表明视交叉上核是哺乳动物昼夜节律的起搏器。

视交叉上核是双侧对称的结构，每侧约含有10000个神经元，其体积约为300μm（宽）×600μm（长）×350μm（高）。单个的视交叉上核神经元非常小，直径约为10μm，具有简单的树突结构。每个独立的视交叉上核神经元可以自主地产生基因表达和放电活动的节律性变化。视交叉上核并非一个均质的核团，通常根据不同核团的位置和表达的多肽进行分类。从结构上，视交叉上核可分为腹部和背部两部分。腹部和背部的视交叉上核具有不同的功能：腹部与视交叉神经相连，通过视网膜-下丘脑束接收光信号，并密集地投射到背部视交叉上核；而背部视交叉上核则围绕在腹部视交叉上核周围，接收来自腹部的信号，但很少投射到腹部。腹部视交叉上核和背部视交叉上核在生物钟基因表达和神经元放电的昼夜节律时相上也存在差异。在长日照条件下，腹部视交叉上核和背部视交叉上核的时相差会增大。此外，腹部视交叉上核和背部视交叉上核在神经肽表达上也有差异，腹部主要表达血管活性肠肽（vasoactive intestinal polypeptide，VIP）和促胃液素释放肽（gastrin-releasing peptide，GRP），而背部主要表达精氨酸-血管升压素（argimine vasopressin，AVP）和前动力蛋白2（prokineticin2，PROK2）。神经调控肽S（neuromedinS，NMS）在AVP神经元和VIP神经元中均有表达，但在GRP神经元中不表达。大多数视交叉上核神经元是GABA能神经元，而谷氨酸能神经元的数量非常有限。

从网络结构角度来看，内部节点之间的相互耦合能够缓冲单个细胞节律的缺陷，同时也可以对抗外部的干扰。在缺失生物钟基因CRY1、CRY2或PER1的小鼠中，仅有5%～10%的单个视交叉上核神经元具有明显的昼夜节律，但是拥有完整视交叉上核组织和整体突变的小鼠却能表现出稳定的昼夜节律。BMAL1缺失小鼠的视交叉上核组织在体外培养条件下也能够表现出类似昼夜振荡模式，但是当额外加入河鲀毒素以阻断钠离子通道时，节律性振荡则被消除。除了核心生物钟基因的缺失导致生物钟不稳定外，内、外环境因素也能影响生物钟系统。视交叉上核神经元之间的耦合在应对外界环境因素干预时起到了稳定生物钟的作用。综上所述，视交叉上核神经元之间的耦合在维持昼夜节律稳定和抵抗内、外扰动方面发挥着重要作用。

由于视交叉上核神经元之间的耦合具有重要作用，因此了解神经元之间的同步机制以及各种多肽在其中的作用至关重要。视交叉上核神经元可释放神经递质，这些神经递质与相邻神经元的突触前受体结合，可激活下游信号通路，改变相关生物钟基因的表达，实现将节律信号从视交叉上核传递到相邻的神经元，从而改变相邻神经元的生物钟振幅和时相。在这个过程中，各种神经肽都发挥了重要作用。例如，视交叉上核神经元可释放VIP等神经肽，而其表达又受到生物钟的调控。VIP等神经肽可激活CAMP/PKA信号通路，导致CAMP反应元件结合蛋白（CAMP response element binding protein，CREB）的磷酸化，磷酸化的CREB进入细胞核，并结合到PER等基因的CRE元件上，激活PER等基因的转录，从而起到重置生物钟的作用。施加神经递质或破坏视交叉上核中的神经递质都会改变神经元之间的同步情况，并导致整个视交叉上核的昼夜节律发生变化。

（三）光照对节律中枢的影响

视交叉上核作为生物钟的核心调控中心可以对许多环境因素作出响应，这些环境因素被称为授时因子，包括光线信号、运动锻炼、饮食信号以及药物等。其中，光线是最强大的投时因子，能够有效重置生物钟。昼夜交替的光线通过视网膜，沿视网膜-下丘脑束进入视交叉上核的核心区域，光线信号激活内在光敏感视神经节细胞（intrinsically photosensitive retinal ganglion cell，ipRGC），并通过神经递质谷氨酸作用于NMDA受体，以及通过腺苷酸环化酶激活多肽（pituitary adenylate cyclase activating polypeptide，PACAP）作用于PACAP受体和VIP受体，进而激活视交叉上核中的神经元。通过特异性标记ipRGC，观察其下游投射，ipRGC对视交叉上核等脑区具有直接投射，提示ipRGC的感光激活后能直接调控节律中枢，从而将光线信息转化为节律性的神经元活动，通过神经元之间的联系将这种光线信息传递给大脑的其他神经核团。

作为生物钟系统中对光照响应最重要的结构，视交叉上核的异常会影响生物钟对外界光照的调控能力。已知一些生物钟基因缺失或突变的小鼠在昼夜光照变化下与野生小鼠相比，昼夜节律和外界光照的时相关系会出现明显的偏移，这些变化可能是由于光线对视交叉上核的牵引能力受到影响，从而导致下游睡眠时相发生变化。

环境光明-暗周期是对小鼠节律中枢进行重置的最常见情况之一。另一种常见的光照重置现象是光照脉冲，可引起节律中枢和小鼠跑轮行为的时相移动和生物钟基因振荡幅度的改变。为了量化这种重置效应，通常使用时相反应曲线（phase response curve，PRC）和振幅反应曲线（amplitude response curve，ARC）进行度量。PRC的横坐标是给予光照的时间点，一般以昼夜时间表示。通常情况下，给予光照的时间点可以被定义为光照开始时间点，也可以是光照区间的中间点或光照结束时间点。PRC的纵坐标表示时相移动，正值表示时相提前，负值表示时相延迟。小鼠的跑轮节律和生物钟基因表达节律的PRC检测和特征有所不同。针对小鼠的跑轮节律，PRC是通过测量连续两天起跳时间的变化来确定的，而对于生物钟基因表达节律是通过比较感光细胞在照光前、后两个周期内生物钟基因振荡曲线的峰值时相来确定的。此外，在主观白天给予小鼠光照时，小鼠跑轮时相不会发生移动，因此主观白天被称为"不应期"，而感光细胞在一个周期内的各个时相都能够对光照作出不同程度的响应。因此，光照通过影响节律中枢，从而调整各种生理和行为活动，如睡眠-觉醒、体温、激素分泌、血压等的节律变化。

（四）节律中枢其他影响因素

视交叉上核神经元还可以接收来自中缝核5-羟色胺神经元投射的非光线信号。研究表明，膝状体核在整合光线信息和非光线信息方面起着重要作用，可调控视交叉上核神经元的活动，它将代谢信息和光线信息整合到视交叉上核中，并参与白天时间限制性饮食诱导的食物预知行为的调控。下丘脑背内侧核团也可以整合代谢信息，如限制性饮食的信号，通过GABA能神经元的输入作用于视交叉上核的腹侧区域，从而调控食物预知行为。视交叉上核的外壳区域接收来自下丘脑和边缘脑区的大量神经输入，其中包括来自下丘脑室旁核的输入神经元，这些输入神经元遍布整个视交叉上核。最近的研究表明，高浓度的盐离子可以被大脑感知，通过兴奋性的GABA能神经元输入，将渗透压信号传递到位于视交叉上核外壳区域的AVP神经元中，从而调控小鼠的体温。这些特定的神经信号输入对于不同类型的视交叉上核神经元在功能上呈现出异质性。除了直接的神经元输入，视交叉上核还可以接收激素信号。当性腺切除后，会对小鼠的昼夜节律产生影响，包括周期的延长、活动起始时间的不精确和夜晚早期活动的缺失。雄性激素受体主要表达在SCN的核心区域，而雌激素B受体主要表达在视交叉上核的外壳区域，这表明视交叉上核能够感知机体性激素水平的变化并调控生物钟。

相对于视交叉上核，外周组织对时间限制性饮食的反应更为显著。时间限制性饮食是指将食物限定在一天中的特定时间段，并保持总体进食量不变。研究表明，白天的限制性饮食可以导致许多外周组织（如肝脏、肾脏、心脏、胰腺等）的生物钟基因表达时相发生颠倒，但对视交叉上核中的生物钟基因表达影响不显著。此外，在无节律的小鼠模型中，将食物限制在白天的8h内，可以促使外周组织中数百个基因重新产生节律性。

关于限制性饮食对视交叉上核的影响一直存在争议。实验结果的差异，可能归因于实验条件小鼠品系、饲料类型和给食时间等的不同。在不同的小鼠品系中，限制性饮食对视交叉上核的影响也存在差异。此外，高脂限制性饮食也被发现可以显著影响视交叉上核中生物钟基因和AVP基因的表达。最近一项关于时间限制性饮食对视交叉上核影响的系统性研究发现，在黎明时段给予时间限制性饮食后，即使在取消食物限制后，小鼠的活动范围仍然显著增加，睡眠-觉醒时间增加，并且这些变化与视交叉上核神经元的钙信号变化相一致，说明在一定的时间限制性饮食条件下，视交叉上核神经元能够对饮食产生响应。

（五）生物钟与睡眠-觉醒节律

人从出生到死亡，昼夜节律现象贯穿始终，它是一切生物生理和行为过程的基本特征。已经证明人体有多种生理功能有昼夜节律性，如呼吸、血压、心率、体温、内分泌等，而在机体所有生理功能中昼夜节律特征最明显的是睡眠-觉醒行为。

正常情况下的睡眠-觉醒节律与外界自然环境的明-暗交替节律基本一致，即以近似于24h自然环境的昼夜交替周期而互相转化。例如，人类日出而作，日落而息；当人们乘飞机由西向东或由东向西做长途旅行时，睡眠位相会发生提前或位相推迟才能逐步适应新的明-暗周期。因此，睡眠-觉醒周期受自然环境昼夜节律的调控。在没有光照的恒暗实验条件下，人类和哺乳动物的睡眠觉醒周期仍然存在，只是周期长于自然的明-暗周期，这种节律是自动运行的，它不依赖于外界光照时间信号，也正是在不存在任何外界光照时间信号的条件下，这种内在的生物节律才能表现出来，说明睡眠-觉醒节律是独立于自然界昼夜交替而存在的一种内在的自主昼夜节律。

下丘脑的SCN是生物体内源性昼夜节律的起搏点，其活动/功能具备以下三大特征，即其自身具有产生近日振荡的能力、可与外界信号变化协同的能力及可输出昼夜节律信号的能力。首先，SCN神经元具有自主昼夜节律的特征，无论在离体还是在体的SCN单细胞记录，其神经元放电频率都显示出昼高夜低的节律，并且至少维持2个周期（48h），此外，可反映神经元活性的葡萄糖摄取量在SCN神经元中也表现出昼高夜低的节律特征；其次，在整体条件下，视交叉上核直接通过视网膜光感受器的传入纤维投射，接受外界明-暗周期交替的调控，使其自身的振荡节律与自然光照因素相偶合，具有与环境变化相协调的能力，如在主观夜晚给予光照刺激可以导致SCN近日节律的时相相位移动；最后，SCN通过其传出纤维将节律性神经活动信号传递给中枢其他脑区，使其同步化，控制机体各器官的昼夜节律性活动，尤其是睡眠-觉醒昼夜节律。双侧损毁大鼠等啮齿类动物的SCN可以导致机体各种生理活动的生物节律紊乱甚至丧失，如体温、睡眠觉醒周期、跑轮运动节律、摄食和内分泌等活动的节律，将乳鼠的SCN组织移植到损毁SCN的成鼠脑内，可重塑动物的昼夜节律。此外，SCN也接受非光信号输入的调控，主要包括丘脑的膝状体间小叶（IGL）和中脑的中缝核。IGL接收视网膜光感受器的纤维投射，并通过释放神经肽Y和GABA传递光信息到SCN，因此，SCN可通过视网膜-下丘脑束的直接通路和膝状体下丘脑束的间接通路接收光信息的输入。从间接通路传递光信号的延迟可能会提供不同的信息使SCN对光信号作出不同的反应。IGL不仅接收视网膜光信号还接收来自DRN的非光信号，通过整合光信息和非光信息调控SCN节律。中缝核5-HT神经元传递非光信号到SCN的血管活性肠肽阳性神经元，该神经元也接收视网膜光感受器的纤维投射，因此，中缝核-SCN通路与SCN非光信号的调控和节律周期的调控有关。

SCN神经元的昼夜节律性活动和对机体昼夜节律系统的调控依赖于其所分布神经递质的作用。SCN神经元内含有多种神经递质或神经调质，包括VIP、精氨酸-血管升压素（AVP）、GABA、生长抑素、促胃液素释放肽、P物质、促甲状腺激素释放激素等，其中VIP、AVP、GABA这3种神经递质在SCN中的分布密集，并且具有部位特异性，在SCN昼夜节律形成和调控中发挥重要作用。VIP神经元分布于SCN腹外侧亚区，其神经元数量占SCN神经元总数的1/5～1/4，接收视网膜-下丘脑束谷氨酸能的传入信息，属于光反应性神经元，与SCN导引机体内在节律与外界环境协同因子（光照）相协同的作用相关。VIP神经元对于光介导生物钟节律重置是必需的。AVP神经元分布于背内侧亚区，其神经元数量占SCN神经元总数的1/3，无论是在明-暗还是在持续黑暗条件下均呈现节律性振荡，与VIP神经元不同，它不接收视网膜感受器纤维的投射，被认为与SCN自主节律性活动有关，属于内源性起搏神经元。两个亚区之间的信息传递由GABA能神经元介导，SCN内有大量的GABA能神经元胞体和纤维，其神经元占SCN神经元总数的50%，有人发现SCN中GABA含量和编码谷氨酸脱羧酶的基因表达呈节律性改变，表明GABA在SCN昼夜节律形成及睡眠调控中发挥重要作用。如前所述，SCN神经肽类物质的节律性合成和释放受节律基因反馈环路的调控，这些神经肽类物质通过神经元间信息传递（突触联系）或体液途径将SCN产生的节律信息传送至机体其他部位，最终实现对睡眠-觉醒、行为活动、体温、机体新陈代谢以及内分泌等功能的昼夜节律性调控。

（六）节律相关内源性物质

中枢神经系统有1000亿个神经元，它们之间通过突触联系，主要以"电-化学-电"的模式传递信息，形成相应的神经环路，从而实现对某一生理功能的调控，而神经递质/神经调质是神经元之间进行信息传递的物质基础。

1. 褪黑素

褪黑素（melatonin，MT）是一种胺类激素，主要由松果体分泌，少量由视网膜和胃肠道合成。松果体直接或通过SCN间接接收视网膜的光信息输入，受光周期调控，其活动呈现明显的周期性变化，引起MT分泌量的昼夜波动，表现出独特的夜高昼低的合成与分泌节律，由于MT午夜分泌最多，亦称为"暗激素"。健康成年人MT夜间排泌呈脉冲式波动。很早就发现MT可以促进睡眠，是昼夜节律调控的重要物质，如外源性地补充MT，可以诱导自然睡眠的状态，还具有改善睡眠和调整时差等作用，其作用极其广泛，不仅涉及镇静、催眠、生物节律的调控，还与抗炎、镇痛、应激反应、衰老过程、肿瘤发生、抗自由基损伤、神经-内分泌-免疫调控等有关。SCN是昼夜节律的起搏点，与松果体之间存在反馈环路，两者之间在功能上互相影响，是维持机体昼夜节律系统稳定的重要因素。

2. 前列腺素D_2

前列腺素D_2是目前已知的重要内源性促眠物质，它是由前列腺素H_2经前列腺素D合成酶的作用而形成，抑制前列腺素D合成酶可导致睡眠减少。前列腺素D_2在脑脊液中的浓度呈日节律变化，与睡眠-觉醒周期一致，并可随被剥夺睡眠时间的延长而增高，其可通过影响腺苷的释放而促进睡眠。

3. 生长激素

生长激素的释放发生于NREM睡眠时相，因此NREM睡眠具有促进机体生长和体力恢复的作用，而生长激素的释放又能增强脑电的慢波活动，促进NREM睡眠。生长激素释放激素和生长抑素不仅通过影响生长激素的释放而参与睡眠的调控，也能直接影响睡眠。生长激素释放激素及其信使核糖核酸（mRNA）随昼夜节律变化而变化，且在剥夺睡眠后增加。脑室内注射生长激素释放激素可增加NREM睡眠时长，同时也能增加REM睡眠时长，而脑室内注射生长激素释放激素的抗体则会引起相反的结果。

二、节律紊乱与睡眠障碍

昼夜节律系统计时机制的紊乱会导致个体睡眠发生时间失调，与环境的昼夜变化以及个体社会活动时间不匹配，从而造成睡眠障碍，主要是昼夜节律相关睡眠-觉醒障碍，包括睡眠时间过早（睡眠-觉醒时相提前）、睡眠时间过晚（睡眠-觉醒时相延迟）、睡眠时间逐日变化（非24h昼夜节律相关睡眠-觉醒障碍），以及无规律的睡眠（无规律性昼夜节律相关睡眠-觉醒障碍）。还有一类昼夜节律相关睡眠-觉醒障碍由社会因素或行为方式导致，主要为时差相关睡眠障碍和倒班相关睡眠障碍。

认识与理解这些昼夜节律相关睡眠-觉醒障碍及其发生、发展机制的一个有效方法是对其进行分类，区分该障碍是由外源因素还是内源因素导致，抑或是由两者的共同作用导致。一方面，普遍存在的社会活动和环境因素会对睡眠节律产生影响，其中最突出的是倒班。据调研，在发达国家15%~30%的成年人参与倒班工作。夜间工作使得觉醒、光照、进食这些应该发生在白天的生理过程和行为移到了夜间，使睡眠、黑暗、禁食这些应该发生在夜间的生理过程和行为移到了白天。个体昼夜节律系统及相关的生理和行为节律不能适应这种错位。另外一个普遍存在的导致昼夜节律失调的外源性因素是晚间光照增加和白天日照减少。人工照明让我们的白昼长度（即光周期）大幅延长至夜间，使得人类活动不再受限于自然界的明-暗变化，但同时也对我们的昼夜节律系统产生了影响。前文已介绍，晚间的光照能诱导生物钟和昼夜节律产生时相延迟，因此大多数采用电灯照明的个体都会有一定程度的时相延迟，根据模型预测其中昼夜节律周期较长的个体会经历更大程度的时相延迟。晚间光照通过时相延迟和直接促觉醒的共同作用使得睡眠时间出现延迟，但工作、学习的需要早上觉醒时间不能相应地延迟，这就导致了长期的睡眠时长缩短。此现象被称为社交时差，其根源为晚间的光照。

另一方面，内源性机制可以在昼夜节律系统的各个环节产生影响，导致昼夜节律相关睡眠-觉醒障碍。首先，对光的敏感度存在不小的个体差异，一些个体的昼夜节律系统更容易受到光的影响，造成这些差异的原因包括年龄、性别、时间型（即作息类型，早睡早起型或晚睡晚起型等）、遗传多态性、视网膜相关因素等。当昼夜节律系统的输入通路出现紊乱，生物钟不能被昼夜变化的环境因素同步化，那么这时个体的节律周期则由其体内的生物钟所决定，而生物钟的周期可能会长于或短于24h，例如完全失明的个体会呈现睡眠障碍。在生物钟的中枢核团SCN中，生物钟基因的突变或多态性导致SCN的节律周期或相位发生改变，从而导致睡眠-觉醒时相提前/延迟障碍。一些影响SCN及相关神经网络的生理病理过程，如神经退行性变性疾病，会导致SCN以及外周生物钟振荡的减弱，从而使得睡眠-觉醒的节律性变差，这可以导致无规律性昼夜节律相关睡眠-觉醒障碍。

在实际生活中，昼夜节律紊乱由复杂的外源和内源因素的组合共同造成。由内源因素导致晚睡晚起的个体会更多地暴露于晚间光照下，更少地接受早上的光照，从而进一步延迟生物钟的相位。类似的情况还有早起或晚睡的个体更有可能选择夜班工作，这又会加剧他们的节律失调。由此可见，内源的生物学差异在与环境的相互作用中会被放大，导致更严重的节律紊乱、明显的睡眠表型变化以及昼夜节律相关睡眠-觉醒障碍。

根据目前使用的标准，昼夜节律相关睡眠-觉醒障碍可以依据临床访谈、睡眠日记以及体动监测来进行诊断和治疗，而不强制要求检测昼夜节律的生物标志物或利用多导睡眠监测（polysomnography，PSG）来检测睡眠。尽管目前普遍认同昼夜节律相关睡眠-觉醒障碍由昼夜节律系统的紊乱或该系统与环境信号同步化的异常导致，但在临床实践中往往不清楚病因，也未有区分外源或内源的致病因素，这阻碍了干预手段的研发和应用。总的来说，我们对于昼夜节律相关睡眠-觉醒障碍的病理机制、分类、诊断以及治疗方法的认识仍较为匮乏，要改善当前针对此类患者的医护水平则有赖于高质量相关研究的开展。

睡眠-觉醒时相延迟障碍最早被看作失眠症的一种，其主要症状为患者在符合社会常规的时间入睡和觉醒困难。由于患者以及诊断标准的差异，睡眠-觉醒时相延迟障碍在人群中总的发病率为0.17%～1.53%，在青少年中为3.3%～7.3%，在40～64岁年龄段降至0.7%。这些数据也反映了随着年龄变化，睡眠-觉醒相位的生理变化，即在青春期时相位变得最为延迟，成年后相位又逐渐提前。导致睡眠-觉醒时相延迟障碍的原因尚不明确，生物钟计时机制的时相延迟应是其中之一。有报道显示，睡眠-觉醒时相延迟障碍患者褪黑素分泌时间相较对照组存在显著延迟；大约1/2的睡眠-觉醒时相延迟障碍患者的褪黑素分泌时间和体温节律的周期变长。这些发现可以解释为何睡眠-觉醒时相延迟障碍患者在常规时间入睡困难：在正常个体入睡的时间，睡眠-觉醒时相延迟障碍患者的昼夜节律系统仍然发出较强的促觉醒信号，直到此信号减弱后睡眠才得以发生，因此睡眠相位出现延迟。昼夜节律相位会反过来受到睡眠-觉醒时间以及光照的影响，因此作息行为相关因素也可以导致节律时相延迟从而使睡眠时相延迟。然而，睡眠时相延迟还可能与心理因素导致的过度觉醒或者睡眠稳态异常有关，导致某些个体中仅睡眠节律的相位调控机制出现紊乱而非整个昼夜节律系统计时机制异常。

与睡眠-觉醒时相延迟障碍相反，睡眠-觉醒时相提前障碍患者的主诉为晚间维持觉醒困难以及早上觉醒时间过早。此障碍之前被认为极度罕见，而近年对于其发病率的保守估算为0.04%～0.25%，在罹患痴呆的老年人中发病率最高。一些睡眠时相提前的个体认为其睡眠-觉醒时间不太影响生活和工作，因此需要治疗的人数相较于睡眠-觉醒时相延迟障碍更少。研究显示，在睡眠诊所中的患者有0.33%呈现出极为提前的睡眠相位，但并非所有患者都认为此睡眠相位是一种缺陷，从而达不到睡眠-觉醒时相提前障碍的诊断标准。这些原因使得睡眠-觉醒时相提前障碍的发病率相对较低。

非24h昼夜节律相关睡眠-觉醒障碍（N24SWD）在失明和有视力的人群中都存在，但在这两个群体中的该睡眠-觉醒障碍有着本质性的差别。光是最重要的同步化生物钟和昼夜节律的环境因素，因此不难理解在完全失明的个体中，超过1/2的人褪黑素分泌节律、皮质醇节律、体温节律等处于自由运行的状态，不能被环境的昼夜变化同步化。在这些个体中，光信号无法抵达SCN并导引其生物钟，生物钟按照其内在周期自主运行然而，这些个体往往又会按照社会常规的24h作息方式生活，因此他们的昼夜节律系统对于睡眠觉醒的调控时而与他们的作息时间一致或不一致，从而导致他们呈现出周期性的失眠与白天困倦。另外一部分失明个体（约占40%）其昼夜节律与环境的昼夜变化一致，似乎能被环境同步化。研究人员推测这些个体可能其内在周期与24h非常接近（从而看上去能被环境的昼夜变化同步化，实则并非被同步化），或者他们能被其他环境因素，如运动、社会性活动等同步化。还有一小部分失明个体（约占5%）的视网膜上存留有iRGC，这使得他们的生物钟和昼夜节律可以通过非成像的光感受通路被光同步化。有视力的个体罹患N24SWD主要表现为睡眠起始时间逐日延迟，不同于失明个体，有视力个体中的此种睡眠-觉醒障碍并非因为缺乏光信号所致，而是由于异常光照使得他们处于长于24h的光暗变化周期中和/或一些行为因素所导致。此类睡眠-觉醒障碍不易被发现和诊断。

无规律性昼夜节律相关睡眠-觉醒障碍的主要特征为片段化且不可预测的作息方式，患者在一天中没有一段持续时间较长的睡眠。此障碍几乎总伴随神经或精神疾病，包括精神分裂症、孤独症谱系障碍、阿尔茨海默病等，并且作息的片段化程度与临床上观察到的痴呆严重程度相关。在组织细胞层面，研究显示老年个体中，活动节律的振幅与SCN中表达VIP的神经元数目相关。无规律性昼夜节律相关睡眠-觉醒障碍给患者、家属、医护人员带来沉重的负担，并且鉴于其与神经和精神疾病的相关性以及较差的预后，目前亟须有关其诊断、症状的发展、治疗以及相关机制的研究。

第四节　睡眠与效能研究

一、睡眠-觉醒行为评估

（一）脑电记录

哺乳动物是睡眠生理及机制研究的常用对象，尤其是小鼠和大鼠等模式动物。在大多数睡眠基础研究中，通过植入电极记录模式动物的脑电图和肌电图，并对采集的数据进行离线频谱和模式分析。

小鼠脑电肌电记录通常需要在实验前进行外科手术，将电极植入小鼠的头颈部。该过程需在麻醉下进行，以确保动物的安全与无痛感。脑电电极一般植入额叶和顶叶区域，以便有效记录小鼠的脑电活动。植入的电极通常由电极丝和不锈钢螺钉组成，其中不锈钢螺钉被植入额叶皮质和顶叶区域的硬脑膜外。电极丝一般选用细且柔软的导线材料，如铜线、银线或不锈钢线，这些导线用于连接不锈钢螺钉。为了监测肌电活动，电极丝通常会植入在小鼠的斜方肌两侧。

记录过程中，电极与数据采集系统相连，将电生理信号转化为数字信号并进行记录与存储。通过分析这些电信号，研究人员可以确定小鼠的睡眠和觉醒状态，包括REM睡眠、NREM睡眠和觉醒。记录EEG时，一般将电极固定在头部标准位置，选择合适的电极对，通过放大器与记录装置可以测量相应电极对之间的电压变化。EEG信号通过离散傅里叶变换或快速傅里叶变换等算法转换成频谱信号。随后根据其频谱范围将脑电分为δ、θ、α、β和γ共5个波段。

（二）睡眠分期

区分哺乳动物不同睡眠状态的核心指标是脑电图和肌电图。睡眠主要分为 NREM 和 REM 睡眠。从觉醒到 NREM 睡眠，脑电活动逐渐同步化，高振幅 δ 频率活动逐渐占主导。人的 NREM 时长持续 40min 至 1h 或更长时间，可以被细分为 N1、N2、N3 期，而在啮齿类动物中，这一过程要短得多，在进入 NREM 睡眠的几秒钟内就会产生慢波，单个 NREM 睡眠通常持续 3～5min，尽管可能也会持续 20min 或更长。与人的长时间睡眠不同，大鼠和小鼠的 NREM 睡眠通常不再细分，这主要是因为它们睡眠的碎片化。

在 REM 睡眠期间，骨骼肌几乎完全失去张力，并伴随着快速的眼球运动，因此这一状态被称为快速眼动睡眠。REM 睡眠期脑电活动具有高频低幅、去同步化的特征。在齿类动物中，REM 睡眠期在皮质表面记录到的 5～8Hz 的 θ 波主要由海马体产生，而人类 REM 睡眠期的 θ 波则主要来源于皮质。

小鼠的睡眠表现出明显的昼夜节律特征，其在白天的睡眠时间明显长于夜晚。在 12h 的光照期间，平均 NREM 睡眠时长约为 7h，REM 睡眠约为 1h；而在 12h 的黑暗期，觉醒约占 70%。在睡眠期间，动物可以从 NREM 睡眠过渡到 REM 睡眠或觉醒。小鼠的睡眠具有碎片化特征，不同睡眠-觉醒状态的切换通常只需要几秒或更短时间，但在人类可能需要 10s 到 1min。尽管 NREM、REM 睡眠和觉醒的持续时间随个体的种类、年龄和健康状况而变化，但与状态持续时间相比，状态之间转换的时间相对较短。另外，根据睡眠时长和 EEG 频谱分析可以评估睡眠质量。通常，单次睡眠状态的持续时间、睡眠期间 EEG 信号中 δ 频率的能量占比、睡眠-觉醒转换的频率都可以作为睡眠质量的评价指标。

（三）睡眠-觉醒行为评估其他方法

尽管脑电图-肌电图记录（EEG/EMG）被视为睡眠-觉醒状态评估的金标准，但该方法需要在小鼠头部创伤性地植入电极，并且手术完成后需要 1 周的恢复时间。1 周后，将电极连到信号收集器上，适应 1 周后收集数据，即从手术到数据采集中间有 2 周的间隔，较为耗时。其次，手术和后续的数据分析校正都需要人工操作，并且涉及大量耗材，因此整个实验过程相对烦琐且耗力。所以，EEG/EMG 记录并不是大规模睡眠-觉醒突变体筛选的最佳实验方法。开发非创伤性、全自动分析的睡眠-觉醒状态评估方法，对于高通量筛选睡眠-觉醒突变体、探索睡眠-觉醒调控的分子和神经机制，以及评估睡眠-觉醒调控药物有重要意义。目前，小鼠主要有三种不依赖脑电图的睡眠觉醒行为评估方法，即基于视频分析、呼吸监测及压电传感器的评估方法。

1. 基于视频分析睡眠-觉醒行为评估

2007 年，基于视频分析的睡眠-觉醒评估方法被开发，该系统由红外摄像头、录像机及光周期控制器等组成。该系统操作简单，只需要将实验鼠单只放到鼠笼中进行录像，生成视频，然后用运动追踪软件对每帧图像中小鼠质心的坐标位置进行追踪，通过比较t和t+1时刻小鼠质心坐标位置的变化，得到小鼠的运动信息。最后，通过分析小鼠的运动信息，并定义≥40s不动为睡眠，就得到了小鼠的睡眠信息。与EEG/EMG同步记录的统计结果表明，该系统的准确率为92%。2012年该方法被重新测试，并把追踪软件代码开源化，准确率提高到了94%。近年来，随着计算机和人工智能技术的发展，深度学习方法被广泛应用于智能监控、目标检测和识别等任务。2022年，基于人工智能的视频分析睡眠监测系统被开发，该系统整合了多个参数，包括质心坐标、灰度颜色、小鼠轮廓以及神经网络预测结果变化幅度等，综合判断小鼠是否处于运动状态，同时过滤掉睡眠过程中微小的运动状态，进一步将准确率提升至96%。基于视频分析的睡眠-觉醒行为评估方法是依赖小鼠运动来判定睡眠的，因此无法区分NREM睡眠和REM睡眠，且对于有运动异常的突变体会出现判断失误。

2. 基于呼吸分析睡眠-觉醒行为评估

睡眠-觉醒过程中伴随着呼吸模式的显著变化：在NREM睡眠期，呼吸频率缓慢，且其周期是稳定的；在觉醒期，呼吸频率更快，且其周期和幅度波动较大。因此，记录小鼠的呼吸模式可以有效表征其睡眠-觉醒状态。2012年，全身体积描记系统被开发，用于监测小鼠呼吸和睡眠的相关性。2016年，有研究人员对该系统进行了优化改进，用于记录小鼠的睡眠-觉醒状态：首先增大了记录盒体积，让小鼠在记录盒中自由活动，避免因记录盒过小而影响其睡眠-觉醒行为；其次，通过增加带通滤波器只收集1~10Hz的信号，提高信噪比，使得该系统能够长时间、无创地记录小鼠的呼吸。随后，通过计算机自动化分析呼吸模式，从而确定小鼠的睡眠-觉醒状态。与EEG/EMG同步记录的统计数据显示，该系统的准确率为95%。然而该系统无法区分NREM睡眠和REM睡眠，且对于有呼吸异常的突变体会出现判断失误。

3. 基于压电传感器分析睡眠-觉醒行为评估

2007年，基于压电传感器的睡眠-觉醒行为评估方法被开发，该系统的核心传感器件是压电聚合物薄膜，可灵敏地将机械压力转化为电信号。将压电聚合物薄膜铺于鼠笼的底部：在觉醒期，小鼠运动产生的压力会造成压电聚合物薄膜较大的形变，进而被转化成幅度较大的电信号；在睡眠期，与呼吸相关的运动为主，造成压电聚合物薄膜形变较小，被转化成的电信号的幅度也较小。与EEG/EMG同步记录的统计数据显示，该系统的准确率为95%。与前面两个系统类似，该系统也无法区分NREM睡眠和REM睡眠，且对于有运动异常的突变体会出现判断失误。

二、脑区神经活动

（一）在体多通道电生理记录技术

在体多通道记录技术是一种采用在体细胞外记录方法，用于监测群体神经元的放电活动。利用这一技术可以记录一个或者多个脑区中大量神经元的同步放电活动，解析它们在睡眠-觉醒周期及大脑状态转换时的活动特征，进而为明确相关脑区在睡眠和/或觉醒状态调控中的作用奠定基础。

大脑特定区域在参与睡眠和/或觉醒状态调控时，其神经元活动必然发生相应的兴奋变化，当该脑区神经元因兴奋而发放动作电位时，会导致大量的正电荷（如Na^+）从神经元周围径向流入其胞体内。此时，将一组微电极（通道数>4）放置在神经元胞体附近（<140μm）。由于神经元胞体周围的正电荷减少，可使其邻近微电极阵列处的电位低于参考电极处（定义为0电位）。这种电势差信号首先经过前置放大器放大，再将采集到的模拟信号转换成数字信号，最终输入计算机进行存储和显示。这样，实验者就可在微电极阵列处观察到与群体神经元动作电位相似、持续时间相同的群体峰电位。在体多通道记录技术的优势在于：可在清醒、自由活动的动物中，以毫秒级时间精度观察到特定脑区单个神经元的放电活动；可以在单一脑区或者多个脑区同步观察几十乃至上百个神经元的群体放电活动。

在体多通道记录技术可用于睡眠和觉醒调控相关脑区神经元群体活动的监测。例如，利用该技术检测丘脑室旁核（PVT）神经元活动的特征发现，PVT神经元在觉醒状态下的放电频率显著高于慢波睡眠和REM睡眠，且在慢波睡眠向觉醒状态转换时放电活动显著增强，提示其活动可能与觉醒调控相关。这为进一步利用光遗传刺激技术揭示PVT是否具有促觉醒作用提供了重要依据。此外，通过联合运用光遗传学技术，还可进一步于在体条件下标记和记录特定递质类型神经元的放电活动，明确特定类型神经元活动与行为学之间的因果联系。

（二）光学记录技术

神经元通过电活动实现信息传导。近90年来，电生理学技术的发展推动了对神经元基本性质、电活动规律及离子通道机制的深入研究。特别是多通道记录技术的应用，使研究者能够在清醒动物中同步记录大量神经元的电活动。与此同时，光学技术的进步也极大地拓展了对神经系统结构和功能的认知。作为神经系统的基本单位，神经元的结构是理解其功能的基础。早在19世纪末至20世纪初，卡哈尔等神经科学家通过高尔基染色法和光学显微镜，详细研究了神经元的形态和相互连接。过去几十年间，荧光显微镜的发展以及荧光蛋白的广泛应用，使科学家能够实时观察和记录在体神经活动。这一技术进步显著提升了我们对神经元动态特性的理解。光学技术的不断发展也深化了我们对大脑功能的认识。大脑功能的实现依赖于神经元活动，而神经活动指示剂能够将神经元的电信号转化为光信号。结合光学成像方法，这种技术为研究神经元活动提供了直观、实时的手段，从而促进了对神经元群体功能的全面理解。

荧光分子可以吸收能量较高、波长较短的光，跃迁至激发态，在几纳秒内发射出能量较低、波长较长的荧光。基于这一原理，研究人员开发了多种有机荧光分子和荧光蛋白，为标记神经系统中的细胞、分子及神经元的活动作出了重要贡献。有机荧光染料与特定的神经结构结合后可对其进行标记，如利用荧光抗体，结合其他神经科学研究技术，可以确定细胞形态或细胞内特定分子的表达水平。异硫氰酸荧光素是免疫荧光中常用到的荧光染料之一，它可以被蓝光激发，最大激发光波长为495nm，最大发射光波长为517nm。经常与异硫酸荧光素联合使用的染料是四甲基罗丹明-5（6）-异硫氰酸。除此之外，香豆素、花青等也是常用的荧光染料。荧光蛋白质的开发是揭秘神经活动的重要发明，实现了活体标记，长时间成像，绿色荧光蛋白是当今生命科学研究中被广泛使用的示踪剂。

大脑的各种功能，如感觉、运动、学习、记忆等，均由神经元的活动所承载，想要认识大脑的功能，就必须了解神经元的活动。相比于电生理学技术，光学技术的一大优势是可以实现大范围且高时空分辨率的神经信号记录。这种记录方式依赖于神经活动指示剂的发展。神经活动指示剂可以将神经元的电信号转变为光信号，并通过荧光的变化来反映神经活动。目前，应用较为广泛的指示剂包括电压敏感染料和钙离子指示剂。

神经活动指示剂可以将神经元的电活动转变为光信号，而为了对神经活动进行成像，实现不同的研究目的，光学成像系统也经历了几代的发展。最基本的宽场荧光显微镜可以对透明样本，如斑马鱼或啮齿类动物的皮质进行成像；共聚焦显微镜主要用于固定样本的成像；双光子显微镜可以对较深脑区进行成像；荧光内视镜则可以对更深的脑区成像。为了能对自由活动的动物进行成像，研究人员还开发出了可移动的头戴式显微镜。因此，根据不同的实验目的，结合神经活动指示剂，我们可以选择不同的成像方式研究科学问题。

（三）磁共振成像

磁共振成像（MRI）是基于核磁共振（NMR）这一物理现象的成像技术。NMR现象基本可以概括为处于静磁场（B_0）中的由大量原子核组成的体系由于受到外部特定频率。的交变电磁场的扰动后，会向外释放频率为ω的电磁波信号，该特定频率ω称为共振频率。

由大量氢核组成的系统处于静磁场中时，总磁矩在宏观上就会形成（B_0）场方向的磁化，其宏观物理量表示为磁化矢量（M_0）。当外部存在频率为ω的交变电磁场并且只有当ω也为共振频率时，电磁波能量被吸收，低能级原子核转变至高能级；同时原子核体系中氢核也会由高能级跃迁至低能级，会向外辐射频率为ω的电磁波，直至达到新的热力学平衡。其中ω被称为拉莫尔频率或共振频率。从宏观角度上看，磁化矢量（M_0）在电磁波B_1扰动下会进动倒向横向平面，形成横向分量M_{xy}，并绕静磁场（B_0）方向做旋转进动。如果这时周围有固定的线圈，进动旋转的磁矢分量M_{xy}就会在线圈中产生交变感应电流，这就是观测到的磁共振信号。

尽管NMR早在20世纪40年代早期就被发现了，但直到30多年以后梯度磁场引入到核磁领域，才诞生了MRI技术。梯度磁场引入核磁技术后，磁场强度随空间会产生线性的分布，而核的共振频率依赖于磁场强度的大小，最终氢核的共振频率与梯度磁场下的空间位置形成线性关系。傅里叶变换后谱图上的信号频率分布实际上就体现了信号的空间位置分布，这就是MRI的最基本原理。

磁共振成像因其脉冲序列和参数选择的多样性，不同类型或参数MRI的图像对比度可以反映生物组织的不同性质。在其中，功能磁共振成像（functional magnetic resonance imaging，fMRI）是一类能对脑功能活动进行测量的MRI方法的总称。现有常用的fMRI方法均为基于血流动力学监测的功能造影机制。按照血流动力学参数来区分，MRI方法可以分为血氧水平依赖（blood oxygenation level dependent，BOLD）、脑血容积（cerebral blood volume，CBV）和脑血流量（cerebral blood flow，CBF）3种主要类型，其中以BOLD fMRI为最常见的方法。在20世纪80年代末BOLD造影机制发现后，90年代初随即很快出现了在人体上的BOLD fMRI的应用。随后，BOLD fMRI被广泛应用到脑科学研究中。

近年来，fMRI已经成功应用于睡眠神经生理的研究中。在早期应用中，人们通常依靠行为学特征判断受试者的入睡情况，根据受试者入睡状态进行全脑成像。这些研究发现了睡眠状态下特征性的大脑区域，但是单纯依赖行为学特征只能完成单个睡眠时相的研究。近年来，同步脑电和MRI技术的发展为MRI在睡眠研究中的发展提供了便利。同步脑电信号的记录使得研究人员在MRI中可以精确区分睡眠时相。利用同步EEG-MRI记录，人类各睡眠时相下的大脑活动已经被广泛研究。从MRI局部信号变化出发，发现了NREM睡眠期的特征性变化：NREM睡眠期呈现低频、高振幅的BOLD信号，同时该信号与CSF、EEG信号变化具有相关性；深NREM睡眠状态（即N3阶段下），BOLD信号由高频振荡（约0.17Hz）主导，而在浅NREM睡眠状态（即N1、N2阶段下），BOLD信号由低频振荡（约0.05Hz）主导。除了局部信号特征之外，各睡眠时相相关的全脑网络变化也有许多发现。在睡眠初期（即浅NREM睡眠阶段），皮质-丘脑和皮质-下丘脑的功能连接减少，而在深NREM睡眠阶段（即N3阶段），默认模式网络和注意力网络涉及脑区之间的功能连接会急剧减弱或消失。这些特征的发现为人类睡眠研究提供了新信息。

为了进一步探究睡眠的相关机制，研究人员在动物上也建立了同步电生理fMRI记录装置。在清醒动物MRI的基础上进一步应用同步ECoG/LFP-fMRI记录，一方面侵入式电极可以提供更多电生理活动信息，另一方面清醒动物的睡眠特征也可以为研究人类睡眠提供基础。最近，研究人员已经实现了在清醒小鼠上建立同步ECoG/LFP-fMRI记录的技术。利用该技术，可以揭示小鼠各睡眠状态（NREM和REM睡眠阶段）下的全脑特征以及各睡眠状态转换过程中的全脑信号动态变化过程。另外，研究人员进一步发现BOLD信号可以提前预测觉醒状态的转换，相比于电生理定义的状态转换点，全脑BOLD信号最早可以达到提前17.8s进行预测，同时在预测过程中发现了许多状态转换过程中的关键脑区。这些发现为进一步研究睡眠-觉醒调控提供了新的方向。

众多研究主要关注的是在自然睡眠状态下不同睡眠时相相关的全脑或局部特征。近年来，fMRI也被广泛应用于睡眠相关疾病。目前研究较多的睡眠相关疾病有失眠症和阻塞性睡眠呼吸暂停低通气综合征。研究人员通常利用独立主成分分析或基于种子点的功能连接分析来推断睡眠相关疾病的功能网络异常情况。例如，原发性失眠患者的前额叶和顶叶皮质之间的功能连接增加，失眠患者的杏仁核与前运动皮质和感觉运动皮质的功能连接增加，而阻塞性睡眠呼吸暂停低通气综合征患者的前部默认模式网络、双侧额顶网络、感知运动网络功能连接显著减弱，同时右侧额顶网络功能连接的改变与阻塞性睡眠呼吸暂停严重程度之间呈显著相关。这些研究的结果大部分与默认模式网络和额顶网络有关。除了上述两种疾病的其他疾病，如REM睡眠行为障碍、肌痛性脑脊髓炎或慢性疲劳综合征等都有相关的功能影像学研究。fMRI的无创性为疾病的研究提供了便捷，同时为理解疾病相关的病理生理学和潜在代偿机制提供了新的角度。综上，MRI为睡眠机制探索带来了新的视角。

（四）神经递质测量技术

脑是人类最复杂的器官，由近千亿个神经元组成。神经元之间通过电突触和化学突触建立通信联系，从而组成了复杂的神经网络。化学突触是最主要的信息传递形式，神经递质和神经调质是化学突触间通信的媒介。通常情况下，神经递质或神经调质在突触前神经元中合成，被装载到囊泡中，并被运输到特定的释放位点。突触前神经元被激活后，包裹神经递质或神经调质的囊泡与突触前膜发生膜融合，其中的神经递质或神经调质被释放到突触间隙，并迅速扩散到突触后膜，作用于突触后膜上的受体，包括配体门控离子通道型受体和G蛋白偶联受体。受体的激活进一步诱发突触后神经元内离子浓度的变化或者胞内信号的级联反应，从而完成了一次神经元之间信息的传递。神经递质或神经调质主要包含两大类，包括小分子神经递质或神经调质和神经肽，其中小分子神经递质或神经调质包括谷氨酸、γ-氨基丁酸、乙酰胆碱、单胺类、嘌呤类和神经脂类等，它们参与众多生理功能，包括体温调控和睡眠与觉醒等。神经递质或神经调质系统的紊乱也会导致多种疾病，如发作性睡病、失眠、焦虑和抑郁症等精神和神经疾病。因此，理解包括神经递质或神经调质在内的神经化学分子的动态变化，有助于我们理解脑的工作原理。

经典的检测神经递质或神经调质的方法包括微透析和电化学方法。微透析自20世纪60年代被发明之后已被广泛应用于神经递质或神经调质的检测。微透析的主要原理是利用半透膜将大脑内细胞间隙的物质交换到透析液中，收集脑内的神经化学分子，然后经过高效液相或气相色谱联合精细的化学分析方法进一步分析收集到的透析液各个组分的含量。微透析技术可以相对准确地定量目标神经递质或神经调质的含量，且具有较高的灵敏度和特异度。微透析技术的该特性得益于高效液相色谱技术和分析化学的发展，尤其是近年来发展迅速的质谱技术，使得分析分离纳摩尔乃至皮摩尔级别的神经化学分子成为可能。相比之前检测大脑匀浆中神经化学分子的方法，微透析技术可以做到在同一只动物同一位点连续动态采样。联合摩擦力较小的液体转环，可以允许实验动物相对自由地活动。因此微透析可以在多种行为学过程中长时间地检测神经递质或神经调质的动态变化。利用微透析技术可以实现在小鼠或大鼠的睡眠-觉醒相关核团或脑区中检测睡眠相关的神经化学分子在睡眠-觉醒周期中的动态变化。例如，利用微透析技术科学家发现基底前脑内腺苷是睡眠稳态重要的调控物质。微透析可以一次检测多种神经递质或神经调质，透析膜的孔径大小决定了穿过透析膜的分子大小。以上这些优点使得微透析技术可用于检测活体动物在不同状态下神经递质或神经调质的释放。

除了以上优点之外，微透析技术也存在一些局限。第一，由于透析探头直径（约100μm）相对较大，因此空间分辨率较差，且很难被应用到体积较小的模式动物，如线虫和果蝇。第二，透需要较长的平衡过程，一般每次采样间隔需要5～10min，因此微透析的时间分辨率也较差。啮齿类实验动物的睡眠-觉醒状态转换过程往往都要短于一次采样的间隔。第三，微透析需要将透析膜植入特定脑区，具有一定的侵入性，也会诱发大脑内局部的炎症和胶质增生。

除了微透析技术之外，基于氧化还原原理的安培法和快速扫描循环伏安法的电化学检测方法也已经被广泛用于检测易于发生氧化还原反应的单胺类神经递质，如多巴胺。此种检测手段具有较高的时间分辨率和灵敏度，但碳纤电极的直径（5～25μm）导致损失了一定的空间分辨率，且记录的通量较低。电化学方法能够通过氧化还原电位区分不同的神经递质，但是难以区分结构类似、氧化还原电位相近的物质，如多巴胺和去甲肾上腺素。另外，很多睡眠-觉醒相关的神经化学分子不容易发生氧化还原反应，不能用该方法检测。

第一节 失 眠 障 碍

一、定义和分类

失眠障碍是以频繁而持续的入睡困难或睡眠维持困难并导致睡眠满意度不足为特征的睡眠障碍。其包含的诸多睡眠问题，往往伴随着对失眠者的严重困扰，或者伴随着家庭、工作、学业等重要功能的损害。失眠障碍可独立存在或与躯体疾病、精神障碍、物质滥用等共病。构成失眠障碍的主要睡眠问题包括睡眠始发困难（或入睡困难）和睡眠维持困难，后者包括夜间觉醒并难以再次入睡或比预期的起床时间过早醒来。慢性失眠障碍可仅表现为入睡困难或睡眠维持困难，但更常见的是同时合并入睡困难和睡眠维持困难。此外，不同失眠亚型之间可随时间的推移而不断变化和交替。尽管睡眠质量差、非清爽感和非恢复感等症状往往伴随于入睡困难和睡眠维持困难，但是这些症状不足以用来定义失眠障碍。

目前普遍认为，在儿童和青年成人中，睡眠潜伏时间（sleep latency，SL）或入睡后清醒时间（wake after sleep onset，WASO）大于20min则可被认为是临床上显著的睡眠紊乱，而在中老年人中，该标准则为大于30min。关于早醒的定义尚未得到较好的定义，但一般认为比预期的起床早醒30min并引起总睡眠时间（total sleep time，TST）的与患病前的一般睡眠情况相比减少则可视为早醒。

国际上常使用的分类标准包括两大类：美国《精神障碍诊断与统计手册》（the Diagnostic and Statistical Manual of Mental Disorders，DSM）和《国际睡眠障碍分类》（the International Classification of Sleep Disorders，ICSD）。1994出版的美国《精神障碍诊断与统计手册》第4版（DSM-Ⅳ）将失眠划分为3类：原发性失眠、继发性失眠和相关性失眠。原发性失眠，即缺少明确发病原因，或在已排除可能原因后仍存在失眠问题者；继发性失眠，指因躯体疾病、精神问题、物质滥用等引起的失眠；相关性失眠特指其他原发性睡眠障碍（睡眠运动障碍、睡眠呼吸紊乱等）。但是原发性和继发性（或共病性）失眠的概念出现，并未能在临床诊断中发挥应有的作用，反而因为临床症状经常与原发性、继发性概念的相互层叠，在临床使用中造成了困扰，使得原发性和继发性这种分类方法受到了挑战。在2005年出版的《国际睡眠障碍分类标准第二版》

（ICSD-2）中，将失眠分为11大类，分别为适应性失眠、心理生理性失眠、特发性失眠、矛盾性或错误感知性失眠、精神障碍所致失眠、睡眠卫生不良、儿童行为性失眠、药物或物质诱导性失眠、躯体疾病所致失眠、非器质性失眠（未分类的非物质或已知生理情况引起的失眠）以及未分类器质性失眠。

ICSD-2将儿童和成人的失眠给予了区别定义，但对单一睡眠障碍设立最高诊断标准的同时，忽略了最低标准；同时由于缺乏病理生理学上或临床上的有力证据，对ICSD-2和DSM-Ⅳ-TR定义的相关分类，在2013年出版的《精神障碍诊断与统计手册》第5版（DSM-V）中进行了大幅调整。DSM-V将失眠障碍置于睡眠-觉醒障碍中，其诊断标准为患者主诉对睡眠数量或质量的不满，伴有以下相关症状中至少1个：入睡困难；维持睡眠困难，表现为频繁地觉醒或醒后再入睡困难；早醒，且不能再入睡；睡眠紊乱引起痛苦或导致社会功能受损每周至少出现3晚，至少3个月存在睡眠困难；尽管有充足的睡眠机会，仍出现睡眠困难；失眠不能归因于某种物质的生理效应；共存的精神障碍和躯体状况不能充分解释失眠的主诉。由此可见，在DSM-V中，失眠障碍的病程标准更加具体，其核心特征是：尽管有足够的睡眠机会和环境，但患者抱怨睡眠在启动、持续和巩固方面存在困难或对睡眠质量不满意，并导致痛苦或日间功能受损。

2014年《国际睡眠障碍分类标准第三版》（ICSD-3）的出版，使整个睡眠障碍的分类演变又一次得到升华和进步。其中对于失眠障碍，在ICSD-3中被分为慢性失眠障碍、短期失眠障碍和其他失眠障碍3类，这种分类与以往或者其他分类系统显著不同。ICSD-3明确，将所有原发性和继发性失眠合并诊断为慢性失眠，并不代表着不再重视各种慢性失眠亚型之间病理生理基础的差别，而是从临床诊疗出发，认为目前尚无法对不同亚型进行可靠而规范的区分以及针对性进行治疗。

2023年《国际睡眠障碍分类标准第三版（修订版）》（ICSD-3-TR）发布，其中失眠障碍的分类较ICSD-3没有变化，仅在诊断标准中细化了排除标准。ICSD-3-TR要求诊断失眠必须包含三大要素，即持续的睡眠困难，拥有充足的睡眠机会以及出现了相关日间功能的受损；也就是说，并非客观原因而是主观的持续性无法睡眠，并且严重影响日常工作生活。失眠障碍根据病程可分为慢性失眠障碍、短期失眠障碍及其他失眠障碍。其他失眠障碍的诊断仅在患者不能满足慢性失眠障碍和（或）短期失眠障碍的情况下给出，且使用需要慎重。ICSD-3-TR中，短期失眠障碍诊断标准与慢性失眠障碍类似，但病程少于3个月且没有频率要求。

二、基本特征

1. 流行病学

失眠是最常见的睡眠障碍。失眠在普通人群中的患病率差异很大，在4%～50%之间。这与失眠的定义、诊断标准、调查人群和评估工具不同有关。若仅对失眠症状进行评估，则失眠患病率较高，可达30%～48%；若在失眠症状的基础上加上频率的要求（如>3次/周或经常/总是有失眠症状），则失眠患病率为16%～21%；若在失眠症状的基础上加上严重程度的要求（如中、重度），则失眠患病率为10%～28%；若采用DSM-Ⅳ相对严格的诊断标准，则失眠的患病率为4%～6%。2003年北京市一项随机抽样调查采用相对严格的DSM-Ⅳ诊断标准，发现普通人群中失眠的患病率为9.2%；2017年一项对采用量表或标准化问题评估失眠研究的荟萃分析显示，中国普通人群的失眠患病率为15.0%。此外，根据ICSD-3诊断标准，约10%的人群存在慢性失眠障碍，且患病率有逐年增加的趋势；对于短期失眠障碍，成人的年患病率为15%～20%，年发病率为27%～37%。

2. 病因（危险因素）

（1）性别：女性较男性更容易失眠。女性在青春期开始后的各年龄段中均表现出比男性更高的失眠患病率，其中女性失眠患病率为12%～41%，男性为6%～23%。2006年的一项大型荟萃分析显示，女性的失眠风险约为男性的1.41倍，这种风险在不同种族和年龄段的成人中普遍存在，在>45岁的人群中甚至升高至1.7倍。

（2）年龄：失眠的患病率和严重程度随年龄增长而增加。在中青年人中，慢性失眠的年均发病率为2.4%～4.2%，在老年人中增加到了3.6%～15.2%。与65～74岁的人群相比，75岁及以上人群的失眠发生率又增加了近一倍。随着年龄增长，失眠也变得更加持久，年龄每增加10岁，失眠持续的风险升高10%。

（3）社会经济地位、文化程度和人格特征：流行病学研究一致表明，睡眠不佳与社会经济地位偏低有关。研究显示，失业者出现失眠症状（入睡困难、睡眠维持困难）的概率是有工作者的2～7倍。个人和家庭文化程度较低者更容易出现失眠障碍，并存在更严重的失眠相关损害。横断面研究表明，神经质、宜人性、内化性、开放性以及完美主义等人格特征与失眠相关，其中神经质的相关性最强。前瞻性研究也发现，神经质、易唤醒性、焦虑-反刍特质、抑郁质、社会内向和低自我力量可用于预测新发或慢性失眠。

（4）遗传：失眠具有明显的遗传性。家族聚集性分析显示，失眠的遗传风险为20%～73%。一些特定的遗传机制或基因多态性可能与失眠的发生和维持有关，候选基因研究显示，生物钟基因（PER、CLOCK）和5-羟色胺转运蛋白基因（5-HTTLPR）可能与失眠相关。近期研究显示，多达57个不同的单核苷酸多态性均与失眠有关。

（5）应激生活事件：负性生活事件是失眠新发的危险因素，也是失眠慢性化的维持因素。负性生活事件可使下丘脑-垂体-肾上腺轴和交感-肾上腺髓质等系统发生生理变化，从而促使个体经历和处理应激的方式发生长期改变。研究表明，应激系统的激活与失眠有关，应激反应是导致失眠的危险因素。

（6）精神障碍和躯体疾病：失眠与精神障碍之间存在错综复杂的关系。70%～80%的精神障碍患者存在失眠症状，而约50%的失眠患者同时患有某种精神障碍。较早的观点认为，失眠是多种精神障碍的症状之一，精神障碍增加了失眠的可能性，而前瞻性研究表明，失眠也是这些精神障碍的危险因素，它们之间相互影响、相互加剧。多种躯体疾病可能是失眠的危险因素，横断面研究显示，有躯体疾病者失眠的患病率是无躯体疾病者的2～5倍。此外，失眠也是躯体疾病的危险因素。

三、临床表现及影响

失眠障碍最具特征性的表现是睡眠起始困难或睡眠维持困难。睡眠起始困难即初段失眠，表现为入睡困难。睡眠维持困难包括中段失眠和末段失眠，前者表现为夜间多次、长时间醒来，醒后难以再次入睡；后者表现为早醒，即在清晨或期望起床时间之前过早地醒来，无法再次入睡。失眠障碍的患者可仅有睡眠起始或睡眠维持困难，但常常二者兼有。随着病情演进，这些发生在不同时段的失眠症状也常常发生变化。失眠症状的类型在不同年龄段中也有所不同，在青年人中最常见的是睡眠起始困难，而在中老年人中更常出现睡眠维持困难。这可能与内源性昼夜节律倾向有关。此外，患者还可主诉睡眠质量差、晨起后无清醒感或无恢复感等，但如果仅有这些症状，则应考虑是否存在其他睡眠障碍（如眠呼吸障碍、睡眠相关运动障碍）及躯体疾病（如纤维肌痛）的可能。

睡眠紊乱的程度主要取决于个体对睡眠的主观感受，并且睡眠紊乱程度的标准也因不同年龄段而异。通常，对于儿童和青年人，主观上的SL>20min被认为存在睡眠起始困难，主观上的WASO>20min被认为存在睡眠维持困难；而对于老年人，上述标准通常为>30min。早醒也难以明确定义，这与不同个体的就寝时间不同有关，通常认为，早醒是比期望的起床时间提早30min以上醒来，并且总睡眠时间比起病前明显缩短。

失眠障碍的另一特征是存在与夜间睡眠困难相关的清醒状态下的症状及功能损害。患者常感到疲劳，以及精力、动力、积极性不足，还可出现（多见于老年人的）白天过度思睡，与嗜睡症状不同的是，即使期望白天小睡也难以睡着。认知功能损害也很常见，表现为注意力、专注力、记忆力下降，甚至简单的操作技能也会受到影响，并且在工作或学习中出现差错或事故的倾向增加。患者还可出现情绪或行为问题，如情绪低落、易激惹，部分存在抑郁和焦虑症状，还可伴有多动、冲动或攻击性行为。部分患者还可伴有头痛、胃肠功能紊乱等躯体症状。

失眠障碍可起病于一生中的任一阶段，但多在成年早期起病，儿童期或青春期起病较少。女性的失眠障碍可起病于绝经期。失眠障碍也可在老年期起病，常与躯体疾病发生有关。失眠障碍可呈隐性起病或急性起病，前者可在早年即出现症状，后者多与重大生活事件（如亲人离世）、压力等有关。

失眠的病程可为偶发、持续或复发性。偶发失眠也称情境性失眠，通常只持续几天至数周，与生活事件或睡眠时间、环境改变等诱发因素有关，可随着诱发因素的消除或个人的适应而消失。然而，对于一些容易受到睡眠问题影响的个体，可能由于条件反射及过度觉醒等因素，致使在诱发因素消除后，失眠仍在较长的一段时间内持续存在。此外，在易感人群中，失眠还可呈复发性或间歇性，可随着应激性事件的发生而反复出现。即使是持续性失眠，每晚的睡眠状况也可能有较大差异，可能在多个睡眠较差的夜晚之间，穿插几个睡眠较好的夜晚。

失眠障碍既可以单独出现，也可与躯体疾病和精神障碍共存。失眠障碍是多种躯体疾病，如高血压、糖尿病、冠心病、慢性阻塞性肺疾病、关节炎、纤维肌痛及其他慢性疼痛等常见的共病。它们之间可能存在双向的关系，即躯体疾病可增加失眠障碍的风险，而失眠障碍也会增加躯体疾病的风险。失眠障碍也常与多种精神障碍共病，特别是抑郁障碍、双相情感障碍、焦虑障碍和物质使用障碍。失眠障碍增加了这些精神障碍发生的风险，也可能是某些精神障碍的早期表现。

四、孤立症状和正常变异

研究者关注到失眠障碍中存在孤立症状及正常变异的情况。在某种程度上这些现象并不能定性为疾病，但随着相关研究的不断涉及和深入，该领域的发现也不断增多。

（一）卧床时间过多

临床表现出的特点包括睡眠潜伏时间延长，以及睡眠过程中清醒时间过长，但是并不存在日间功能损害的表现，其本人也并不为所谓的失眠所懊恼。例如，退休人员、无业人员或者喜欢"宅"在家中的单身男、女，他们可能会每晚花费更多的时间在床上，多数时间表现得非常享受。

（二）短睡眠者

正常的睡眠时间因人而异，其中某些人每晚平均睡眠时间少于6h，但是并没有睡眠/觉醒主诉。对于每晚睡眠少于6h的患者，如果没有睡眠困难及明显的日间功能受损，均被视为正常短睡眠者而不必过分担心。有些个体需要很少的睡眠却通常没有入睡困难和维持睡眠困难，也没有特征性的日间症状（如疲乏、专注力问题、易激惹），但可能担心他们的睡眠时间短，因此一些短睡眠者可能希望或试图通过延长卧床时间来睡较长的时间，可能造成"失眠样"的睡眠模式。然而也有一部分研究认为，睡眠长度低于6h的人群是一类抗疲劳特殊人群，他们的日常功能并没有因为极端的睡眠长度而受到影响，他们可能是天生的短睡者，对睡眠的需求与基因相关，一些转基因短睡动物中也会出现类似的抗疲劳表现。

第二节　睡眠相关呼吸障碍

睡眠大约占人生1/3的时间，许多疾病往往在睡眠中发生或加重，因此，了解疾病的整体情况必须知晓其昼夜变化。中国的睡眠医学发展始于20世纪80年代。1986年，北京协和医院黄席珍教授建立了国内第一个睡眠实验室，开始进行睡眠相关呼吸障碍的诊治。睡眠相关呼吸障碍中最常见的是阻塞性睡眠呼吸暂停（obstructive sleep apnea，OSA），目前全球OSA患者数为9.36亿，我国约有1.76亿。由于这些疾病主要发生于睡眠时，很容易被忽视，被称为"健康的隐形杀手"。此类疾病不仅引起夜间低氧和睡眠质量下降，也可引起日间症状，如疲乏、嗜睡、认知功能障碍，甚至导致交通事故，还会引起高血压、2型糖尿病、冠心病、脑卒中、阿尔茨海默病、抑郁、肿瘤等多种并发症，因此被认为是多种慢性病的源头疾病。若不给予相应治疗，死亡率可达13%；及时诊治可减轻甚至逆转并发症。睡眠相关呼吸障碍已成为威胁公众健康的一个突出问题，早期诊断和规范治疗至关重要。

睡眠相关呼吸障碍（sleep related breathing disorder，SRBD）指发生在睡眠中的异常或病态呼吸事件达到规定标准的疾病，最常见的呼吸事件包括呼吸暂停、低通气、呼吸努力相关微觉醒等。一般来说，诊断睡眠相关呼吸障碍需进行多导睡眠监测（PSG），同步记录患者睡眠时的脑电图、口鼻气流、胸腹呼吸运动血氧饱和度、肌电图及心电图等多项指标，可准确了解患者睡眠时异常或病态呼吸事件的情况，根据PSG结果进行确诊和病情严重程度分型，同步二氧化碳监测是诊断睡眠相关肺泡低通气的必要手段。

一、阻塞性睡眠呼吸暂停综合征

阻塞性睡眠呼吸暂停（obstructive sleep apnea，OSA），是指睡眠期上气道狭窄或塌陷引起呼吸气流受限或停止，伴睡眠结构紊乱、交感神经兴奋性增加、夜间血饱和度下降及日间嗜睡等表现，且不能用其他睡眠障碍、内科及神经疾病或药物因素来解释。其特征是呼吸暂停时出现鼻气流停止，但胸腹运动仍然存在。OSA是多种慢性病的源头疾病，在慢性病防控中意义重大。在这里主要讨论成人阻塞性睡眠呼吸暂停。

OSA是常见的睡眠呼吸障碍疾病，成人OSA的临床表现为打鼾、气流中断、EDS等症状，可伴认知功能下降、注意力不集中，甚至导致与嗜睡相关的交通事故。OSA可致多系统器官功能受损，增加心脑血管疾病及2型糖尿病等风险，近年研究还证实OSA与肿瘤的发生、发展相关。

全球30～69岁人群中OSA患者约有9.36亿，而我国约为1.76亿，患病率约为8.8%。患病率与年龄和性别、地区和种族差异、肥胖及基础疾病等相关。各个年龄阶段皆可发生，并随年龄增长而增加，患病率在65岁达到一个平台。男性比女性更易患OSA，患病率的性别差异可能与性激素、脂肪分布、上气道解剖结构及神经肌肉功能异常有关。绝经后女性患病率增加，为绝经前的3.5倍，与男性接近。受外源性危险因素和内源性遗传因素的影响，不同国家和种族OSA患病率存在一定差异。亚洲人群大多数并不肥胖但OSA较重，与其颅面结构特征有关，白种人OSA病因以肥胖为主。肥胖是OSA的主要危险因素之一，糖尿病和病态肥胖患者中OSA患病率更高。

各种原因致上气道扩张肌张力无法对抗负压时即产生上气道塌陷，常见病因如下。

1. 鼻腔疾病

鼻呼吸的生理功能包括加湿、加温和过滤。鼻及鼻腔先天性异常、鼻炎、鼻窦炎、鼻中隔偏曲、鼻咽部异物及肿瘤等鼻腔疾病均可导致OSA。当鼻阻力超过一定水平时，会发生口呼吸，从鼻呼吸转至口呼吸会导致经口呼吸不稳定。长期经口呼吸可致咽腔变窄，舌体后缩致舌后上气道面积减小、软腭和咽周组织振荡增加，产生睡眠呼吸紊乱。经口呼吸还可致鼻感受器激活减少、鼻通气反射失活和自发通气减少，进而增加呼吸暂停的持续时间。NO在维持上气道通畅方面发挥着重要作用，且为一种有效的肺血管扩张剂，当鼻通气减少时向肺输送NO减少，肺部氧交换能力降低。

2. 咽腔狭窄

咽部疾病可致气道狭窄或塌陷。成人扁桃体增大与OSA相关。舌体和腭垂肥大、咽侧壁肥厚等均可导致咽腔狭窄。腭垂肥大的原因包括长期慢性炎症刺激引起的增生肥大、先天性发育异常或腭垂肿瘤等。软腭过长或松弛亦导致咽腔狭窄，软腭水肿可能为长期打鼾所致。舌体肥大和舌后坠可导致口咽部气道狭窄，而腭肌、舌肌及咽肌的张力下降可致吸气相气道不能持续开放。睡眠时患者肌肉松弛，上气道肌肉对抗上气道狭窄能力减弱，导致上气道发生部分或完全阻塞。

3. 颅颌面骨性异常

颅骨骨性结构减小，包括下颌体长度减小、舌骨位置较低、下颌后缩及从硬腭顶部到会厌底部的气道长度增加等均引起咽腔狭窄，进而导致OSA。OSA患者颅颌面骨结构异常具有遗传性，可表现为以下特征：下颌后缩、下颌短小、舌骨位置较低、软腭较长、腭垂较宽、硬腭较窄等。

4. 肥胖

大部分肥胖者气道软组织松弛，口气道狭窄，咽侧壁肥厚伴多余的黏膜皱褶，脂肪组织颈部堆积。脂肪在咽部软组织中的堆积使咽部更易塌陷。腹部脂肪堆积可使肺容量缩小，纵向气管牵拉力减少而导致气道狭窄。内脏脂肪还可产生多种炎症因子，影响与呼吸调控相关的神经通路。此外，肥胖患者瘦素抵抗可致OSA患者呼吸抑制。

5. 内科疾病与生活习惯

多种内科疾病直接或间接导致OSA。甲状腺功能减退症可引发上气道软组织出现黏液性水肿而加重上气道阻塞。OSA相关病理变化可导致糖耐量异常，反过来，糖尿病可促进呼吸暂停的发生。此外，呼气末肺容积减少、通气驱动下降也是促发上气道狭窄的因素；通气控制不稳定导致的周期性低碳酸血症也可引发上气道塌陷加剧呼吸暂停。吸烟与OSA有关，可能与上气道炎症反应和感受器受损等有关。饮酒可致肌张力下降加剧睡眠期上气道松弛或舌后坠，引起上气道阻塞。不恰当应用镇静催眠药物可加重上气道阻塞。

OSA的临床症状个体差异大。夜间症状多表现为鼾声响亮，伴呼吸暂停甚至窒息感、睡眠不安、频繁憋醒、夜尿增多，或伴失眠、多汗、性功能障碍；日间症状多表现为晨起头痛、口干、EDS、认知功能改变等。部分患者以并发症为首发表现就诊，如不明原因的高血压或难治性高血压、糖尿病及红细胞增多等。

OSA的夜间症状为特征性打鼾且鼾声响亮，严重时伴有气喘与较长时间的呼吸停止交替出现。典型患者鼾声已存在多年，通常因为鼾声增大影响床伴休息而就诊。睡眠呼吸暂停时口鼻气流停止、胸腹运动仍然存在是OSA的重要特征，部分伴全身躁动、睡眠不安、翻转不定，出现拍打或踢伤床伴，严重者出现憋醒坐起；部分伴周期性肢体运动障碍、夜尿增多，少数伴有睡行症。部分OSA患者伴胃食管反流，尤其睡前进食及饮酒者多见，反流可造成喉痉挛、喘鸣，甚至口唇发绀。日间症状则包括日间疲惫、嗜睡为典型表现，常会在阅读、看电视、乘坐交通工具、开会、听音乐等场合下发生嗜睡。驾车过程中嗜睡可能导致严重交通事故。晨起头痛，出现抑郁、焦虑、易激惹和怀疑等症状。认知功能障碍，记忆力、判断力、注意力和警觉能力下降，与睡眠片段化和低氧血症相关。由于夜间频繁张口呼吸，患者常主诉口干、夜间或晨起多次饮水等。精神神经症状表现为头晕、定向障碍、精力不足、反应迟钝，部分伴听力及嗅觉减退。

二、中枢型睡眠呼吸暂停

中枢型睡眠呼吸暂停（central sleep apnea，CSA）是呼吸驱动缺失或异常所导致的通气功能障碍。表现为睡眠期反复出现呼吸减弱或停止，口鼻气流和胸腹努力同时消失。ICSD-3-TR将CSA分为8类，即伴陈-施呼吸的CSA、不伴陈-施呼吸的疾病所致CSA、高海拔周期性呼吸致CSA、药物或物质致CSA、原发性CSA、婴儿原发性CSA、早产儿原发性CSA及治疗后CSA。

（一）伴陈-施呼吸的中枢型睡眠呼吸暂停

伴陈-施呼吸的中枢型睡眠呼吸暂停（sleep apnea with Cheyne-Stokes breathing，CSA-CSB）指反复出现中枢性呼吸暂停或低通气与渐强-渐弱的气流形式（或潮气量）相交替的现象。PSG需监测到至少连续3个周期/至少10s，呼吸幅度周期性逐渐上升和逐渐下降的变化，且睡眠期的CSAV/低通气事件>5次/小时。

CSA的患病率为0.9%～2.0%，其发病受多种因素的影响。①性别：男性CSA的发病率明显高于女性（男女比例约9:1）。②年龄：CSB的重要危险因素，年龄越大，CSB的患病率越高。65岁及以上的老年人更易发生CSA，可能由于年龄大的人更易患与CSA相关的疾病，如心力衰和卒中，而年龄本身未必是CSA真正的危险因素。CSA在1岁以上的儿童中少见。③基础疾病：脑卒中、脑肿瘤和脑干的结构性损害使大脑对呼吸的调控能力下降，导致CSA的发病率增加。据报道，大约10%的脑卒中患者会出现CSA。70%的患者在卒中后的72h内出现CSA。心力衰竭是影响CSA患病率的又一重要因素。大约0.5%的普通人群和16%的75岁及以上人群分别患有心力衰竭，心力衰竭患者中CSA的患病率为4.1%～40%。左室射血分数<40%的患者中有40%患有CSA-

CSB；肺毛细血管楔压升高与低碳酸血症均为CSB的独立危险因素。此外，CSB患者的心房颤动患病率较高，运动能力下降。

充血性心力衰竭、脑卒中、神经肌肉疾病和肾衰竭是导致CSB的重要原因。CSA-CSB是由于呼吸中枢调控不稳定所致。正常情况下，一定浓度的CO_2可刺激化学感受器来维持正常呼吸。疾病状态下，$PaCO_2$的变化可能不会及时反馈给中枢神经系统，且持续、主动的通气调控可能会导致$PaCO_2$的过度校正。当$PaCO_2$过度减少时，呼吸驱动的CO_2依赖性刺激将减少甚至消除，导致CSB。呼吸驱动的不稳定性会导致$PaCO_2$在呼吸暂停阈值附近波动，而过度通气和$PaCO_2$低于呼吸暂停阈值即引发CSA。心力衰竭和CSB患者的中枢和外周化学感受器兴奋性无论是在清醒期还是睡眠期均高于正常人，此类患者对血液$PaCO_2$的轻微变化会产生剧烈反应，进而导致呼吸暂停或通气不足。此外，肺至化学感受器的循环时间延迟，使肺内$PaCO_2$的相应变化传向各化学感受器的速度非常缓慢，导致通气刺激逐渐增强和逐渐消退，引起CSA-CSB。

CSA临床表现通常为白天过度思睡、睡眠中频繁觉醒并伴有窒息感、晨起疲劳和头痛，或失眠，可伴记忆力和注意力下降、高血压、过度通气等；睡眠中频繁出现周期性呼吸变浅或呼吸暂停、气喘、鼾声、窒息、频繁的身体运动，甚至发绀，日间通常无高碳酸血症；重度患者可伴心力衰竭、左心室收缩功能异常、神经肌肉疾病、卒中、尿毒症等疾病；非持续性室性心动过速和其他心律失常发生率显著增加。

（二）不伴陈-施呼吸的疾病所致中枢型睡眠呼吸暂停

指某种内科或神经系统疾病导致的中枢型睡眠呼吸暂停，并非由于药物和某种物质所致。脑卒中是CSA发展的危险因素。70%的卒中患者在事件发生72h内可出现CSA。然而，在治疗3个月后仅7%的患者可检测到CSA，表明卒中相关性CSA具有自限性。约10%的慢性肾脏病约患者合并CSA。阻塞性睡眠呼吸暂停（OSA）与慢性肾脏病有关，高容量血症和夜间液体转移聚集于颈部，造成颈部积液，可导致上气道通畅度降低及OSA的风险增加，而且，肺水增多可能刺激肺部化学感受器，导致过度换气，出现类似于心力衰竭患者CSA-CSB的发病机制。

神经肌肉疾病的生理学特征与睡眠生理学密切相关，神经退行性变性疾病（帕金森病、阿尔茨海默病）导致CSA的发生目前证据不足。肌萎缩侧索硬化是一种神经退行性变性疾病，由延髓、肌和肋间肌的运动神经元变性引起，由于中枢通气驱动功能受损，也可能呼吸肌肉无力导致通气不足，特别是在REM睡眠期出现呼吸事件。在多发性硬化中，睡眠障碍和疲劳是常见的致残症状。脑干脱髓鞘斑块和疾病晚期出现的肌无力都可能导致CSA发生。在多系统萎缩患者中发现CSA-CSB和呼吸节律紊乱。神经结构异常（中枢神经系统肿瘤）以及中枢神经系统感染（尤其是感染对脑干的影响）也可促进CSA。CSA与CO_2通气反应迟钝和呼吸中枢区域的脑干损伤有关。

不伴陈-施呼吸的疾病所致CSA表现为睡眠片段化、白天过度困倦和失眠、打鼾、目击的呼吸困难、气短、觉醒增加，还可能存在中枢神经系统及其他疾病的体征。

（三）高海拔周期性呼吸致中枢型睡眠呼吸暂停

从平原到高原，睡眠中因血氧含量降低而出现呼吸紊乱的适应性反应，典型症状表现为呼吸加深、加快和呼吸减弱、减慢交替出现的现象称为高海拔周期性呼吸。高海拔周期性呼吸致CSA通常发生在从平原到高原的人群中，个体差异较大。研究表明，当健康的人从平原上升到海拔1500m时，便有可能出现周期性呼吸。上升到2500m时，大约25%的人出现周期性呼吸。当上升到3000m或更高时，持续的低氧会让几乎所有的人在睡眠期间出现周期性呼吸。

男性发生高海拔周期性CSA的概率高于女性。高海拔本土人群因为长期适应这种低氧状态，出现周期性呼吸的概率要低得多。然而，即使是那些土生土长的高原人，随着海拔的增高，周期性呼吸的出现率也呈增高的趋势。多数周期性呼吸发生于NREM睡眠期，在吸氧改善低氧状况后可消除。有人认为，高海拔周期性呼吸是一种对由低海拔地区进入高原的健康人启用自身保护机制的无害现象，在生理上有益于适应高海拔生活，是一种良性的保护机制。

在高原低氧、低气压、寒冷等特殊自然条件下，呼吸调控功能、昼夜节律等都会发生不同程度的改变。随着海拔的升高，氧气含量降低，逐步的慢性低氧引起睡眠结构紊乱和呼吸模式的改变。高海拔周期性呼吸的主要原因是缺氧引起化学感受器对动脉血二氧化碳分压$PaCO_2$变化的敏感性增加，导致呼吸过度和呼吸暂停交替出现。

高海拔周期性呼吸与低氧血症以及正常呼吸节律有关。正常情况下，由于呼吸中枢控制$PaCO_2$变化轻微才保证了呼吸频率的稳定。$PaCO_2$的上升可刺激呼吸，而$PaCO_2$的下降则产生呼吸抑制作用。呼吸节律主要由感受PaO_2的外周化学感受器控制。低氧会导致机体过度通气，这时$PaCO_2$下降，$PaCO_2$对呼吸的控制作用减弱。外周化学感受器对PaO_2的反应发生了变化，导致呼吸节律也有所改变，呼吸减弱使动脉血$PaCO_2$上升并刺激呼吸，而呼吸增强会降低$PaCO_2$、增加PaO_2，PaO_2对颈动脉体的呼吸刺激作用丧失，因此产生周期性呼吸。

高海拔周期性呼吸患者通常表现为从低海拔地区到高海拔地区时出现症状。患者可能会有困倦，由于低氧可能会有头晕的感觉，睡眠时通常会有几次连续的深呼吸，常感觉气短，频繁觉醒。吸氧后可减轻，甚至可消除症状。患者可能会有睡眠结构的改变，包括N3期的减少、觉醒指数的增加。

（四）药物或物质致中枢型睡眠呼吸暂停

阿片类药物是引起CSA的常见原因。阿片类药物引起的CSA通常是在阿片类药物使用至少2个月后出现。慢性阿片类药物治疗通常被定义为几乎每天使用，持续使用3个月的患者约24%出现CSA。长期使用处方阿片类药物会显著增加CSA的患病率，口服阿片类药物剂量或血药浓度与中枢呼吸暂停指数呈正相关。阿片类药物引起的CSA事件通常与失调样呼吸混合出现。

阿片类药物对呼吸的影响主要体现在抑制呼吸节律的发生。较低剂量的阿片类药物即可观察到呼吸节律的变化。在睡眠期间，临床研究表明，急性和慢性使用阿片类药物都会导致更长和更不规则的呼吸暂停。急性阿片类药物使用可降低对高碳酸血症和缺氧的通气反应，并降低通气化学敏感性，因此，尽管呼吸周期延长，呼吸不规则性增加，但急性阿片类药物使用时不常见集群型CSA。慢性阿片类药物使用具有不同的通气控制模式。此外，缺氧会减少CO_2储备，使其更容易发生呼吸暂停和呼吸不稳定。这种机制有点类似于高海拔缺氧，导致高低氧通气反应、CO_2储备减少和周期性CSA。

阿片类药物引起的CSA事件通常与失调样呼吸（呼吸循环时间和潮气量不规则变化的呼吸模式）发作混合出现。呼吸暂停超过10s不伴有胸腹运动符合失调样呼吸的CSA诊断，而一些短时间的暂停看起来更像次标准的CSA，称为比奥呼吸。在阿片类药物使用者的PSG研究中，比奥呼吸非常常见。慢性阿片类药物使用者的心脏风险和死亡率增加，但并不确定CSA在这种风险和死亡中的作用；另一个潜在后果是白天嗜睡和白天神经认知功能降低，可能阿片类药物和抑郁症的镇静作用或CSA导致的缺氧和微觉醒增多而产生认知障碍。

（五）原发性中枢型睡眠呼吸暂停

原发性CSA也称为特发性CSA，是一种病因不明的疾病，其特征是反复发作的CSA，不具有陈-施呼吸（CSB）形态或特定的已知相关危险因素。其被认为是一种罕见的CSA，有关其患病率和长期不良后果的数据很少。一般认为，原发性CSA患病率约占睡眠呼吸紊乱患者的5%，其BMI往往低于OSA患者。

由于病理生理学和罕见性尚不清楚，因此很难确定临床意义。一般认为，原发性CSA患者对二氧化碳分压的化学敏感度增加，在NREM睡眠期，患者会出现过度换气，使$PaCO_2$降低到呼吸暂停阈值以下，从而触发CSA事件。相比于其他类型的CSA，关于原发性CSA知之甚少。此类患者通常不肥胖，症状可能包括睡、存在入睡困难和睡眠维持障碍、频繁醒来、非恢复性睡眠、醒来时呼吸短促、打鼾和目击呼吸暂停，PSG显示在NREM睡眠期发生的频繁孤立性CSA事件。

（六）治疗所致中枢型睡眠呼吸暂停

治疗所致CSA是指患者在诊断性PSG中显示以OSA为主，当给予持续正压气道通气（continuous positive airway pressure，CPAP）治疗后，虽然阻塞性呼吸暂停事件基本消除，却出现中枢性呼吸事件，或者中枢性呼吸暂停事件持续存在。这种现象曾经被叫作复杂性睡眠呼吸暂停，在ICSD-3-TR分类中被明确为"治疗所致中枢型睡眠呼吸暂停"。

治疗相关性CSA发病率为0.56%～20.3%，变异范围大，可能与各个研究纳入的人群和研究设计相关，包括患者人口统计学和临床特征，如体重指数、性别、年龄和合并症，以及实验设计等相关因素，如分段滴定和仰卧位滴定等。此外，治疗相关性CSA似乎是一个动态过程，部分患者的CSA短暂，部分则持续存在，还有一些患者应用CPAP后暂时没出现CSA，过很长一段时间后出现CSA。所以是否多次且重复评估CPAP治疗，也可能影响所报道的患病率。

治疗相关性CSA的危险因素包括老年人、男性、低BMI、心力衰竭和缺血性心脏病等。治疗相关性CSA是一种非高碳酸血症引起的中枢性睡眠呼吸紊乱，其发生的病理机制尚不明了。可能机制包括通气控制不稳定性、低觉醒阈值、激活肺牵张受体和循环时间延长等。与不同个体之间的二氧化碳唤醒阈值和动脉血液中$PaCO_2$有关。睡眠呼吸暂停患者应用CPAP治疗后，仍然存在EDS、主观睡眠质量差和注意力难以集中；部分患者还可能报告由于反复夜间睡眠不足引起的症状，包括阵发性夜间呼吸困难、晨起头痛和夜间心绞痛。夜间间歇性氧饱和度降低及存在呼吸暂停或心律失常时，要注意治疗相关性CSA。具有上述临床表现的老年男性、低BMI患者应进行治疗相关性CSA的评估。

三、睡眠相关肺泡低通气综合征

睡眠相关肺泡低通气综合征是一种以睡眠时存在肺泡通气不足，伴或不伴白天通气不足为基本特征的睡眠障碍疾病。根据ICSD-3-TR，睡眠相关肺泡低通气综合征包括肥胖低通气综合征、先天性中枢性肺泡低通气综合征、伴下丘脑功能障碍的迟发型中枢性肿泡低通气、特发性中枢性肺泡低通气、药物或物质致睡眠相关肺泡低通气以及疾病致睡眠相关肺泡低通气。

肥胖低通气综合征（obesity hypoventilation syndrome，OHS）是指肥胖（体重指数BMI＞$30kg/m^2$）和清醒时的CO_2潴留（$PaCO_2$＞45mmHg），并且排除其他疾病引起的高碳酸血症，如严重的阻塞性气道疾病、间质性肺疾病、胸壁疾病、甲状腺功能减退、神经肌肉疾病及先天性中枢性肺泡低通气综合征等。由于现有大多数研究并未排除慢性阻塞性肺疾病及OSA，因此单纯OHS的患病率尚不清楚。据统计，约90%的OHS患者合并OSA。

OHS的病因及发病机制尚未完全明，可能由多种因素共同引起，如肺功能受损、呼吸中枢驱动改变、上气道阻力增加、瘦素抵抗等。OHS患者过度肥胖增加了呼吸道阻力，降低了气道顺应性，导致呼吸系统的负荷增加，同时腹部脂肪堆积，膈肌上移，肺容量减少、肺活量降低。在以上诸多因素作用下，OHS患者潮气量明显降低，并伴有小气道塌陷导致气流进一步受限，内源性呼气末正压增加，使呼吸肌做功增加，吸气肌力逐步下降，肺通气功能受损。呼吸中枢驱动力改变也会导致日间高碳酸血症的发生。当呼吸功耗增加到机体无法耐受时，机体将减少通气量和增加对高$PaCO_2$的耐受性，导致呼吸中枢对低血症和高碳酸血症反应迟钝，最终诱发低通气的发生。肥胖患者因颈部大量脂肪堆积，且脂肪比肌肉张力差，使上气道变得狭窄，同时睡眠时上气道更容易塌陷，最终造成通气功能障碍。此外，OHS患者可能存在瘦素抵抗现象，使肥胖患者通气代偿机制受损，因而出现高碳酸血症。

OHS常伴有OSA的典型表现，如乏力、嗜睡、打鼾、夜间窒息和晨起头痛等。但不同于单纯OSA，OHS日间低氧血症、高碳酸血症和多系统功能损害更严重，当出现内分泌功能紊乱和神经调控功能失衡时，可表现为胰岛素抵抗、儿茶酚胺、肾素-血管紧张素和内皮素分泌增加等，当发生血流动力学异常时，可发生中到重度的呼吸困难、下肢水肿、肺动脉高压和肺源性心脏病等，最终引起呼吸衰竭、心力衰竭等。

四、睡眠相关低氧血症

睡眠相关低氧血症指由全身或神经系统疾病导致的睡眠低氧，且其他睡眠相关呼吸疾病难以解释此种低氧，多继发于肺实质及气道疾病、肺血管疾病、胸壁疾病和神经肌肉疾病等。由于睡眠相关低氧血症的人口统计学特征受患病率、临床特征和潜在疾病严重程度的综合影响，因此其在呼吸功能紊乱或神经肌肉疾病患者中的患病率可能更高。

睡眠相关低氧血症继发于呼吸系统疾病，多见于COPD、支气管哮喘、肺栓塞等，且COPD最常见。COPD患者夜间低氧血症的发生，与睡眠引起通气量下降、通气血流比例失调、呼吸驱动下降、功能残气量降低等有关。通气不足会导致低氧血症，但当记录低通气时，应诊断为睡眠相关肺泡低通气而不是睡眠相关低氧血症。

膈肌无力是神经肌肉疾病患者出现睡眠障碍的常见原因。睡眠可能与通气肌激活模式的改变有关，尤其在REM睡眠期，肋间肌等激活减少，膈肌成为唯一有效的呼吸泵，一旦神经肌肉疾病累及肌，导致肌瘫痪或功能障碍，呼吸驱动受损，即可引起睡眠相关低氧血症，严重者可导致呼吸衰竭。

睡眠相关低氧血症表现为睡眠期间持续存在显著的血氧饱和度下降，不伴有睡眠相关肺泡低通气，通常由于通气血流比例失调、氧分压下降、动静脉分流或上述综合因素所致。患者可无症状，也可出现睡眠呼吸困难、胸闷、睡眠质量损害及疲劳，如存在日间低氧，睡眠时低氧程度会进一步加重。睡眠相关低氧血症的发作和病程与呼吸或神经系统疾病的存在和严重程度平行，严重低氧血症和高碳酸血症的患者会出现呼吸障碍、肺动脉高压、心力衰竭、心律失常和神经认知功能障碍等。

五、鼾症

鼾声多发生于吸气相，但也可能发生在呼气相。单纯性鼾症指打鼾但不伴呼吸暂停、低通气呼吸努力相关性觉醒或肺泡低通气，患者无失眠或白天嗜睡的症状，又称习惯性打鼾或原发性打鼾。全球患病率为2%～85%，患病率随着年龄的增长而增加，但男性在70岁后开始下降。

打鼾的危险因素包括男性、上呼吸道感染/炎症、鼻塞、体重指数增加、吸烟、酒精依赖、肌松药、麻醉药或其他降低上气道肌肉张力的物质等。此外，研究显示妊娠期打鼾现象也有所增加。在儿童中，打鼾与腺样体及扁桃体肥大之间存在关联。睡眠期间因呼吸气流快速通过狭窄气道，周围组织包括腭垂、软腭、咽壁和下部结构振动时出现鼾声，长期打鼾者的腭部形态紊乱与神经源性病变一致，可能是振动造成的创伤。

鼾症的局部表现包括鼾声如雷，响度通常超过60dB，持续而不规则，伴有晚上醒、喘鸣、大汗淋漓等症状；全身表现含血压高、心律失常、缺血性心脏病等全身器官损害，部分患者还会出现夜间排尿次数增多，甚至遗尿的表现。部分研究表明，成年打鼾者可能有更高的心血管疾病患病率，包括高血压、卒中、缺血性心脏病和颈动脉粥样硬化等，但也有研究发现习惯性打鼾不会增加心血管疾病的发病率或死亡率。

第三节　中枢性嗜睡

白天过度思睡（excessive daytime sleepiness，EDS）指在白天应该保持清醒的主要时段难以持续清醒和保持警觉状态，出现难以抑制的困倦、嗜睡或非预期地进入瞌睡和睡眠状态，多在久坐、无聊或单调的环境中发生。嗜睡的轻重程度不一，临床表现各异。严重者可以不分时间、地点，毫无预兆地酣然入睡；部分患者每天的总睡眠时间明显增多，但醒后并无精力及体力恢复感；有些患者在小睡后一段时间内嗜睡症状可暂时缓解，但不能持久。在无睡眠剥夺、夜间睡眠打扰或昼夜节律紊乱的前提下，以EDS为主诉，嗜睡症状与中枢神经系统病变有关，称为中枢性嗜睡。幼儿的嗜睡可表现为24h睡眠时间过长和/或本已消失的日间小睡重现。儿童EDS患者可表现为学习成绩不佳、注意力涣散、情绪不稳和多动等看似与嗜睡不一致的症状。多数情况下EDS是一个慢性症状，持续时间至少3个月才能考虑诊断。EDS给患者的工作及生活带来了很大影响，甚至酿成意外事故而危及自身及他人安全。据统计，嗜睡相关交通事故的发生率已升高7倍以上，但尚未引起广泛重视。EDS是患者就诊的重要原因之一，因此准确而全面地评价嗜睡的严重程度、寻找嗜睡的原因、选择合适的治疗方案、系统评估治疗效果是睡眠医学临床实践中需要解决的重要课题。

嗜睡在人群中的发生率为0.5%～35.8%，大多数报道为5%～15%，9.4%的中国小学生有时或经常上课睡觉。频繁倒班者、老年人、青少年及女性人群中嗜睡的发生率较高。另外，随生活节奏加快及方式的改变，嗜睡的人群发生率上升。引起EDS的原因众多，由中枢神经系统疾病所致的嗜睡较为常见，其次，与环境因素和生活习惯相关者占第二位。欧美的睡眠中心报告，睡眠呼吸障碍（SDB）为EDS最常见的病因，发作性睡病居其次，其余包括昼夜节律相关睡眠-觉醒障碍（circadian rhythm sleep-wake disorder，CRSD）及周期性肢体运动障碍（periodic limb movement disorder，PLMD）

等。其中SDB和PLMD患者的EDS与睡眠质量降低有关，而CRSD为睡眠-觉醒规律与昼夜节律不匹配所致。根据2023年出版的《国际睡眠障碍分类标准第三版（修订版）》（ICSD-3-TR）的定义，中枢性嗜睡可分为以下8类：发作性睡病、特发性嗜睡症（idiopathic hypersomnia，IH））、克莱恩-莱文综合征（Kleine-Levin syndrome，KLS）、疾病所致嗜睡症、精神疾病相关嗜睡症、药物或物质所致嗜睡症、睡眠不足综合征、孤立症状和正常变异、长睡眠者。其中发作性睡病最为多见，以周期性嗜睡为表现的KLS十分少见，但有其特征性的临床表现。

一、发作性睡病

发作性睡病是最常见的原发性中枢神经系统睡眠-觉醒障碍疾病。本病的主要临床特征为EDS、发作性猝倒及夜间睡眠紊乱（nocturnal sleep disturbance，NSD）。在ICSD-3-TR中，发作性睡病被分为两种亚型：伴有猝倒症状的I型发作性睡病（NT1）和不伴猝倒症状的II型发作性睡病（NT2）。发作性睡病是一种终身性睡眠障碍，多起病于青少年，可严重影响患者的学习、工作和生活，甚至发生意外事故而危及生命。

发作性睡病属于罕见病范畴。世界各地公开发表的流行病学资料显示，发作性睡病的患病率为0.00023%～0.05%。在亚洲地区，韩国报道患病率为0.015%，中国香港报道患病率为0.033%，中国台湾报道患病率为0.0129%，中国大陆目前尚缺乏确切的流行病学数据。从发病年龄来看，国外研究报道通常在10～20岁为发病高峰期，男性和女性患病率大致相当；国内报道发作性睡病发病高峰年龄为8～12岁，男女均可患病，多数报道称男性患病比例略高于女性。

发作性睡病的病因和发病机制迄今未明，一般认为是遗传因素与环境因素共同参与的结果。一些研究提示遗传因素在发病中起重要作用：8%～10%的发作性睡病患者有家族史，患者第一代直系亲属患病率是一般人群的20～70倍；25%～31%的单卵双生子共患发作性睡病。发作性睡病与人类白细胞抗原（human leucocyte antigen，HLA）具有高度相关性，HLADOB1*0602（HLADOw6亚型）在各个种族发作性睡病患者中阳性率均很高，达到88%～100%。中国研究报道典型患者的HLADOB1*0602阳性率高达95%，明显高于一般人群23%的阳性率。发作性睡病发病可能与H1N1流感病毒感染及流感疫苗使用有关。中国2010年发作性睡病新发病例数明显升高，可能与2009年冬季HIN1流感流行有关。北欧一些国家报道，2010年发作性睡病发病率增加了6～9倍，可能与2009年冬季HIN1流感病毒感染及甲型流感疫苗使用有关。此外，超过1/2的病例在症状出现前有一定的诱因，如情绪紧张、过度疲劳或精神刺激等，这些因素的协调作用，导致患者最终出现症状。

下丘脑分泌素（Hypocrtin，Hcrt，又称为食欲素）具有维持觉醒和REM睡眠的作用，由分布在下丘脑后外侧部的少量神经细胞合成，其神经纤维广泛投射到大脑及脊髓有关区域。动物发作性睡病的发生与食欲素或其受体基因突变有关；人类NT1的发病可能是由于自身免疫介导的食欲素细胞损伤或死亡，食欲素分泌减少所致。

发作性睡病的主要核心症状包括EDS、猝倒及夜间睡眠紊乱。EDS、猝倒、入睡幻觉和睡瘫曾被合称为"发作性睡病四联征"。专家共识认为猝倒、入睡幻觉、睡瘫可能与REM睡眠相关。此外，肥胖在NT1患者中十分常见，起病之初常出现十分显著的体重增加。发作性睡病可与其他睡眠疾病，如梦语、PLMD、SDB和快速眼动睡眠行为障碍等合并存在，患者可伴焦虑、抑郁症状，一些患者因频繁猝倒发作甚至出现社交恐惧症。近年来研究表明，在发病数年后，部分发作性睡病患者症状有自发缓解的趋势，但残留症状以及所带来的社会功能缺失会持续终身。

EDS是发作性睡病的核心临床表现，所有发作性睡病患者都存在EDS，也是患者最重要的主诉。EDS表现为突然发生的不可抗拒的困意或陷入睡眠，可出现于行走、进餐或交谈时，在外界刺激减少的情况下，如阅读、看电视、驾驶、听课、开会时更易发生。一些患者可能在行走、吃饭说话时突然睡眠发作。睡眠持续时间多为数分钟至数十分钟，可短至数秒，也有长达数小时者，EDS每天可发生数次到数十次不等。多数患者经过短时间的睡眠后可恢复头脑清醒，但不能维持长时间清醒。EDS发作时，伴有运动警觉性显著下降，容易导致意外事故发生。

猝倒是NT1最具特征性的临床症状，通常在EDS出现后1年内发生，也可表现为首发症状，先出现猝倒发作的患者并不罕见，容易被误诊或漏诊。猝倒发作被认为是清醒期REM睡眠片段插入导致的，患者从清醒期突然进入REM睡眠而导致骨骼肌失去张力，表现为头脑清醒而肌张力突然下降。在猝倒发作时，患者意识相对存在，部分患者可预感到即将发作，并可采取保护性体位以避免受伤，患者对发作过程也能回忆。猝倒发作通常由大笑、高兴等积极的情绪诱发，愤怒、悲伤等负面情绪也可诱发，少数患者的进食、运动也可诱发猝倒发作。猝倒发作分为部分型发作和全面型，可表现为局部骨骼肌无力，如眼睑下垂、吐舌、言语不能、面部肌肉松弛，也可影响到颈肩部、上肢和下肢，引起头下垂、肩下垂、上肢下垂、膝盖弯曲、身体前倾，甚至累及全身，出现瘫倒在地等症状表现；呼吸肌通常不受累，但呼吸频率与幅度有所下降。猝倒发作频率从数月1次到每天数次不等。

夜间睡眠紊乱是发作性睡病的一个主要症状，并非单一的临床特征，表现为一系列的症状。内在睡眠不稳定导致睡眠起始快速眼动、睡眠阶段频繁转换和自发性夜间过度觉醒，因此其核心临床表现为夜间睡眠中断、觉醒次数增多和时间延长、睡眠效率下降；其他一些症状还有入睡幻觉、睡瘫、RBD、噩梦、不宁腿综合征、夜间进食等。

25%的发作性睡病患者有惊恐发作或社交恐惧等症状；18%～57%的发作性睡病患者伴有情绪低落、兴趣低下、快感缺乏。导致发作性睡病患者焦虑或抑郁的主要原因包括日间睡眠过多、社会功能损害和认知缺陷等，焦虑、抑郁本身又可以加重患者的社会和家庭功能损害。有报道显示，发作性睡病可与精神分裂症共存。典型患者出现的幻觉与REM睡眠相关，如入睡幻觉、睡瘫等，患者通常分得清幻觉与现实；非典型患者会出现发作性睡病的精神病形式，出现更严重、更生动、明显与 REM 睡眠相关的幻觉或梦，并很难与现实的区分，患者可能会以类似妄想的方式将其合理化。

Hcrt-1 是脑内维持觉醒的重要神经递质，对于维持警觉性和注意力与重要脑内多种神经递质及前额叶功能相关，因此发作性睡病患者认知功能损害常表现为工作记忆、执行功能和持续注意力缺陷。认知功能损害的程度与发作性睡病的严重程度、是否合并猝倒发作、病程及诊断时机、治疗等因素有关。

二、克莱恩-莱文综合征

克莱恩-莱文综合征（Kleine-Levin syndrome，KLS）又称复发性过度睡眠或复发性嗜睡症，是一种罕见的神经系统异常。本病多常见于男性青壮年，典型表现为周期性发作的过度睡眠、贪食和行为异常。

1786 年，法国医师 Edmé 首次描述了一名 26 岁的女性患者，她在 7～11 岁期间经历了多次昏睡发作，伴有发热、消化问题、头痛和抽搐。14 岁时她昏睡了好几天，自那时起，每隔一段时间就会昏睡发作，通常持续 8～15 天。这个女孩的食欲既古怪又危险，睡眠发作时她吃石灰、灰泥、泥土和醋。Wili Kleine 在 1925 年描述了 9 例反复发作的过度睡眠患者。Max Levin 于 1936 年又报道了另外 5 个案例，并重点研究了过度睡眠和进食障碍之间的关系。1962 年，Critchley 医师将这种疾病命名为 KLS。

该病罕见，缺乏流行病学资料，估计患病率为每百万人群中 1～2 例。迄今为止，文献报道的来自各个国家的病例仅数百例。2005 年，一篇文献系统回顾了 186 例病例资料，80% 的患者起病于 10～20 岁，大部分在青春期开始发作，成人和幼儿也可患病，男性多于女性，男女比大约为 2∶1。

该病病因不明。上呼吸道感染和流感样症状是不少病例首发和复发的重要诱因，其他少见诱发因素包括饮酒、颅脑外伤、劳累、寒冷等。在女性患者，仅与月经周期相关的思睡或过度睡眠反复发作属于 KLS 的另一种亚型。

KLS 的发病机制尚不明确，可能与遗传因素、出生缺陷、发育障碍等因素有关，感染、疲劳、外伤等可能是其诱因，但都没有确切证据。有报道犹太人的患病率增加，5% 的患者存在家族性发病倾向，HLADOB1*02 及与双相情感障碍相关的 TRANK1 是可能的易感基因。

KLS 以反复发作的过度睡眠伴随认知、精神和行为异常为主要表现，发作间期功能状态正常典型临床表现为睡眠过度、贪食（食欲异常）和性欲亢进，发作期患者每天睡眠时间可长达 16～20h 及以上，能自动醒来进食和上厕所，不伴大小便失禁。回顾性病例分析显示，贪食者占 66%，而 33% 的患者表现为厌食，在中国患者中表现厌食者更多见；性欲亢进者占 53%，以男性为主。其他的精神行为异常可表现为低龄化表现（如对父母过分依赖、话语和音调幼儿化）、饮食习惯改变、喜独处和不愿见陌生人，还有一些患者表现为焦虑、幻觉和妄想等。在发作期当患者相对清醒时，大多数患者表现为疲惫、淡漠、意识模糊及讲话和应答迟钝、近记忆常减弱或缺失，并存在定位能力减弱、方向感缺失和对外界环境的梦幻般感知（非真实感）。如强制让其保持清醒，患者表现为易激惹，甚至有攻击行为。在发作间歇期，患者的睡眠、认知、情绪和进食均表现与正常人无异。同一患者每次的复发症状可能并不完全相同。

据报道，KLS的发作期为25～80天，典型发作期持续时间的中位数约为10天，少数持续数周至数月。发作间歇期从数周到数月不等。发病早期间隔时间短、反复次数频繁。随病程延长，通常患者的发作持续时间、严重程度和频率均减少。

该病罕见，缺乏流行病学资料，估计患病率为每百万人群中1～2例。迄今为止，文献报道的来自各个国家的病例仅数百例。2005年，一篇文献系统回顾了186例病例资料，80%的患者起病于10～20岁，大部分在青春期开始发作，成人和幼儿也可患病，男性多于女性，男女比大约为2∶1。

目前KLS病因和发病机制都尚不明确，上呼吸道感染和流感样症状是不少病例首发和复发的重要诱因，其他少见诱发因素包括饮酒、颅脑外伤、劳累、寒冷等。在女性患者中，仅与月经周期相关的思睡或过度睡眠反复发作属于KLS的另一种亚型。KLS可能与遗传因素、出生缺陷、发育障碍等因素有关，感染、疲劳、外伤等可能是其诱因，但都没有确切证据。

KLS以反复发作的过度睡眠伴随认知、精神和行为异常为主要表现，发作间期功能状态正常典型临床表现为睡眠过度、食欲异常和性欲亢进，发作期患者每天睡眠时间可长达16～20h及以上，能自动醒来进食和上厕所，不伴大小便失禁。回顾性病例分析显示，贪食者占66%，而33%的患者表现为厌食，在中国患者中表现厌食者更多见；性欲亢进者占53%，以男性为主。其他的精神行为异常可表现为低龄化表现（如对父母过分依赖、话语和音调幼儿化）、饮食习惯改变、喜独处和不愿见陌生人，还有一些患者表现为焦虑、幻觉和妄想等。在发作期当患者相对清醒时，大多数患者表现为疲惫、淡漠、意识模糊及讲话和应答迟钝、近记忆常减弱或缺失，并存在定位能力减弱、方向感缺失和对外界环境有非真实感。如强制让其保持清醒，患者表现为易激惹，甚至有攻击行为。在发作间歇期，患者的睡眠、认知、情绪和进食均表现与正常人无异。同一患者每次的复发症状可能并不完全相同。据报道，KLS的发作期为25～80天，典型发作期持续时间的中位数约为10天，少数持续数周至数月。发作间歇期从数周到数月不等。发病早期间隔时间短、反复次数频繁。随病程延长，通常患者的发作持续时间、严重程度和频率均减少。

三、特发性嗜睡症

特发性嗜睡症（idiopathic hypersomnia，IH）是中枢神经系统功能障碍所致，由正常或延长的NREM睡眠构成的嗜睡。IH通常在25岁之前的青少年及成年早期发病，30岁以后发病者罕见，平均起病年龄是16.6～21.2岁，人群患病率和发病率均不详。女性患病率高于男性。少数患者有阳性家族史。IH是一种原发性睡眠障碍，发病因素和遗传易感性均不明。

IH发病机制不明，可能的机制包括唤醒系统缺陷、对睡眠诱导系统的不适当刺激以及长时间的生物性睡眠。嗜睡症状一开始通常是隐匿出现。第一次发作通常发生在失眠、突然改变睡眠习惯、劳累、全身麻醉、病毒感染或轻度头部外伤之后。50%的患者有家族史，在一些家族中可能同时存在着发作性睡病。该病可能为常染色体显性遗传，且女性更易发病。在一些患者常伴有糖尿病或肥胖。

对IH患者进行脑脊液检查，发现细胞计数、细胞学和蛋白质含量均正常。但IH与发作性睡病患者的脑脊液中多巴胺和吲哚乙酸减少。发作性睡病或IH的患者与正常人相比，有相同的单胺代谢产物平均浓度，但发作性睡病患者表现为多巴胺系统失调，而IH表现为去甲肾上腺素系统失调。也有假说认为IH的患者存在觉醒系统缺陷。也有人认为IH是由于昼夜睡眠稳态调控系统失调引起，因而提出了NREM睡眠稳态失调假说。该假说基于发现在患者的整个睡眠期中，睡眠梭形波增加，而NREM睡眠N1期、N2期中慢波活动减少，同时IH患者褪黑素和皮质醇的分泌周期延迟。

最近IH的病理学研究主要针对参与调控睡眠-觉醒的Hcrt。约90%猝倒型发作性睡病的患者Hcrt-1减少。然而，在无猝倒的发作性睡病、继发性发作性睡病、家族性发作性睡病和双胞胎发作性睡病患者中，Hcrt-1水平可能是正常的。同样，大多数研究表明IH患者脑脊液中Hcrt-1水平正常。由于还没有明确Hcrt的正常界值，必须谨慎看待Hcrt-1和Hcrt-2水平减少的病例报告。生物钟基因与家族性昼夜节律紊乱的发现，又让人思考IH患者中是否存在遗传因素，可能是突变或异常的生物钟基因导致睡眠过多。

四、睡眠不足综合征

睡眠不足综合征也称行为导致的睡眠不足综合征，是因急性或慢性睡眠剥夺所致持续未能获得维持正常清醒和觉醒水平所需睡眠量而出现的以白天难以克制的嗜睡为主要表现的睡眠疾病。

睡眠不足综合征可发生于任何年龄和性别，青春期更常见，此时睡眠需求高，而社会压力、学业负担和睡眠-觉醒时相延迟倾向经常导致长期睡眠剥夺。睡眠不足综合征经常发生，而且源于很多因素，包括疾病症状（如疼痛）睡眠障碍、工作需求（包括延长工作时间和工作更换）、社会和家庭责任。随着睡眠缺失量增加，机体自身的神经行为功能会累积出现不利效应，从而增加工作失误、意外伤害、交通事故、冲突、健康抱怨和药物使用的风险。

社会和心理因素均可以缩短夜间睡眠时间而导致日间困倦。生活习惯，如午睡可能降低夜间睡眠效率，增加夜间觉醒时间。倾向于晚睡者也易出现失眠和睡眠时间不足。症状的产生与睡眠不足的严重程度有关，在健康受试者中进行的研究显示，每晚睡眠6h的轻度睡眠剥夺即会导致操作能力降低和嗜睡程度增加，若限制在4h（即清醒时间延长至20h/天）将导致清醒期间睡眠压力明显增加，易发生严重的嗜睡，导致操作能力受损等。在现实生活中，某些职业的人群容易产生部分睡眠剥夺，如医师、士兵、倒班工作人员、长途汽车、司机等。

睡眠不足综合征的发病是因为部分睡眠剥夺。部分睡眠剥夺是指特异性地减少整个睡眠期某段时间的睡眠量，这是实际生活中最常遇到的睡眠剥夺方式，包括急性和慢性部分睡眠剥夺两种。

急性睡眠剥夺研究一般只进行1个或2个晚上的部分睡眠剥夺，测试对受试者作业和睡眠的影响。Rosonthal等发现如果1个晚上睡眠4h，相对于每天需要8h睡眠的人而言，第2天白天完成警觉性作业成绩明显下降。有研究发现，如果1个晚上睡眠少于3h或连续2个晚上每晚睡眠少于5h，白天完成警觉性作业的成绩亦显著变差。进一步的研究表明，在睡眠限制期间，除了慢波睡眠以外，其他睡眠时相都缩短。

连续几个晚上睡眠剥夺产生的副作用会逐渐累积起来，这些副作用与每个晚上睡眠的时间长短有关。有研究报道，受试者每晚有效睡眠时间保持6h，连续42天，没有发现在日常生活中有明显异常。如果每晚有效睡眠时间减少为5.5h，持续60天，则最后2周白天出现瞌睡，完成警觉性任务的成绩明显下降。与急性部分睡眠剥夺一样，整个睡眠剥夺期间，慢波睡眠依然保留，并逐渐提前，而REM睡眠却减少了25%，其潜伏期缩短了10~30min，一般人的睡眠潜伏期只是在实验的最后一周才表现为明显的缩短。另有研究显示，受试者的有效睡眠时间从8h开始，每2周递减30min，直到受试者不能忍受为止。在4~6个月，当受试者每晚睡眠时间减少到6~6.5h时，受试者开始出现不适现象（乏力、精力不足、上课时瞌睡、驾车时难以维持警觉状态），精神运动测试未发现有明显的功能下降。受试者自我感觉学习和工作效率明显下降、精神振奋不起来、做事力不从心、易疲劳，以及在困难面前气馁，容易泄气，感到沮丧，有时也可出现轻度抑郁情绪。

睡眠不足综合征患者的入睡及持续睡眠的能力多在正常范围内或超过人群的平均水平，极少有或没有基础和心理疾病，病史和体格检查也没有可以解释患者嗜睡原因的基础疾病或用药史。仔细记录患者的睡眠状况，可以发现患者所需睡眠和实际获得的睡眠时间存在较大差异，但其本人通常并不自知。相关的伴随症状取决于睡眠不足的严重程度和持续时间的长短，除嗜睡外，患者可表现为易激惹、记忆力减退、警觉性降低、精神涣散、无进取心、缺乏活力、焦虑不安、疲劳乏力、烦躁多动、协调性差和全身不适等。另外，长期睡眠剥夺会增加视物模糊的出现率，眼睛干燥、瘙痒、痛和饥饿感增加，以及头痛的出现率增加。次要症状可能变为患者的关注点，从而掩盖主要问题。环境因素，如家庭或工作的原因使人难以获得充足的睡眠时间。

第四节 昼夜节律性睡眠－觉醒障碍

一、概述

昼夜节律又被称为生理时钟和日夜节律，是指在内源性生物钟的调控下，生物体呈现出以约24h为周期的生理、心理、行为和生物化学等层面的生命活动的振荡变化。人类昼夜节律系统的调控中枢（又称起搏点）是视交叉上核（SCN），能够调控机体产生行为、进食、体温、激素水平等生理过程的昼夜节律性变化。有研究发现，人体的昼夜节律周期的时长往往不是24h整，周期时长的区间范围为23.5～24.5h。因此，为了使内源性昼夜节律与外界环境24h周期变化相适应，需要授时因子来校正或者调整内源性夜节律。授时因子是指来自机体内环境和外界环境中能够作用于昼夜节律调控中枢，并使之与外界环境24h周期变化保持同步的因素。授时因子主要包括光照、工作、学习和社交等社会活动、就餐时间、环境温度、运动和褪黑素等。目前认为光照是最重要的授时因子之一。除了SCN这一昼夜节律调控中枢外，人体其他部位（如脑组织、心脏、肝脏、肌肉、卵巢、肾脏等外周器官和组织）几乎均有各自的昼夜节律，来自昼夜节律调控中枢SCN的传出信号可进一步调控这些器官和组织的昼夜节律。

在人体所有的昼夜节律活动中，以睡眠-觉醒周期最为明显。睡眠和觉醒周期的调控涉及了多系统协调整合的生理过程，正常过程包括觉醒状态和睡眠状态。睡眠-觉醒周期主要通过睡眠稳态过程（睡眠负荷）和昼夜节律信号两方面来调控。睡眠负荷在觉醒状态下逐渐增加，而在睡眠状态下逐渐减弱。当睡眠负荷增加至较高水平但昼夜节律觉醒信号较强时，则仍可以维持觉醒状态；而随着时间推移，昼夜节律觉醒信号逐渐减弱，则进入睡眠状态。睡眠状态初期睡眠负荷快速减小，但由于昼夜节律觉醒信号仍然较弱，因此，总体上仍然可以继续维持睡眠状态。之后，伴随昼夜节律觉醒信号增强，则再次进入觉醒状态，并继续逐步累积睡眠负荷，当睡眠负荷达到一定程度后，开始进入下一个睡眠-觉醒周期。

当人体内在的昼夜节律调控系统出现紊乱和/或内在的昼夜节律与外界周期性环境变化不同步的时候，可能就会出现昼夜节律相关睡眠-觉醒障碍（circadian rhythm sleep-wake disorder，CRSWD）。根据病因性质的不同，可将CRSWD划分为内源性CRSWD和外源性CRSWD两大类，其中内源性CRSWD的主要病因是人体内在昼夜节律调控系统出现失调。例如，患者内在昼夜节律的时相过早或过晚、昼夜节律的周期时长偏离24h过多、睡眠-觉醒过度片段化等原因均可引起内源性CRSWD。内源性CRSWD主要包括睡眠-觉醒时相延迟障碍、睡眠-觉醒时相提前障碍、无规律性昼夜节律相关睡眠-觉醒障碍（irregular sleep-wake rhythm disorder，ISWRD）和非24h昼夜节律相关睡眠-觉醒障碍（non-24-hour sleep-wake rhythm disorder，N24SWD）4个疾病。

外源性CRSWD的主要病因是人体内在的昼夜节律与外界环境不匹配或不同步，倒班和跨时区飞行是常见致病因素，可分别导致倒班相关睡眠障碍和时差相关睡眠障碍。CRSWD的核心特征是难以在所期望或者被要求的时间上维持睡眠或觉醒状态。因此，当入睡困难甚至是不可能入睡的时候，患者试图入睡，将会导致睡眠困扰，甚至产生功能损害。此外，不同类型的CRSWD有着各自典型的特征。睡眠-觉醒时相延迟障碍的核心特征是睡眠开始和结束时间均较期望的或者被要求的时间显著延迟；相反，睡眠-觉醒时相提前障碍的核心特征是睡眠开始和结束时间均较期望的或者被要求的时间显著提前；ISWRD的特征是睡眠-觉醒无规律和片段化，在24h的周期内无法识别主要的睡眠或觉醒时段；N24SWD的特征是睡眠-觉醒周期偏离24h，并因此产生睡眠时相每日逐步提前或延迟；倒班相关睡眠障碍和时差相关睡眠障碍的特征则主要是内在的睡眠-觉醒昼夜节律周期与外界环境不匹配或不同步。

各种类型睡眠障碍患者常有白天过度思睡、疲劳、失眠等症状，而此类症状实际上也常见于各种躯体和精神疾病患者群体。鉴于此，有学者提出了采集睡眠-觉醒病史的7个重要原则：①定义出特定的睡眠问题；②评估临床病程；③评估最近可能影响睡眠的因素或变化；④评估睡眠-觉醒模式；⑤评估睡眠卫生；⑥从患者或其床伴那里获取特定睡眠障碍的相关信息；⑦评估睡眠障碍对患者的影响。这些重要原则基本上适用于包括CRSWD在内所有睡眠问题的病史采集。

除了病史采集，还可以通过多种主、客观的睡眠评估方法来帮助诊断和鉴别诊断CRSWD。清晨型-夜晚型量表（morningness-eveningness questionnaire，MEQ）和睡眠日记是睡眠节律重要的主观评估方法，而暗光褪黑素释放试验、核心体温监测和体动监测则是重要的客观评估方法。MEQ用于测量患者睡眠时相的偏好；睡眠日记可以提供患者7天甚至更长时间的睡眠-觉醒相关信息，可用于辅助CRSWD的诊断；暗光褪黑素释放试验主要可以测量出暗光褪黑素初始释放时间，后者是测量昼夜节律时相的"金标准"；7天甚至更长时间的体动监测也可提供重要的睡眠-觉醒的信息，辅助CRSWD的诊断；核心体温监测同样是重要的测量睡眠节律方法，但其测定方式具有侵入性，无法广泛应用于临床实践。

CRSWD的治疗措施大致可分为四大类别：制订合适的睡眠-觉醒计划、运动锻炼和社会活动等；光治疗和/或避光措施；具有时间生物效应的药物和/或促进睡眠或觉醒的药物；改善其他睡眠-觉醒症状的干预措施。光治疗和褪黑素非常重要，在应用光治疗和褪黑素调控昼夜节律时相时，要特别注意光时相反应曲线（phase response curve，PRC）和褪黑素时相反应曲线。在暗光褪黑素释放试验（dim-light melatonin onset，DLMO）之前褪黑素能够显著提前昼夜节律时相，最低核心体温（minimum of core body temperature，CBTmin）时段之后褪黑素能够显著延迟昼夜节律时相。相应地，在CBTmin前数小时内光照显著延迟昼夜节律时相，而在CBTmin后数小时内光照则显著提前昼夜节律时相。

有证据显示，未经治疗的CRSWD会导致身体、心理和社会压力应激。睡眠-觉醒时相延迟障碍患者可能通过饮酒、使用镇静催眠药或兴奋药物解决夜间入睡困难以及白天过度思睡等睡眠问题，同时可能引起物质滥用和物质依赖；睡眠-觉醒时相延迟障碍、N24SWD和倒班相关睡眠障碍均与抑郁障碍发病风险增加有关；ISWRD则可能是神经变性疾病、双相障碍发作和精神分裂症加重的重要标志之一；时差睡眠障碍引起的睡眠、胃肠道和情绪等症状通常具有自限性，但女性频繁跨时区旅行可能提高生殖系统健康问题的发生率；CRSWD还可引起睡眠不足，后者被认为是导致肥胖、心血管疾病、代谢功能和免疫功能障碍等许多健康问题的原因。此外，CRSWD患者由于白天过度思睡，或者试图在不恰当的生物学时间进行工作或学习活动时，发生人因事故风险明显增加。目前，公众和医疗从业人员对CRSWD的认识明显不足，临床上对CRSWD的误诊率和误治率均较高，提升对各种类型CRSWD的病因、流行病学、临床表现、检查手段、鉴别诊断、治疗等方面的认识对其早期诊断和规范治疗具有重要意义。

二、睡眠-觉醒时相延迟

睡眠-觉醒时相延迟障碍（又称睡眠时相延迟综合征）是最常见的CRSWD。该病患者的睡眠-觉醒时相持续地较期望的或被要求的睡眠-觉醒时相延迟至少2h（通常长达3～6h），从而引起自身困扰和学习、工作等方面的功能损害。典型的睡眠-觉醒时相延迟障碍患者很难在凌晨2～6时之前开始睡眠，如果该病患者能够自由选择作息时间，其睡眠开始和结束时间均显著延迟，通常更喜欢在上午10时到下午1时醒来，并且其睡眠时长通常是正常的。但是，为了参与工作、学习等社会活动，患者往往需要比自身渴望的觉醒时间更早醒来，因此会导致睡眠不足和白天过度思睡。

流行病学调查显示，普通人群中睡眠-觉醒时相延迟障碍的患病率为0.2%～1.5%，而青少年和年轻人群中的患病率则高达1%～16%，中年人群中的患病率约为0.7%。在以失眠为主诉的睡眠障碍门诊患者中，7%～16%最终被确诊为睡眠-觉醒时相延迟障碍。睡眠-觉醒时相延迟障碍可出现在任何年龄，起病年龄为20岁左右，在青少年和年轻人中较为常见。也有报道儿童期起病的睡眠觉醒时相延迟障碍病例，而这类早发病例通常具有家族史。注意缺陷多动障碍（attention deficit hyperactive disorder，ADHD）和孤独症谱系障碍（autism spectrum disorder，ASD）患儿患睡眠-觉醒时相延迟障碍的风险可能更高。睡眠-觉醒时相延迟障碍的患病率没有明显的性别差异。

睡眠-觉醒时相延迟障碍的病因仍未完全清楚，但目前认为与遗传、生活方式和环境等因素相关。有研究发现，hPER3和CRY1基因与睡眠-觉醒时相延迟障碍密切相关。另外，几乎40%的睡眠-觉醒时相延迟障碍患者有阳性家族史，常表现为常染色体显性遗传。同时，睡眠-觉醒时相延迟障碍也受个体饮食习惯的影响，如摄入过多咖啡因可能推迟入睡时间。光照暴露、工作和社会活动等环境因素也与睡眠-觉醒时相延迟障碍的发病有关。内源性昼夜节律和调控睡眠-觉醒的睡眠内稳态系统之间的异常相互作用，在睡眠-觉醒时相延迟障碍的发病中可能起到了至关重要的作用。睡眠-觉醒时相延迟障碍患者的睡眠启动、终止和昼夜节律生物标志物（如核心体温和褪黑素）时相延迟。个体自愿行为可能导致调控睡眠-觉醒的内源性昼夜节律与睡眠内稳态系统之间关系异常，如就寝和起床时间延迟可能导致夜间光暴露（使生物钟延迟的信号）增加和清晨光暴露（使生物钟提前的信号）减少，从而促进和维持了昼夜睡眠时相的延迟。

睡眠-觉醒时相延迟障碍多于青春期发病，病程一般超过 3 个月，随着年龄增长睡眠-觉醒时相提前，病情可缓解。睡眠-觉醒时相延迟障碍患者常见的主诉包括失眠（以入睡困难为主）、晨醒困难、早晨或白天过度思睡。主要特征包括：难以在期望的或被要求的时间入睡和觉醒，通常推迟 >2h，在年龄较小的儿童患者中则可能主要表现为明显的睡前阻力；每天入睡与觉醒的时间基本一致；如让患者按自己的作息时间睡眠，睡眠与觉醒时间虽然推迟，但相对稳定，可保持 24h 睡眠-觉醒周期，睡眠时间及质量正常；患者早醒的努力通常失败，晨醒困难，被迫早醒可能在早上表现出明显的睡眠惯性（又称睡眠宿醉）和白天过度思睡症状，这是由于睡眠时间减少和在较高睡眠惯性的时段被迫觉醒。此外，睡眠-觉醒时相延迟障碍患者以及时型为夜晚型的正常睡眠者患精神障碍的风险增高。部分睡眠-觉醒时相延迟障碍患者可能重叠 N24SWD 的症状，或者在这两种睡眠障碍的症状之间交替，该病患者试图提前入睡可能会导致失眠障碍的发生。部分患者可能会使用酒、镇静药、催眠药或兴奋剂等缓解其失眠和白天过度思睡的症状。

三、睡眠-觉醒时相提前

睡眠-觉醒时相提前障碍，又称睡眠时相提前综合征。该病患者的睡眠-觉醒时相持续地较期望的或被要求的睡眠-觉醒时相提前至少 2h，通常长期持续的早醒、醒后难以再入睡、傍晚思睡等症状，导致日常工作学习和社交活动功能损害。如果该病患者能够自由选择作息时间，其睡眠开始和结束时间通常显著提前，睡眠质量和数量也得到明显改善。

睡眠-觉醒时相提前障碍在普通人群中的患病率并不清楚，老年人多见，中年人群中患病率约为 1%，并有随年龄而增长的趋势。目前认为，对于较早起病的睡眠-觉醒时相提前障碍病例，其有家族史的可能性更高。该病患病率没有明显的性别差异。

睡眠-觉醒时相提前障碍的病因也未明确，但可能与年龄、遗传和环境等因素有关。有研究发现，人类有随着年龄的增长而出现睡眠-觉醒时相提前的趋势。hPER2 基因突变等遗传因素也可能与睡眠-觉醒时相提前障碍发病有关。此外，光照等环境因素也可能诱发、维持或加重睡眠-觉醒时相提前障碍。睡眠-觉醒时相提前障碍的病理生理机制可能涉及多方面的因素，如昼夜节律时相延迟能力减弱，时相引导因素在光时相反应曲线的时相提前优势区的作用，授时因子改变（在早晨过早暴露于强光等），以及内源性昼夜节律调控周期缩短。

睡眠-觉醒时相提前障碍的典型病程为持续性、至少 3 个月、老年人多见。患者的主要睡眠时间段较期望或通常的睡眠时间提前至少2h。由于早睡早醒，患者主诉傍晚或晚上过早地困倦，清晨又无意识地过早醒来，常抱怨午后晚些时间或傍晚持续性不可抵抗的睡意和清晨失眠，严重影响其傍晚或晚上的活动安排，日间过多思睡。患者试图清晨留在床上继续睡眠的努力可能导致失眠。

四、无规律性昼夜节律

无规律性昼夜节律相关睡眠-觉醒障碍（ISWRD）是一类在睡眠-觉醒周期中缺乏明显昼夜节律模式的睡眠障碍。患者典型的昼夜节律被严重破坏，睡眠模式常表现为碎片化，表现为睡眠模式缺乏规律，小睡次数多且周期不稳定，常有白天过度思睡和夜间失眠的主诉，在24h的昼夜节律内通常难以识别一个主要的睡眠期，给患者的日常生活和护理都带来了很大困扰。

ISWRD常见于神经退行性变性疾病（如阿尔茨海默病和帕金森病）、神经发育障碍、精神分裂症和创伤性脑损伤中。该疾病在老年人群体中更为常见，可能与老年人的社会活动水平和身体功能下降等有关。ISWRD的发病机制尚未完全阐明，据推测可能与SCN的结构及功能异常有关，也可能受到光或光信号传递到SCN的通路受损以及相关激素分泌减少的影响，具体影响因素有：神经退行性变性疾病、神经发育障碍和脑外伤等神经系统疾病是常见的影响因素，这些神经系统疾病损害了SCN的正常生理解剖结构，导致其生理功能受损；缺乏授时因子的刺激，授时因子指有规律地以24h为间隔产生的刺激，一般是一些自身行为或环境干扰，如自然光照、社交活动和进食等，授时因子的存在使得生物钟能有规律地同步化；缺乏良好的睡眠卫生习惯，患者自主地选择紊乱的睡眠模式；遗传因素，神经退行性疾病、精神分裂症、神经发育障碍等疾病均具有一定的遗传风险。与昼夜节律相关的基因突变也可能是导致昼夜节律紊乱的原因。

ISWRD常见的主诉为失眠和EDS，在24h的睡眠-觉醒周期内观测不到明显的睡眠模式，日间睡眠通常由多次小睡构成，睡眠次数最少达到3次。最长的睡眠时间通常是凌晨2~6时，但患者每日总睡眠时间基本维持正常。ISWRD常造成家庭、工作和社会问题，患者常难以维持正常的社会人际交往模式。

五、非24h昼夜节律

非24h昼夜节律相关睡眠-觉醒障碍（N24SWD），又称自由奔波障碍或非诱导型睡眠-觉醒综合征，表现为非24h的日常节律模式，每天的日常生活节律（如起床、进食、就寝）都较前一天提早或推迟，体温节律、激素分泌等生理节律也受其影响。N24SWD在盲人中更为常见，由于盲人缺乏光信号刺激控制生物钟节律的SCN，昼夜节律不能与外界同步。N24SWD患者的昼夜节律周期更多地表现为延长而不是缩短，多数患者延长了0.5～1h以上，患者常难以维持正常的社会生活。

人体正常的昼夜周期略长于24h，约为24.2h，需要外源授时因子进行同步化，以维持与24h日节律的同步。光信号是昼夜循环最有力的环境授时因子，信号通过视网膜神经节细胞传递到SCN，而SCN是昼夜节律的起搏器。全盲患者缺乏有效的光信号刺激，导致其昼夜节律不再以24h为周期。

N24SWD可能的病因如下：

1. 视力障碍

昼夜节律起搏器缺乏光输入信号是造成全盲患者形成N24SWD的明确病因。视力障碍群体（特别是全盲患者）缺乏光信号作为有效的授时因子刺激个体昼夜节律与外界同步化，导致昼夜节律延迟或提前。

2. 环境因素

长期处在完全隔绝日常光照的环境中或者长期有不恰当的光照刺激。

3. 精神疾病与神经系统疾病

颅脑损伤、脑肿瘤是N24SWD的高危因素，部分神经发育障碍疾病（如孤独症谱系障碍）也会促进疾病的发生。

4. 医源性因素

部分睡眠-觉醒时相延迟睡眠障碍患者在完成时间治疗后转为N24SWD。

N24SWD主要见于盲人，少数可出现在视力正常的个体中，超过半数全盲患者患有N24SWD。不伴有视力障碍的患者多在青年时期发病，发病因素往往与不恰当的环境刺激有关，如对昼夜节律引导因子的暴露减少或暴露时间不当，尤以光照为主。此外，遗传因素、精神障碍或颅脑损伤等也会增加N24SWD的发生风险。N24SWD的典型主诉是与24h节律不相称的失眠和EDS。患者的睡眠-觉醒周期与24h不同，可以较短，但更多时候通常长于24h，导致入睡时间和起床时间逐渐推迟或提前，随着个体夜节律与外界24h环境昼夜的差异增大，患者周期性地出现EDS、疲劳、夜间失眠等问题，睡眠-觉醒周期与外界差异越大、症状越严重，直到患者的睡眠-觉醒周期再次与外界同步则症状减轻，此后随着睡眠潜伏期再次逐渐增加，患者会再次出现入睡困难。

患者常强迫自己按照24h的昼夜节律生活以维持正常的社会活动，在日间活动中常出现睡头痛、食欲减退、情绪低落等身心症状，部分患者可在患病后出现较为严重的抑郁情绪。N24SWD不仅影响睡眠周期，还会影响多种内分泌激素的功能及其节律（如甲状腺激素、皮质醇、睾酮等），还会伴有其他躯体症状，如严重疲劳、消化道症状、内分泌代谢紊乱。

六、倒班

倒班相关睡眠障碍，又称倒班工作睡眠紊乱，是一种常见的CRSWD，指的是在正常的日间工作时间（7:00～18:00）以外的时间区段工作从而导致以失眠和/或白天过度思睡为特征的一类睡眠障碍，倒班相关睡眠障碍不仅增加了事故的发生率，还引发了一系列的躯体和心理疾病。

在全球范围内约有25%的人从事倒班工作，倒班相关睡眠障碍的发病率在倒班人群中为10%～38%。常见的倒班工作一般分为晚班、夜班、早班、轮班、间隔班、夜间听班及长时间夜间轮班工作，不同的班次之间可能会有不同的表现，长期持续的夜班相较于早班和轮转早班/夜班损失的总睡眠时间更长。不同个体之间表现差异较大，包括轮班频率、时间、家庭/社会经济负担、个体生理差异等都会影响个体对轮班工作的反应。倒班相关睡眠障碍在某些需要长期倒班工作的特殊职业中，如医护工作者、消防员、长途货车司机中的发病率和严重程度也更加显著。

倒班相关睡眠障碍产生的根本原因在于其工作时间占用常规睡眠时间（至少有一部分时间重叠），其发生与昼夜节律失调和睡眠缺失直接相关。在倒班时明亮的光线、进食、体力活动等授时因子的作用下，昼夜节律开始与外界环境产生差异。在白班人群中，皮质醇水平一般在深夜达到最低值，褪黑素水平在夜间睡眠中段达到峰值，在倒班人群中，皮质醇和褪黑素的节律出现了明显的混乱。即使个体主观上想要调整昼夜节律，个体还要面临清晨下班路上的光线、倒班前后与家人朋友的互动、家庭责任与社会压力、白天睡眠环境的光声污染等因素造成的困扰，使主动调整昼夜节律变得困难。

倒班相关睡眠障碍的常见主诉为过度思睡和失眠，伴有睡眠不足、睡眠质量下降、头痛、疲劳等症状。过度思睡、疲劳等症状可导致患者在工作或通勤时相关社会能力减弱、警觉性下降，继而导致人因失误甚至事故，还会影响患者的日间活动，妨碍患者的日常家庭生活以及社会交往。

长期的倒班工作还影响心血管、内分泌、免疫等多个系统的生理功能。研究表明，倒班工作增加了高血压、血脂异常、心肌梗死、乳腺癌等疾病的发病率，还会使免疫功能下降，增加患传染病的风险。倒班工作人群的肥胖率也相对于白班人群来说更高，这可能与倒班工作时不良的饮食习惯有关。应建议倒班工作的患者进行常规体检，避免潜在的健康风险。此外，有研究表明倒班工作能够增加精神疾病的罹患风险。

七、时差

时差相关睡眠障碍是一种由快速跨越至少两个时区引起的CRSWD，快速跨越多个时区后机体的内源性昼夜节律生物钟产生的睡眠和清醒周期时间与时区改变所需求的睡眠和清醒模式产生差异。时差相关睡眠障碍的严重程度和持续时间通常取决于跨越时区的数量、旅行方向、旅行中的睡眠能力，主要表现为失眠、嗜睡、疲劳和日间功能受损等症状。

据研究推测，在亚洲，高峰时期每年约有3.6亿人进行跨国旅行，其中大部分人都要经历时区变动，其中有相当一部分人受到了时差失调的影响。飞行的方向也影响时差相关睡眠障碍的发生，向东飞行通常比向西飞行更容易导致睡眠障碍的发生。在不同人群中的表现也不同，短时间内反复进行跨时区改变的人群，如国际运动员、航空公司职员、国际商务人员等出现的症状更加严重，老年人受时差相关睡眠障碍的影响概率和症状相较于年轻人会更明显。

当个体跨越多个时区飞行时，个体的内源性昼夜节律与外界环境产生差异，引起昼夜节律紊乱，继而导致了时差相关睡眠障碍。其严重程度在很大程度上取决于跨越的时区数量以及旅行的方向，当向东行时，生物钟需要提前，向西则需要延后。一般来说，生物钟的时相提前比时相延迟更困难，因为人类生物钟的内在周期略长于24h，向东飞行的相位差更难抵消，时差症状可能会持续更长时间。

有很多因素能影响时差相关睡眠障碍的发生与否以及严重性，如跨越时区的数目、飞行方向、飞行中的环境，以及是否在飞行中充分地休息、出发前和到达后的睡眠情况、个体对于昼夜节律改变的耐受性、年龄、躯体状况等均可影响其严重性。跨时区旅行中长时间坐姿不舒适、空气质量和压力、应激及饮用过多的咖啡因和酒精都可能会引起睡眠紊乱以及注意力和功能受损。

典型的主诉是跨越时区旅行后出现的EDS、失眠、早醒、睡眠不安等睡眠紊乱，常伴有疲劳、头痛等症状，大多呈自限性。患者的日间功能受损，工作能力下降，可伴有情绪问题，如易怒、激惹等。部分个体可出现厌食、恶心、便秘或腹泻等胃肠道功能紊乱症状。

第五节　睡眠相关运动障碍

一、概述

睡眠相关运动障碍多发生在夜间休息时，常扰乱正常睡眠。主诉多为相对简单的、无目的的和刻板性的行为。《国际睡眠障碍分类标准第三版》（修订版）（ICSD-3-TR）中主要分为不宁腿综合征（restless leg syndrome，RLS）、周期性肢体运动障碍（periodic limb movement disorder，PLMD）、夜间肌肉痉挛、睡眠磨牙症、睡眠相关节律性运动障碍、婴儿良性睡眠肌阵挛、入睡期脊髓固有束肌阵挛、疾病所致的睡眠相关运动障碍、药物或物质所致的睡眠相关运动障碍和未定义的睡眠相关运动障碍，上述睡眠相关运动障碍可导致失眠、睡眠质量下降、疲劳和白天过度思睡等不良后果。

RLS是最常见的睡眠相关运动障碍，属于神经系统感觉运动障碍，主要表现为强烈的、几乎不可抗拒的肢体活动冲动，休息时加重，活动后缓解，多出现在傍晚或夜间，具有一定的昼夜节律性。尽管RLS的活动形式相对复杂和多样化，但仍被认为是睡眠相关运动障碍，其中高达90%的RLS患者患有PLMD，主要表现为睡眠中出现周期性、反复性、高度刻板的肢体运动，多发生在下肢，典型表现为踇趾背屈，常伴有膝、踝关节的屈曲，偶累及髋关节。此外，一部分正常健康人群也被观察到在夜间存在睡眠周期性肢体运动事件，但无睡眠障碍的主诉，也没有睡眠异常的客观表现，这种情况只需要注明存在睡眠中周期性肢体运动即可。夜间肌肉痉挛发作时可伴有疼痛，肌肉抽搐和僵硬持续数秒钟，多在卧床时发生，清醒期或睡眠期均可出现。睡眠磨牙症是指反复咬肌活动，表现为牙齿咬紧或研磨，和（或）下颌骨向后推压，除睡眠期磨牙外，也有部分患者为清醒期牙。睡眠相关节律性运动障碍是指重复、刻板、有一定节奏性的运动，主要发生在困倦或睡眠期间，常累及大肌群，如头部和躯干等。婴儿良性睡眠肌阵挛主要特征为新生儿和婴儿睡眠中出现的反复肌阵挛抽搐，尽管少见但常与癫痫混淆，需注意鉴别。入睡期脊髓固有束肌阵挛常发生在由清醒到睡眠之间的突然肌阵挛，抽搐主要累及轴向肌肉并沿脊髓固有束范围向头、尾侧传导，即最先累及腹部和躯干肌肉，并随后传导到四肢近端和颈部肌肉。另外，一些生理性运动（如交替性腿部肌肉活动、多发片段性肌阵挛）也会较为明显地影响睡眠质量。

二、不宁腿综合征

不宁腿综合征（RIS）可发生于任何年龄阶段，发病率随年龄增长而升高，其中40岁以上具有RLS症状的成人发病率随年龄增长逐渐升高，老年人群可高达18%～23%。不同国家和地区成人RLS的患病率不同。RLS在欧美发达国家较为常见，患病率为5%～10%。然而，来自日本、韩国、新加坡和中国台湾的流行病学资料显示，亚洲人群的患病率较低，为0.1%～3.0%。近期一项荟萃分析结果显示，一般人群中RLS的流行率为5%～8%，且多数人为轻度RLS。女性患病率约为男性的2倍，不除外其中可能是妊娠期RLS发病率增高所致。女性具有更为显著的RLS症状，即感觉障碍症状，而运动症状不明显。

RLS根据病因可分为原发性RIS和继发性RLS。原发性RLS病因尚不清楚，平均发病年龄在40岁之前，可能与遗传因素（遗传度达50%～60%）及环境因素有关。继发性RLS起病年龄晚，病情进展快，主要影响40岁以上的人群。继发性RLS常见于缺铁性贫血、糖尿病、慢性肾衰竭、帕金森病、脊髓损伤、妊娠、代谢病、药源性（如三环类抗抑郁药、多巴胺受体拮抗药）等，其中，在缺铁性贫血患者中RLS的发病率高达24%，妊娠期RLS患病率是普通人群的2～3倍，妊娠晚期是RLS的发病高峰，慢性肾衰竭患者中RLS的患病率是普通人群的2～5倍。

RLS具有家族聚集性，高达63%的患者有至少一个一级亲属患病，尤其是早发型RLS。阳性家族史支持疾病诊断。铁缺乏在RLS的病理生理机制中起着重要作用。研究表明，外周铁缺乏和缺铁性贫血与RLS有关，而且其他铁缺乏原因（如妊娠、肾衰竭）也是RLS的危险因素，给予补铁治疗可改善。然而，大多数RLS患者血清铁均为正常，实验室和临床证据均表明相比于外周铁，中枢铁缺乏对疾病发病更有意义，RLS

患者的病理学和MRI显示黑质、壳核、尾状核和丘脑的部分均可见到中枢铁缺乏表现。

最早有学者认为，多巴胺能药物治疗RLS有效提示RLS发病与多巴胺功能受损有关。系列研究表明突触前高多巴胺能状态与突触间隙和释放的多巴胺一致。可能是多巴胺能刺激增加导致的突触后受体下调，出现傍晚和夜间多巴胺缺乏，出现RLS症状。除了中枢多巴胺能机制外，源于下丘脑背后区的脊髓下行多巴胺能系统也可能参与RLS的病理生理，因其失去了对脊髓的感觉输入抑制作用，从而引起RLS症状。临床中，阿片类药物对RLS治疗有效可能与作用于μ-阿片受体的多巴胺能效应有关，如激动药使μ-阿片受体激活可刺激多巴胺释放。因为μ-阿片受体位于多巴胺能腹侧被盖区和伏隔核，上述区域均介导阿片类药物的镇痛和成瘾机制。此外，已有研究表明，除了多巴胺，腺苷以及其他谷氨酸盐等神经递质也参与了RLS的病理生理。

三、周期性肢体运动障碍

周期性肢体运动（PLM）被定义为在睡眠或清醒中发生的重复且刻板的运动。下肢是最常见的部位，典型表现为足趾和踝关节的背屈，类似于脊柱屈肌反射，偶尔伴有关节和膝关节的屈曲；上肢或身体其他部位的情况较少。因此，PLM通常被称为周期性腿动。1953年Symonds首先观察到患者在睡眠过程中持续出现周期性腿动；1965年Lugaresi及其同事首先在RLS的患者中对PLM进行了PSG记录，首次将其与RLS相联系。进一步研究表明，这种运动既不是肌阵挛，也不只限于夜间发生，将其描述为周期性肢体运动。

周期性肢体运动也经常出现在其他睡眠疾病，如OSA、发作性睡病、RBD和其他内科疾病（如充血性心力衰竭、糖尿病、偏头痛、酒精依赖、脊髓空洞症）。某些药物和精神活性物质也可导致周期性肢体运动，如抗抑郁药、碳酸锂、抗组胺药等。周期性肢体运动指数（即睡眠周期性肢体运动指数，PLMSI）通常随着年龄的增长而增加。周期性肢体运动障碍（PLMD）是周期性肢体运动数量显著增加导致的一种睡眠障碍，它需要排除其他睡眠疾病及药物导致的周期性肢体运动，并且它导致明显的日间症状，如白天嗜睡、疲倦。PLMD属于睡眠相关运动障碍。

PLMD一度被认为是一种罕见的疾病，但现代睡眠医学研究表明其并不罕见。PLMD的患病率似乎因人群而异。据估计，成人患病率为4%～11%，儿童为5%～8%。一项欧洲研究估计普通人群的患病率为3.9%，但这项研究中是基于电话筛查问卷，而不是基于PSG证据得出的，因此可能无法准确反映患病率。年龄较大、女性、轮班工作、压力和咖啡因摄入量是PLMD的一些风险因素。然而，无论种族如何，PLMSI>15次/小时的个体失眠率明显高于PLMSI≤15次/小时的个体（45%vs.25%）。由于PLMD是一种排除性诊断，因此目前大多已发表的文献是基于社区人群中PLMSI>15次/小时的发病率，而不是PLMD本身的患病率。一些生理状态也会导致PLMSI的升高，如一项研究专门调查了孕妇的发生率，RLS和PLMSI>15次/小时的患病率峰值高达25%，研究者推测这可能与缺铁有关。目前还没有专门关于儿童PLMD患病率的数据。根据ICSD-3-TR的标准，儿童的PLMD定义与成人有所区别，其定义为PLMSI＞5次/小时。一项基于社区的研究，儿童PLMSI＞5次/小时的患病率在5.6%～8%。一项更大规模的研究报道提示，25.6%的有生长痛的儿童表现出PLMSI＞5次/小时，而没有生长痛的儿童为10.2%，因此有观点认为生长痛可能是儿童PLMD表型谱的一部分。

原发性PLMD的病因目前尚未完全清楚。公认的危险因素如下：

（1）年龄：年龄增加；

（2）药物：多巴胺受体拮抗药、锂剂、抗抑郁药、催眠药、抗惊厥药等；

（3）其他疾病或状态：不宁腿综合征、心脏病、骨骼肌疾病、发作性睡病、阻塞性睡眠呼吸暂停、慢性肾病、妊娠、铁缺乏、镁缺乏、精神疾病和神经退行性疾病、糖尿病、精神压力增加等；

（4）生活习惯：大量咖啡因摄入（≥6杯/天）、体力活动缺乏、肥胖、睡眠剧烈运动、轮班或夜班工作。

一方面，在一些基于社区的研究中，年龄增长、女性和RLS均被认为是成人PLM的独立危险因素（PLMSI＞15次/小时）。另一方面，生活方式相关因素对PLM加重有一定的影响，尽管仍存在不少争议，缺乏体力活动与较高的PLMSI有关，反之亦然。两项针对PLMD患者的小规模研究报道称，在单次最大努力体力训练后，PLMSI降低，β-内啡肽值增加，这表明了脑内阿片物系统参与PLMD的发病，但还需要大规模的流行病学和干预研究进一步证实。关于吸烟习惯和PLMS的数据仍然存在争议。PLMD的确切起病年龄仍不明确，成人和儿童均可发病，甚至可以在婴儿期发病；自然病程尚不清楚，但有一些儿童患者可能逐渐发展成为RLS。

较多的研究提示，一些精神类药物与PLMSI＞15次/小时显著相关。例如，多巴胺受体拮抗药某些抗惊厥药和锂剂易诱发PLM症状；大多数抗抑郁药，包括选择性5-羟色胺再摄取抑制药（如舍曲林、氟西汀、西酞普兰等）、三环类抗抑郁药（如阿米替林）、5-羟色胺和去甲肾上腺素再摄取抑制药（如文拉法辛、度洛西汀等）和米氮平，都会显著增加PLMSI。但是，另外一些抗抑郁药几乎不影响PLMSI，包括曲唑酮、安非他酮、奈法唑酮和多塞平，临床上往往推荐这些药物用于PLMD易感患者。

血清铁蛋白一直是RLS/PLMD发病机制研究的焦点，可以肯定的是，缺铁是RLS/PLMD最重要的危险因素之一，补充铁剂可以显著缓解这些患者的症状。少量研究提示镁缺乏和PLMS相关，有一项基于社区的研究支持低水平的镁是患者PLMSI＞15次/小时的独立危险因素；另一项小型治疗研究显示，补充镁剂可以使RLS或失眠患者的PLMSI降低。

PLMD的特征是睡眠中出现周期性、重复、高度刻板的肢体运动（PLMS），与临床睡眠干扰或疲劳相关，不能由其他原发睡眠障碍或病因解释。PLM最常发生于下肢，典型发作包括踇趾外展，通常伴踝、膝关节的部分屈曲，有时屈曲累及髋关节，类似的动作可出现在上肢。PLM可在双腿同时发生或交替发生，也可发生在单腿。腿部运动的持续时间通常为15～2.5s，强度和解剖分布各异，从足趾的轻微伸展到整个腿的明显三重屈曲均可出现。发作频率为平均每20～40秒发作1次。患者通常意识不到肢体运动或反复睡眠中断。觉醒可先于、同时或落后于肢体运动出现，表明可能存在中枢性起源机制导致PLM和相关睡眠受扰同时出现。PLMS可能导致觉醒，但通常与失眠无关。PLMD导致白天出现不良症状，如非恢复性睡眠、可能的白天过度思睡，PLMD患者在模拟驾驶时会出现不良的表现。此外，PLMD患者睡眠中频繁觉醒可升高血压和心率，增加心血管疾病和卒中的风险，增加致死率，这可能与PLM相关的交感神经系统兴奋性增高有关。

第六节　精神障碍相关睡眠障碍

睡眠障碍是多种精神障碍最常见的症状之一，也是驱使精神障碍患者主动求医的重要原因。既往普遍认为，睡眠障碍是精神障碍的伴随症状，被列为多种精神障碍的诊断标准。近年来，随着睡眠医学的广泛发展，越来越多的学者认为精神障碍与睡眠障碍存在更为复杂的、以双向因果为特征的交互关系：一方面，睡眠障碍常导致患病个体出现心理困扰，增加精神障碍发病的风险及严重程度，改善患者的睡眠质量，可以缓解其精神障碍症状，对精神障碍的预后产生重要影响；另一方面，精神障碍亦是睡眠障碍患病的高风险因素，并使睡眠障碍的诊断和治疗更为复杂，同时，针对某些精神障碍的治疗也可能引发睡眠障碍。因此，精神障碍相关睡眠障碍需要引起足够的重视。

一、抑郁障碍

广义上的抑郁障碍指的是一大类抑郁性情绪障碍，包括破坏性心境失调、重性抑郁障碍（major depressive disorder，MDD）、持续抑郁障碍（包括心境恶劣）、经前期心境恶劣障碍、物质和/或药物导致的抑郁障碍等共8种亚型，均以显著而持久的心境低落为主要临床特征。这里讨论狭义的抑郁障碍（通常是指MDD），也就是常言的抑郁症，是抑郁障碍中主要经典的亚型。

MDD相关睡眠障碍是指由MDD引起的睡眠紊乱，多慢性起病，并且与疾病严重程度有关MDD患者常共患失眠等睡眠障碍，失眠也是新发抑郁障碍的危险因素之一。失眠作为最常见的残留症状之一，可增加抑郁复发的风险。MDD相关睡眠障碍另一种常见表现形式为过度睡眠或嗜睡，提示非典型抑郁特征。有些人在一次发作中可表现出失眠和过度睡眠的交替发作。流行病学资料显示，在普通成年人中，14%～20%为明显失眠患者和约10%为睡眠过多的患者。美国一项调查显示，在3573名MDD患者中，92%报告至少一种睡眠紊乱主诉，85%报告失眠，48%报告嗜睡，30%同时报告失眠和嗜睡。另一关于青壮年人群中睡眠障碍和心境障碍终身患病率的研究发现，有睡眠紊乱主诉的患者其抑郁障碍患病率明显偏高，其中失眠者抑郁障碍患病率为31.1%，睡眠过多者为25.3%，两者兼有者占54.3%，而没有睡眠紊乱主诉的抑郁障碍患病率仅为2.7%。在对非临床个体的小型试验研究中，睡眠剥夺或限制会导致抑郁情绪的增加。一项对34项涉及超过15万参与者的队列研究的荟萃分析发现，失眠使患抑郁障碍的相对风险增加1倍。长期慢性失眠可能通过神经免疫的异常来增加未来MDD的发病风险。显然抑郁障碍和失眠存在着某些双向关系。

抑郁障碍相关睡眠障碍的发生受到了遗传和环境的影响。抑郁障碍和失眠常同时发生。经典的双胞胎研究表明，失眠和抑郁障碍在遗传和环境的因果影响上有重叠。逆境和压力似乎与失眠和抑郁障碍的同时发生有关。其他被认为与睡眠中断和抑郁障碍有关的共同机制有神经递质失衡（如胆碱能增强或单胺能神经传递减弱）、大脑激活异常（如情绪调控区域）、HPA轴调控异常和炎症等。

研究表明，睡眠障碍和抑郁障碍之间还存在着一定程度的分离。一项对5481名住院MDD患者的研究发现，在3108名缓解期患者中，超过50%在出院时仍然存在严重的睡眠障碍，这些睡眠障碍增加了抑郁复发的风险。这可能表明失眠不仅是MDD的一种症状，然而具体的机制不明。

抑郁障碍以显著和持久的抑郁症状群为主要表现，具体表现为心境低落、兴趣减退、快感缺失思维迟缓、精力体力下降、自罪自责观念和自伤自杀观念或行为，在此基础上常有焦虑或激越。睡眠障碍是MDD的一个常见躯体症状，其表现与一般性失眠或过度睡眠患者的临床症状基本相同，但也有其自身的特点，如患者的主观失眠障碍更严重，负性情绪更明显，这可能与抑郁障碍导致的认知功能下降有关。抑郁障碍患者的睡眠障碍表现形式多样，包括入睡困难、睡眠轻浅、多梦和早醒。入睡困难最多见，一般SL超过30min，而以早醒最具特征性，一般比平时早醒2～3h，醒后难以再次入睡。此类患者还常表现出与抑郁障碍相关的症状，如心境低落、愉快感缺乏或对大部分活动兴趣丧失，伴有其他躯体症状，如头晕、头痛、四肢麻木、胸闷和胃肠道症状等，多伴有不同程度的认知功能下降，如记忆力减退、注意力分散、思维缓慢等。患者的精神活动效率下降，并严重影响到社会生活功能。非典型抑郁障碍患者的睡眠障碍可表现为睡眠过多或嗜睡，这类患者还常有食欲增加或体重增加、明显焦虑、肢体沉重等，对于正性事件可有愉快体验。非典型抑郁障碍与双相情感障碍之间可能存在着同源的精神病理学，因此，对于伴有非典型特征的MDD患者应重点鉴别双相情感障碍。部分睡眠障碍可能持续存在，缓解期MDD患者仍然有上述睡眠障碍症状可增加复发的风险。

通过PSG已经发现抑郁障碍患者的睡眠结构存在异常，包括睡眠连续性中断（SL延长、入睡后觉醒次数增加、早醒、睡眠效率下降）、REM睡眠脱抑制（REML明显缩短、首次REM睡眠延长、REM密度增加）和NREM睡眠改变（SWS、慢波活性和2期睡眠减少；年轻患者中，SWS和慢波活性自首个NREM睡眠漂移至第二个NREM睡眠）。还有研究发现伴失眠的MDD患者PSG的表现与原发性失眠相似。

二、焦虑障碍

焦虑障碍是最常见的精神障碍之一，包括广泛性焦虑障碍（generalized anxiety disorder，GAD）、惊恐障碍、社交焦虑障碍（social anxiety disorder，SAD）、场所恐惧障碍、特殊恐惧障碍、分离性焦虑障碍。一项大型跨国流行病学调查发现约28.8%的成年人在其一生中某个时刻会被诊断出患有焦虑障碍。

睡眠紊乱是焦虑障碍最常见的临床症状之一，焦虑的发作通常预示着睡眠障碍的发生，同时，相当一部分患者的失眠可以归因于焦虑障碍。因此，焦虑障碍相关睡眠障碍是指由焦虑障碍引起的睡眠紊乱。有证据表明焦虑障碍与睡眠障碍之间存在着神经生物学联系。睡眠障碍患者存在皮质和外周觉醒水平升高。焦虑发作时，杏仁核和海马体等边缘结构被激活，刺激包括外侧下丘脑的食欲素神经元、蓝斑的去甲肾上腺素、能神经元和中缝核的5-HT能神经元在内的觉醒调控系统，进而提高患者觉醒水平，诱发睡眠障碍。

（一）广泛性焦虑障碍

GAD是一种以焦虑为主要临床表现的精神障碍，终身患病率约为6%，女性患病率高于男性，大约为2∶1。GAD一般表现为慢性病程，患者常有不明原因的提心吊胆、紧张不安，以及显著的自主神经功能紊乱、肌肉紧张及运动性不安。患者通常能识别到自己过度及不恰当的担忧和紧张，但难以控制，因此感到痛苦。此外，患者还常以躯体不适（如头痛、背部或肩部疼痛、慢性胃肠道不适等）就诊于综合医院，很少能够完全缓解，严重时可合并抑郁障碍。

GAD相关睡眠障碍的特征症状为入睡困难、睡眠维持困难及睡眠质量下降。GAD的核心认知特征——过度担心，可能是睡眠障碍的发病和维持因素。例如，患者经常抱怨在睡前难以控制的过度担忧，导致其入睡困难。美国《精神障碍诊断与统计手册》（DSM-V）甚至将睡眠障碍（入睡困难或维持睡眠困难，或辗转不安、对睡眠不满意）作为GAD的诊断标准之一，更将易疲劳、易激惹和思想难以集中或头脑一阵空白等症状归因于睡眠障碍。与健康对照受试者相比，GAD相关睡眠障碍患者的PSG特征主要表现为TST降低、SL延长、WASO增加及睡眠效率降低。然而，这些改变缺乏特异性，仅供诊断时参考。

（二）惊恐障碍

惊恐障碍又称急性焦虑障碍，表现为突然发作的、不可预测的、反复出现的强烈惊恐体验，一般历时5~20min，伴濒死感或失控感，患者常体验到濒临灾难性结局的害怕和恐惧，并伴有自主神经功能失调及躯体症状，如胸痛、心动过速、呼吸急促、头晕目眩等。有证据表明，惊恐体验可以在睡眠期间发生。

惊恐障碍的终身患病率在1%~4%，女性比男性多见，典型的发病年龄在青年期，在老年人中少见，但可能出现在儿童期。部分患者即使经历多年罕见的惊恐发作，健康状况却没有明显变化。更多时候，患者的发作性预期焦虑（对未来发作的恐惧）和对可能的潜在躯体疾病的担忧可持续1个月或更长时间。值得注意的是，当所恐惧的对象是特定场所或处境时，则被称为场所恐惧障碍，可以独立于惊恐障碍单独诊断。

至少2/3的惊恐障碍患者报告有中度至重度的睡眠困难，包括难以入睡和睡眠维持困难、非恢复性睡眠和夜间惊恐发作。此外，惊恐障碍患者还可出现孤立性睡眠麻痹，即在REM睡眠中不自主静止状态侵入清醒状态时出现的短暂性大肌肉运动麻痹，这可能与蓝斑区的脑干NE神经元在REM睡眠时处于静止状态，而清醒时未能快速恢复到自发起搏器样放电活动有关，而后者可导致皮质觉醒。孤立性睡眠麻痹期间除了无法活动，部分患者还报告焦虑、胸闷等躯体不适。一项调查孤立性睡眠麻痹患病率的研究发现，孤立性睡眠麻痹的患病率在惊恐障碍中高达20.8%。

睡眠中出现的惊恐发作同样是惊恐障碍常见的睡眠紊乱之一，患者通常描述为从睡眠中突然惊醒，并伴有呼吸急促等躯体症状。睡眠惊恐发作一般发生在2期和3期睡眠之间，与梦境无关。大约1/2的惊恐障碍患者报告有睡眠惊恐发作，一些研究甚至估计多达1/3的患者会反复经历夜间惊恐。研究表明，睡眠惊恐发作与血液中二氧化碳水平变化的敏感性高，SWS时呼吸不规律与自主神经活动的异常（即蓝斑异常激活）等生理因素相关，同时还与不良认知有关。做好了心理准备迎接睡眠期间剧烈生理变化（如听觉信号）的人与未做准备的人相比，夜间觉醒次数明显减少。夜间恐慌患者的生理异常水平甚至通过CBT逐步正常化。PSG相关研究表明，睡眠惊恐发作多见于NREM睡眠期，特别是在由2期向3期睡眠转换期间。同时，惊恐障碍患者存在睡眠效率降低、SL延长、REM睡眠期SL缩短等异常，但结果缺乏一致性，尚无定论。

（三）社交焦虑障碍

SAD又称社交恐惧症，是以在社交场合持续紧张或恐惧，回避社交行为为主要临床表现的一类焦虑障碍。SAD患者在社交场合中的焦虑可能会以惊恐发作的形式出现，表现为心理极度不适和躯体症状，如心跳加速、颤抖、出汗、脸红等。在其他场合下，症状可能不那么严重，但持续时间更长，尤其是在预期或即将到来社交场合之前。SAD和相关的回避可显著干扰患者的日常生活并降低生活质量。大约1/2的患者于幼儿期发病（即"一直存在"），女性略多于男性，但男性更常到相关治疗机构就诊。

SAD患者很少有睡眠障碍的主诉。但是，经历预期焦虑时，SAD患者更容易出现睡眠障碍，尤其是入睡困难。患者中PSG的参数基本正常，SL、睡眠效率、REM睡眠期SL、REM睡眠分布和睡眠密度与健康对照受试者相似，因此PSG的参考意义不大。

三、创伤及应激

在DSM-V中，创伤后应激障碍（PTSD）与急性应激障碍（acute stress disorder, ASD）一起被归类为创伤及应激相关障碍，是常见的致残性疾病。与之相关的睡眠障碍则是指一组主要由社会-心理-环境等因素引起的异常心理反射所致的睡眠紊乱。

（一）创伤后应激障碍

PTSD是个体在接触一个或多个创伤性事件（生命受到威胁，如暴力攻击、性侵害、严重的机动车碰撞等）或突然的生活状态改变（意外或非预期的亲人离世等）之后所发展出的一系列特征性症状，包括强烈的害怕及无助感，以及长期反复、不自主出现的对创伤事件的痛苦回忆等。上述症状通常出现在创伤事件后的3个月内，也可能延迟数月，甚至数年出现。PTSD在普通人群中的年患病率为2%～3%，终身患病率高达1%～14%。在特殊执业人群中，如退伍军人、警察、消防人员等可能接触创伤风险较高的执业患病率更高。既往研究发现，1/3 PTSD患者终身不愈，1/2以上的患者常共患物质依赖、抑郁障碍和焦虑障碍等疾病。

PTSD患者对关于睡眠异常的抱怨普遍存在，且往往较为严重。有些患者甚至称自己已经数十年没有睡好，这种情况通常还会得到同床伴侣的证实。PTSD的诊断标准同样明确提及噩梦（被看作是反复体验的现象）和失眠（入睡困难和睡眠维持困难）两个显著的睡眠异常。同时，患者大多伴有多年的处方药物服用史，且疗效较差。极度的高警觉可能是重要原因之一。既往调查显示，罹患PTSD的退伍军人可能会在清晨花数个小时来巡视周围环境以确保自身安全。

PTSD患者睡眠特征有以下几点：

1. 睡眠障碍发生率高

PTSD患者梦魇的发生率为50%～70%，失眠的发生率为40%～50%，OSA的发生率约为50%，而PLMD的发生率为33%～76%。

2. 睡眠障碍发生时间早

在经历创伤性事件后，持续受损的睡眠紊乱通常是首发症状。一项调查显示，在车祸中受伤的个体，如果在受伤1个月内出现明显的睡眠问题，不仅其在12个月内发展为PTSD的风险显著增加，合并物质滥用以及其他躯体和精神症状的危险也明显增加。

3. REM异常

PTSD患者的梦多出现在REM睡眠期间，最突出的特点是患者的梦境常有明显的焦虑色彩。PTSD患者REM睡眠时间和数量的异常并不是固定不变的。既往研究发现，PTSD患者在REM睡眠期间眼动频率及肌肉运动增加。与其他睡眠阶段相比，伴有或不伴有对梦境回忆的觉醒更多出现在REM睡眠期，提示PTSD患者REM睡眠期觉醒水平更高，REM睡眠期睡眠片段化严重。

4. 睡眠障碍持续时间长

研究显示，PTSD患者接受治疗并取得显著治疗效果后睡眠障碍的改善程度较差，各种形式的睡眠紊乱继续残留，并在疾病后期发展成为独立于PTSD的睡眠障碍。

5. 客观睡眠检查异常

针对PTSD患者客观睡眠参数的研究目前尚无统一结论。同样利用实验室标准睡眠评估工具，一些调查发现，PTSD患者与健康对照组受试者相比，在客观睡眠参数上没有显著差异；另一些研究则发现两者之间存在客观睡眠参数的差异。过多的混杂因素（性别、年龄、是否合并其他精神障碍等）进一步降低了研究的一致性。总体而言，目前已知的PTSD患者睡眠质量和睡眠结构的改变包括SL延长、TST减少、夜间清醒时间增加、睡眠效率下降、REM睡眠期增多等情况。

（二）急性应激障碍

ASD又称为急性应激反应，是指患者在遭受急剧、严重的精神打击下，数分钟或数小时内（通常1h以内）所产生的一过性的应激反应，表现为强烈恐惧体验所致精神运动性兴奋，有一定的盲目性。在脱离相关时间的影响后，患者一般可在数小时或数天内症状有所缓解。ASD的发生与缓解均与个体的性格特征、既往经历、应激处理能力及家庭支持等有关。ASD的发病率存在性别差异，女性的发病率比男性的发病率高，这可能与她们更可能接触ASD相关的高危创伤事件有关。现有的流行病学调查显示，不同应激事件后ASD的发生率有所差异：严重的交通事故后ASD的发生率为13%～21%；暴力伤害后约为19%；严重烧伤后为10%。

目前对ASD相关睡眠障碍系统的研究较少，但失眠是其常见的临床症状之一，表现为入睡困难或睡眠维持困难。此外，与创伤相关的梦魇也是患者的常见主诉之一。总体来看，ASD患者存在睡眠质量和睡眠结构的改变，包括SL延长、TST减少、夜间清醒时间增加、睡眠效率下降等情况。

一般情况下ASD不能在创伤事件发生后3d内诊断。ASD多是一种暂时的应激反应，会在接触创伤事件后的一个月内缓解，并不直接导致PTSD的产生。约有50%的ASD患者可能在创伤事件一个月后进一步发展为PTSD。

四、物质滥用

所有的精神活性物质基本上均对夜间睡眠和日间警觉产生一定的影响。睡眠障碍和物质使用障碍（substance use disorder，SUD）具有双向关系。睡眠障碍可能会增加SUD发生、发展和复发的风险。反复接触成瘾物质会扰乱睡眠的时间和连续性，戒断成瘾物质会导致睡眠紊乱、失眠和负性影响，这往往会诱发对成瘾物质的渴望和冲动，从而导致复发。此外，这些成瘾物质通常会改变和破坏负责调控睡眠-觉醒的神经生理学系统。睡眠障碍通常会增加SUD的诱发因素，如压力增加、情绪不稳定和疼痛敏感性增加等。

许多精神活性物质对睡眠的影响均需参考物质使用的具体应用情况。例如，精神活性物质的使用是低剂量的社交性使用，还是在滥用或依赖背景下的高剂量使用，或是继发于医疗情形（如治疗疼痛）的应用；目前患者是正在使用，还是处于戒断期。随着社会工业化进程的发展，咖啡因和酒精成为人类最常用的影响睡眠的精神活性物质。尽管咖啡因的半衰期为3～7h，但使用它引起的失眠和浅睡眠会持续10h。酒精导致TST、睡眠效率、SWS的减少，特别是在后半夜。另外，中枢神经兴奋药可用于治疗睡眠障碍所继发的白天过度思睡。除直接干扰睡眠外，精神活性物质可能还会加重睡眠障碍。许多精神活性物质（如酒精、兴奋药物和阿片类药物）会抑制REM睡眠，耐受性增加也会增加REM睡眠的抑制作用，停药期间会发生REM睡眠反弹。在成瘾行为中发生的特定REM睡眠相关改变的性质目前尚不完全清楚。这些改变对于成瘾的维持和复发阶段可能特别重要。

按照DSM-V的规定，如果睡眠障碍仅发生在精神活性物质中毒或戒断期间，则诊断为精神活性物质相关睡眠障碍，而在医药处方的情况下出现耐受性增加和戒断症状，不应列为SUD的诊断。因此，在做出物质使用相关睡眠障碍的诊断前应仔细分辨患者是否存在原发性睡眠障碍。

（一）酒精

酒精能够影响脑功能，酒精中毒引起的脑功能障碍已经成为全球共同关注的社会和医学问题酒精对中枢神经系统先兴奋后抑制的双向作用和酒精依赖者神经递质的改变与睡眠障碍的发生关系十分密切。长期反复饮酒可导致GABA受体功能下调，5-HT水平明显降低，5-HT递质传递功能减弱，导致停饮后出现戒断反应。目前已知GABA和5-HT等是维持正常觉醒、睡眠节律的重要神经递质。酒精依赖患者的失眠还可能与酒精介导的广泛性脑皮质损害以及酒精相关神经元损伤有关。慢性酒精消耗产生的神经适应性导致异常的神经递质兴奋，在戒断期可增加中枢神经系统觉醒，阻断睡眠，引起失眠症或其他睡眠障碍。酒精依赖和睡眠障碍的其他神经生物学机制还包括生长激素释放激素（growth hormone releasing hormone，GHRH）和环磷腺苷作为睡眠因子可以调控与酒精依赖相关睡眠障碍；人体免疫系统会影响酒精依赖患者的睡眠，细胞因子水平异常也可使酒精依赖患者出现睡眠障碍。

失眠症状可出现在酒精依赖期、急性戒断期、戒酒后早期及延迟期。酒精依赖患者的失眠症状主要表现为入睡困难、TST减少，以及睡眠中断、易醒等。酒精依赖的严重程度与睡眠异常相关。酒精依赖患者的年龄越大，深睡眠越少；病程越长，睡眠效率越低。酒精依赖患者经戒断治疗后，仍可存在TST减少、易受睡眠干扰因素（环境和心理因素等）的影响、梦魇及其他焦虑样梦境增多、SL延长、睡眠效率下降等睡眠结构的异常。大部分失眠出现在戒酒初期，严重酒精中毒还会继发遗忘综合征、酒精性肝病和脑病等，这些都可以严重影响睡眠的连续性，并且入睡困难。失眠也是酒精依赖者戒断症状的主要表现之一，严重失眠可能会发生震颤、谵妄，同时失眠会促使酒精依赖患者出现复饮。

其他睡眠相关问题主要包括昼夜节律相关睡眠-觉醒障碍及OSA。酒精依赖患者褪黑素分泌延迟或水平下降，导致出现入睡困难、昼夜节律紊乱。酒精会使个体对气道阻塞的正常觉醒反应能力下降，从而损害呼吸功能，酒精对上呼吸道肌肉有松弛作用，导致既有的打鼾、睡眠紊乱呼吸和睡眠中断的情况出现或加剧，但酒精与OSA的相关性有待进一步评价。

（二）咖啡因

咖啡因是一种黄嘌呤生物碱化合物，广泛存在于各种食品和饮料中，如巧克力、咖啡、茶等，它也是社会上被使用最广泛的中枢神经兴奋药，通常不被视为滥用药物，即使在医学界，其滥用的可能性也未得到充分认识。从睡眠与觉醒的调控生理学可知，咖啡因通过阻断大脑腺苷受体提高了觉醒程度。作为一种内源性催眠物质，腺苷在调控睡眠和觉醒中的作用已通过人类和动物研究证实。腺苷受体激动药通常会促进睡眠。

个体对咖啡因的反应不同。一些人在饮用250mg咖啡因时就显得过度兴奋，其他个体则较少受影响，特别是长期使用者，对咖啡因的兴奋作用已产生了部分耐受性。咖啡因中毒表现为坐立不安、神经过敏、兴奋、失眠、面部潮红、胃肠道功能紊乱和其他症状。摄入500mg咖啡因引起的效应和约5mg苯丙胺的效应相当，超过1g的咖啡因可引起失眠、呼吸困难、谵妄和心律失常，咖啡因剂量超过5g时会导致死亡。虽然咖啡因的半衰期为3～7h，但其效应维持时间可长达8～14h。因此，即使在下午或夜间的早些时候摄入咖啡因，它仍可以对夜间睡眠产生显著的影响。即便不是在上床前使用咖啡，一天中饮用咖啡达到6杯或更多，就有可能导致夜间的失眠。咖啡因对婴儿和孕妇造成的影响持续时间更久，类似于对老年人和甲状腺功能减退患者的作用，较低的剂量即可能引起中毒。另外，咖啡因可能会诱发惊恐障碍患者出现惊恐发作。

共同使用酒精和咖啡因在几小时后能协同产生失眠。当两种物质一起使用时，首先它们表现出相反的效应，即镇静性的酒精抵消了咖啡因的兴奋性作用。然而酒精的半衰期短于咖啡因，在酒精摄入4～6h后，酒精的血浓度已经接近零，因此，在咖啡因的血浓度保持相对较高的时候，患者也经受着酒精激起的戒断效应。类似的协同性效果也可能发生于咖啡饮用者睡眠时，如在睡前服用过短效催眠药。

许多患者及其医师都没能意识到咖啡因可促发焦虑、失眠等症状或其他障碍。每日饮3杯咖啡或更多（400～500mg咖啡因）的患者有上述症状，逐渐减少所有咖啡因类物质的使用是有益的。然而，应该避免骤然不喝咖啡，因为易激惹、心境恶劣、疲劳、思睡、头痛和流行性感冒样症状可能在末次饮用后18～24h接踵而至，这些撤药症状提示大量使用咖啡因的人可能出现依赖，而且会通过每天喝咖啡和增加喝咖啡的量来避免这些不适症状。与咖啡因有关的睡眠相关问题被DSM-V诊断标准归类于物质所致睡眠障碍（咖啡因亚型）。

（三）烟草

烟草中的尼古丁是一种众所周知的成瘾物质。据估计，20%～50%的吸烟者满足尼古丁依赖的诊断标准。共病其他精神障碍的患者，其尼古丁依赖的发生率较普通人群高出2～3倍。接近1/2的吸烟者经历过尼古丁戒断反应。有一个大致而简单的尼古丁依赖的测定方法，问吸烟者在早晨起床后距离该日首次吸烟的时间，30min或者更短则提示吸烟者有尼古丁的严重依赖。

尼古丁对于未吸烟者睡眠的直接影响尚无明显的特征。一些证据表明在低剂量时尼古丁有镇静效应，高剂量时表现为警觉效应。另外，尼古丁会减少健康对照者的TST和REM睡眠时间。在尼古丁急性戒断期间（开始戒断后的几天），吸烟者的睡眠趋向恶化，夜间觉醒增多，并伴有第2日多次小睡睡眠潜伏时间试验所显示的思睡。尽管尼古丁戒断会扰乱单独一晚或是几晚的睡眠质量，少量尼古丁使用可被用作烟草戒断的替代治疗。少量尼古丁对睡眠的影响可能具有复杂效应。临床上，少量的尼古丁可以改善心境不良等其他症状。

第一节 深 睡 眠

一、深睡眠评估

（一）为什么睡眠

睡眠远不止是休息这么简单。每个人都要睡眠，也都从各自的体验中了解到睡眠的性质、深度、紧张程度和精力恢复程度迥然而异。在某人睡眠时仔细观察，也许他正一动不动地躺着，周围既安静又舒适，呼吸又轻又均匀，也可能不时地翻身；可能看得到他的眼球在眼皮下移动，表明正在做梦。睡眠中的人很可能对周围发生的一切毫无反应——虽然同他说话，可能得到一些语无伦次的回答。如果给予一个足够强的刺激物，比如孩子的哭叫或闹钟的铃声，他会马上醒过来，虽然还需要一小会儿才能彻底清醒。

有的科学家将睡眠与清醒作对比，认为他们是事物的两个对立面。如果说清醒是指完全自觉的时间：当人们可以自愿地做一些事，如吃、喝、思考和工作；那么，睡眠正好是对立面。处于睡眠状态时，除了个别无意识的动作（如抓痒），正常情况下身体一般是不活跃的。大脑的特殊机制抑制了感官传来的各种信息流，与此同时，大脑的其他信号系统处于放松状态，甚至使身体的许多主要肌肉处于瘫痪状态。虽然在睡眠中人的思维仍是活跃的，但大脑加工过程缺乏清醒时所具有的结构和逻辑。

除非睡眠会提供给人类明显的生理与心理优势，否则进化——自然界对生物用进废退的决定，不会使人将一生约1/3的时间用于睡眠。睡眠时大多数的感官刺激都被拒之体外，肌肉处于完全放松状态——有些甚至处于暂时瘫痪状态。有人认为睡眠的目的是强迫自己休息，然而，不能仅将睡眠简单地看作是节省能量的手段。睡眠期间节省的能量微不足道：体重91公斤的人睡眠时以每小时80卡路里的速度消耗能量，而其在静坐时消耗的能量是每小时95卡路里，因此与8小时清醒休息相比，8小时睡眠所节省的能量仅约1杯低脂牛奶。

持有类似看法的科学家认为深度睡眠对于解除白日劳累至关重要，做梦可以恢复大脑的工作效率。这样的结论是基于"新陈代谢快的动物用于睡眠的时间多于代谢慢的动物"而得出的，也就是说，人类通过睡眠强迫身体和大脑停止工作，进行内部维修以防止能量消耗过度。然而，越来越多的证据表明深度睡眠对身体的修复并不比轻度睡眠或清醒时休息更多，而且，大脑的大部分功能在做梦时和清醒时活跃度相同。许多心理学家认为，大脑在睡眠时（特别是做梦阶段）的活动对人的情感和精神健康十分重要。

（二）自然状态何时睡眠

植物有一种看起来与人类相似的规律，在白天"工作"（光合作用），夜里"休息"。除观察植物外，科学家们发现动物的睡眠行为很有启发意义。不同的哺乳动物（恒温动物）睡眠时间不同这一事实是睡眠的关键因素之一。例如，棕色蝙蝠每天只活动4个小时，北美负鼠每天睡18个小时，与这类动物相反，反刍动物（如奶牛、马）每24小时里只睡3～4个小时。由此可以得出，动物的体积越大，新陈代谢越慢，需要的睡眠越多。观察动物同时可以发现，睡眠有着固定的姿势，甚至连甲壳纲动物在休息时也肌肉活动改变，采取特定的身体姿势。总结对自然界的观察，发现了三个影响人类睡眠的因素：昼夜的自然周期、新陈代谢和睡眠姿势（对人类意味着睡眠的环境和位置）。

有关睡眠的问题中，人们最常问的是"正常"睡眠时间是多少。在改善睡眠之前，必须搞清楚睡眠机制的一个重要原则问题：睡眠时间需求因人而异，部分取决于我们受抚养的方式，部分取决于我们的生理构成。这个难以直接回答的问题还忽略了另一个重要因素：不应简单地问需要多少睡眠时间，还应问什么时间睡眠比较合适。

午睡在许多地中海地区和热带地区十分盛行，但午睡者并没有受益于"额外"睡眠。事实上，人们的睡眠是平衡的，在盛行午睡的地区，人们夜里通常比不午睡地区的人睡得晚。总的来说，午睡地区的人日均睡眠量也是8小时，他们将睡眠分成时间不等的两次（第一次2～3小时短暂睡眠和第二次5～6小时较长睡眠）。在实行9:00～17:00工作日之前，西方人的睡眠方式早已将一日内睡眠分成几次；一些研究表明，中世纪人的睡眠通常分为三次，分别为下午的午睡，傍晚的小憩和黎明前的一次长睡眠。许多研究表明，人类生理结构不适合一次睡眠，并且24h内"多阶段"睡眠是动物界中最常见的睡眠方式，而"一次性"睡眠则要少得多。

人的睡眠方式在一生中变化巨大。刚出生时，婴儿每天断断续续睡18个小时，只在进奶时才短暂清醒；3～4岁的儿童睡12个小时左右，在这个年龄段生长迅速，睡眠大部分是"深度"睡眠；12～18岁之间的青春期，人的睡眠方式（包括所经历的各睡眠阶段）变化很小，真正变化的是对自己社会和性别地位的意识，这种日益增长的意识会干扰睡眠并使人做梦，青春期睡眠同时还受到同龄人和学校压力的影响。成年早期（18～30岁），生活方式的改变又为睡眠带来了新的压力，此时的睡眠规律已基本确立，一般情况下也能得到足量睡眠，但环境改变给睡的影响可以是破坏性的——工作压力、经济负担、饮酒、婚育等等；继续年长一些后，睡眠质量进一步恶化，老年的睡眠一般很轻，而且经常被打断，因此很多人步入老年后开始白天打盹以弥补夜间损失的睡眠。

人的一生究竟有多少睡眠变化不可逆转，这一点尚不明确。年龄变化带来的睡眠损失或许无可阻挡，但这并不意味着睡眠没有改善余地。无论处于什么年龄段都可以努力提高睡眠质量，以充分享受清醒的宝贵人生。

（三）睡眠记录

提高睡眠质量是一个循序渐进的过程，测试进步的有力方法是睡眠记录，也就是睡眠日记。在解决睡眠问题之前、过程中和之后都可以凭借这个工具评估一下睡眠中所发生的事。

可以使用如下"睡眠表格"帮助评估，它将一整夜的睡眠情况进行划分：从晚9点到早9点划按小时分为12个时间点，晚上记下9点以前你所做的任何事（包括饮食）以及去睡觉的时间，在准备睡觉的时间点上打个叉；第二天早上，判断一下前一天晚上真正入睡的那个时间并在上面涂个圆点；如果在夜里起床，在那个时间点上画个向上的箭头并记下所做的事（喝水、去卫生间等）；在认为自己睡眠质量最差的时间段上画条曲线，在睡得安稳的时间段上画直线，在清晨半睡半醒的时间段上画虚线；在起床的那个时间点上画个向上的箭头。

可以使用上述表格进行2周的睡眠情况监测练习，其间听其自然，不必使用任何改善睡眠的措施，2周时间可以用来总结生活方式或生活事件对睡眠的影响（工作紧张、休假、人际冲突等等）。对自身有了整体基础印象后，后续进行睡眠修复疗愈时可以重复这个监测模式以检验效果。

（1）拿一张纸作为样本，写上"白天"，留下几行空处以记录一天所经历的事。在空处下面画一个睡眠表格，留下空处做表格的备注，然后写上数字1～10。标上1表示"非常瞌睡"，10表示"非常清醒"。将这一样本复制14份，在每一页的最上面写上这14天的天数和日期。

（2）每晚完成日记的白天记录部分，填写表格。第二天醒来，完成表格填写并在1～10中圈上某个数字，表明你醒来时的瞌睡或清醒程度。

（3）两周结束时总结日常生活对睡眠质量的影响，并思考可以采取哪些措施抵消白天的活动对睡眠所产生的影响。

二、深睡眠模式

（一）深睡眠质量评估

中国睡眠研究会根据世界卫生组织（WHO）有关标准要求制定了深睡眠质量评估表（表3-1），用于记录对睡眠质量（深睡眠）情况的自我评估。总分小于4分则睡眠质量尚可，总分在4～6分则睡眠质量较差，总分在6分以上则睡眠质量很差，严重影响身心健康。

表 3-1　深睡眠质量评估表

（1）入睡时间（关灯到睡着时间）

0分：马上入睡

1分：年轻人超过30分钟不能入睡

2分：到半夜12点以后才能入睡

3分：老年人超过40分钟不能入睡

（2）夜间苏醒

0分：睡眠深，中途不易惊醒

1分：醒后又入睡不超过5分钟

2分：夜里醒来时间超过5分钟

3分：夜里醒来时间超过40分钟

（3）早醒

0分：不早醒

1分：比平时早醒30~60分钟

2分：比平时早醒1~2小时

3分：后半夜基本醒着

（4）睡眠深度

0分：睡着沉，不易唤醒

1分：睡着，但易惊醒

2分：感觉整夜都在做梦，对外面的动静很敏感

3分：基本没睡着，像没睡似的

（5）梦境情况

0分：被唤醒时没有做梦，感觉做过，但想不起来

1分：被唤醒时在做梦，内容很清楚

（6）白天情绪

0分：情绪正常、稳定

1分：情绪不稳定，急躁，易怒

2分：情绪低落

（7）白天身体状况

0分：神清，精力充沛

1分：无精打采，反应下降

2分：记忆力下降、健忘

（8）气色（脸色）

0分：脸色红润有光泽

1分：脸色苍白或晦暗或憔悴

2分：眼睑松弛，皱纹增加

（二）认识睡眠控制

季节变换是一种超昼夜（一周期多于24小时）的节律。尽管人不是冬眠动物，同样会受到季节变换的影响。光线的不足促使脑释放出松果腺激素，主要是调整睡眠的褪黑激素，这意味着当冬天到来、黑夜延长时，褪黑激素增多，提醒身体季节的变幻，

其结果是人在冬天时自然而然地睡眠需求增多（夏天减少）。在美国，褪黑激素是唯一不受美国食物药品管理局控制的激素，而且因为它可以防老化、延长生命而被广泛使用。不过，由于它是一种效力强劲的调整类激素，虽然可以影响生物钟，但是否确能提高睡眠能力尚有待证实，必须在专业人士的建议下使用。

生物钟由上万个位于大脑深处神经细胞组成，靠近控制睡眠和清醒的某些主要区域。组成生物钟的细胞同样位于视神经附近，而视神经负责对眼睛所感受到的光线明暗度信息进行加工。生物钟的自身运转规律约24小时一个周期（略微因人而异），环境（尤其是温度和光线的变化）制约着生物钟的运转，因此我们睡眠和醒来的时间大致相同。环境决定着睡眠时间，不过作为人体内在自制的生物钟有自身的规律，即使一直有日照或温度持续不变也将继续24小时的睡眠周期。24小时周期被称为24小时生理节奏。

生物钟对睡眠修复的意义在于，厘清生物钟的运转节奏比太阳的运转节奏快还是慢非常重要。迟睡晚起的人生物钟要比24小时一天的节奏慢一些，这些人被称作猫头鹰型；相反，早睡早起的人生物钟运转要快一些，这些人被称作百灵鸟型。表3-2可帮助判断是百灵鸟型或猫头鹰型的人，猫头鹰型的人如果希望提前一小时睡觉以得到更多的睡眠，可能会在那一小时内无法入睡，更为妥善的做法是根据生物钟采取适当的措施改善睡眠质量。

表3-2　百灵鸟型/猫头鹰型简易评估表

你在早上6点起床是否精力充沛？
晚上9点上床，你是否能很快入睡？
到半夜才睡对你来说是否很困难？
如果你对上述问题的回答都是肯定的，那么你就是百灵鸟型的。
你是否晚上11点睡觉才能保证醒来时精力充沛？
你在午夜前入睡是否有困难？
凌晨1点上床，你是否能很快入睡？
如果你对上述问题的回答都是肯定的，那么你就是猫头鹰型的。

从生理方面看，睡眠和清醒控制中枢位于大脑深处，表明这些中枢的功能虽然重要却也十分原始。控制睡眠的中枢有三到四处，大约是维持清醒中枢的两倍，这样一来，如果大脑的某部分受到损害，尚有充足的补充中枢取代它的工作。一些中枢与其他执行重要的也是基本功能的中枢毗邻，如那些调整身体温度、新陈代谢或食欲的中枢，所有这些中枢都对睡眠能力有一定影响。

人在深睡眠时睡眠中枢都处于活跃状态，而清醒中枢则都处于不活跃状态。然而，如果受到干扰，例如床铺不舒适、高温、疼痛、噪声，清醒中枢将被启动，激活大脑的其他部位进而决定刺激物是否值得采取进一步的举动。如果干扰因素被认为是重要的（如婴儿哭声或燃烧烟味），更多的大脑中枢将被激活，使睡眠者接近清醒状态；如果干扰因素被认为无关紧要，大脑的大部分中枢将保持睡眠状态，睡眠者不会十分清醒，此时即使有短暂的清醒也很可能被遗忘，因为被激活的部分不足以使人完全清醒。无论是否清醒过，在早晨起床时都会感到睡眠不佳。由此可见，环境对于睡眠质量起到决定性作用。

（三）睡眠节律

1929年汉斯·勃格尔发明了脑电图仪，成为睡眠学上的重要成就，由此人们了解到睡眠并不是简单的一维状态，而是一种动态过程：大脑不停地对环境和身体的内部功能做出反应，同时监控睡眠本身。

了解大脑在白天和晚上不同时间的电波活动，有助于更好地理解睡眠时大脑活动。前文已经讲述过，完全清醒时大脑处于高频低压的β波下，这种波的频率受从事工作和紧张程度影响，工作越活跃或紧张程度越高β波的频率越高随着人越来越疲惫时逐渐降低。当放松下来合上眼睛休息时，β波转变成频率较慢的相对低压的α波，随后，当开始阶段1的睡眠时，α波中开始出现频率更低的θ波。阶段1睡眠是一种处于睡眠和清醒之间的过渡状态。此时人极易清醒过来，也可能经历一种类似真实的幻觉，被称作入睡前幻觉。一个身心健康的人阶段1睡眠很短暂，很快会产生一种又快又短的电波，因其波形类似纺织梭而被称作睡眠梭。接下来进入真正睡眠的初始状态即阶段2，此时人对外界完全失去知觉。这些睡眠梭很快转化成δ波，这是一种幅度极大、频率极慢的波，阶段3和阶段4的睡眠都是由这种波控制的，这两个阶段是睡眠的最深阶段。前4个阶段统称为NREM睡眠。睡眠的第5个阶段即REM睡眠，通常认为这个阶段与前4个阶段截然不同，大脑高度活跃，脑电图显示此时的脑电波类似清醒时的脑电波。

睡眠不是线性的，不是按睡眠阶段从轻度睡眠（阶段1～2）到深度睡眠（3～4）到REM睡眠进行，人的睡眠一般要从阶段1到4然后再回到阶段2，最后进入REM睡眠，一晚上经历约五次完整周期，成年人的一个周期约90分钟（婴儿约60分钟）。对身体健康没有服用任何药物的人来说，睡眠的第一周期和第二周期主要由深度睡眠阶段组成，第一睡眠周期的REM睡眠大约占5～10分钟，第二周期占15～20分钟。进入第三个睡眠周期后的90分钟睡眠大部分是轻度睡眠，REM睡眠要比前两个周期长。第四和第五周期则由REM睡眠控制，只有少量的轻度睡眠。

科学家们在实验中发现一个有趣的现象：90分钟的周期并不仅限于睡眠，人在清醒时也具有90分钟的周期，即每隔90分钟会发生注意力分散，伴随呼吸更多的空气，同时能量降低。识别大脑清醒周期中的低点并相应调整睡眠时间，可以大大提高入睡的概率。

（四）睡眠自我补偿

入睡是一个复杂的过程，要很快入睡，必须依靠大脑关闭清醒控制中枢的同时激活睡眠中枢。如果没有紧张感、入睡前没有过度活跃且没有睡眠障碍问题，这个过程就可以自动发生。当进入睡眠阶段1后，正常状态下肌肉放松，眼球会在眼皮下转动。

但如果处于压力下，清醒中枢会通知大脑肌肉尚未处于适合睡眠的状态，人就会处于睡眠中枢和清醒中枢双重控制之下而无法入睡。

当终于成功入睡后，假定每晚平均8小时睡眠，则一半的时间是由阶段2组成的轻度睡眠。回到阶段1的过程转瞬即逝，通常是改变一下睡眠姿势。阶段3的睡眠时间很短，睡眠的前三分之一大部分是由阶段4的睡眠组成，每一阶段的深度睡眠时间逐渐减少。

阶段4对身心健康尤为重要。实验表明，如果一夜不睡，通常在第二夜几乎可以补回损失的所有睡眠（大多以较轻的睡眠为代价），即使长时（两晚以上）不睡，所有的深度睡眠债都会在接下来的两个或以上夜晚的睡眠中弥补过来。同样，天生睡眠时间短（每天只睡4~5小时但感觉良好）与天生睡眠时间长的人（每天需要9小时以上睡眠才能感觉良好）相比，二者深度睡眠的时间均为每晚共计约两个小时。

大脑的活动类似清醒时的活动。尽管大脑在REM时脑电活动和眼球活动与醒着时相似，但身体其他部分的肌肉（除了生命维持部位）几乎都处于瘫痪状态，这种强烈对比让REM曾被称作反常睡眠。相对年轻健康的成年人每晚大约有两个小时的REM睡眠，主要发生在睡眠的后半部分。如果在REM睡眠阶段被唤醒，一般能条理清楚地报告做了一半的梦。对梦的记忆会很快消失（也许是因为长期记忆贮存发生在REM睡眠时，而正常的唤醒记忆程序本身尚未被唤醒），这意味着REM睡眠结束与清醒的时间间隔越长，回忆起所做的梦就越难。当人被剥夺REM阶段后，身体会通过延长其后晚上的REM睡眠时间来自动弥补。有趣的是，持续一段时期不睡甚至可导致在清醒时发生REM大脑活动以及做梦，这表明做梦对我们的生理健康十分重要。

某些时候有规律的24小时睡眠周期会被打乱，比如长时间照料患者、养育婴儿或夜班工作时，不必对睡眠欠缺的危险性过于紧张，深度睡眠和REM睡眠总是一有机会就发生的。当然，身体内在的补偿睡眠的卓越能力有它的底限，如果睡眠不足，"无意识的"睡眠（在应该醒着的时候发生的睡眠）在进行一些单调枯燥的工作时就会不可避免地发生（研究表明，医生和护士在加班之后最易出现交通事故）。临时解决办法是在合适的时间地点打盹，切记最多20分钟即可完全清醒，在非缺乏睡眠时打盹会影响生物钟的正常运行。

第二节 睡眠障碍评估问卷量表

一、概述

问卷是指研究人员为了收集被调查者的意见，将所要调查的内容和问题编排成一种统一表格形式的测量工具。研究人员用问卷收集和测量社会资料，通过了解被调查对象的基本情况、行为、态度及观念等有关方面的情况，去解释所研究的问题和验证所提出的研究假设。量表是根据特定法则，用数字符号来代表事物或人的某些特性，即量表是编制好的一套符号或数字，用于测定个人或个人行为，以判定该量表所量度的变量在量表上所呈现的位置或强弱程度。

根据《国际睡眠障碍分类标准第三版》（ICSD-3-TR）睡眠-觉醒障碍分类对量表进行分类，包括失眠评估问卷和量表、嗜睡评估问卷和量表、睡眠呼吸暂停评估问卷和量表、昼夜节律评估问卷和量表、睡眠相关运动障碍评估问卷和量表、异态睡眠评估问卷和量表、其他特异性睡眠-觉醒障碍相关量表。近年来随着睡眠医学的发展，睡眠与睡眠-觉醒障碍的评估问卷和量表已成为重要的临床与科研工具。

国内外对睡眠-觉醒障碍量表/问卷的研发与应用一直是睡眠医学领域非常重要的组成部分，不同专业方向的科学家、临床医师、心理测量学专家等也根据睡眠医学的发展不断研发新的量表和问卷测量工具，以期为科研、临床和教学提供更多、更好的评估工具。

二、问卷量表评估意义

（一）提供重要的临床决策依据

外科手术患者中阻塞性睡眠呼吸暂停（OSA）的患病率为7%～10%，接受减肥手术的患者中，约为70%因手术并发OSA未及时检测与治疗导致的医疗纠纷越来越多。另外，OSA患者术后心、肺并发症的风险增加，因此识别高危患者对于围手术期规划至关重要。由于大多数手术患者OSA未确诊，因此美国麻醉与睡眠医学学会关于OSA患者术前筛查和准备的指南强烈建议在术前筛查OSA。筛查将促使医师制订更安全的术后管理计划，如延长监测、使用持续气道正压通气治疗、使用更少的阿片类药物和镇静药，以及在适用时使用更多的局部麻醉技术筛查也有助于决定门诊手术的资格。STOP-BANG量表（STOP-BANG questionnaire，SBQ）为目前最常用的OSA筛查问卷。一些量表在评估治疗预后方面很有帮助。例如，某个患者在服用了一系列不同的镇静催眠药物后，与不服药时相比，其警觉性可能发生了改变。在治疗的过程中，定期进行量表评估能够为药物的治疗效果提供客观的记录，为临床工作者了解患者的治疗效果或者重新评估疗效提供了事实依据。

（二）重要的科研工具

根据Web of Scicnce-Science Citation Index Expanded的检索（1900-2022年），高频使用（使用频次均超过2000次）的量表如下：艾普沃斯睡量表（Epworth sleepiness scale，ESS），匹兹堡睡眠质量指数（Pittsburgh sleep quality index，PSQI）、儿童生活质量问卷（pediatric quality of life inventory，PedsQL），足见在科学研究领域，进行睡眠与睡眠-觉醒障碍的问卷和量表评估具有重要的意义。

如何选择问卷和量表进行科学研究、临床评估是非常重要的，前提是需要充分掌握不同问卷和量表心理测量学的指标、适用人群、疾病特征和评估情境等，与研究和临床评估目的相结合，方可科学地选择与应用。

（三）重要的交流工具

问卷和量表提供的是标准化的测量结果，为国家间的学术交流与合作提供了共同的语言，不同语言版本的问卷和量表弥合了文化差异，提供了同质化的交流工具。

（四）学习睡眠医学的有效方法

问卷与量表作为标准化的心理测量工具，经过了严格的信度、效度等检验，并在大样本的人群中进行过试验、应用，结构科学，表达准确，测量内容紧密结合临床、科研目的，为学习睡眠医学提供了重要的学习途径。

（五）简便、经济的评估工具

经验证的问卷和量表为筛查、诊断、治疗和预后等提供了简单、经济的工具。关于睡眠 - 觉醒障碍的量表评估多为自评量表，评估对心理状况影响小，而且经济负担小，是经济、高效地提高睡眠 - 觉醒障碍诊断率和治疗率的工具。功能结局、健康状况和生活质量的问卷与量表评估为衡量治疗预后提供了重要的工具。

三、睡眠评估量表分类

（一）睡眠日记

睡眠日记是用于收集受试者睡眠状况和昼夜节律的方法，睡眠日记的设计可以根据临床与科研工作的需要，在内容上进行调整。

睡眠日记为自我报告，一般要求在睡眠监测前或治疗前开始填写，基本内容包括上床时间、起床时间、夜间入睡潜伏期、夜间入睡后觉醒次数、累计觉醒总时间、最后觉醒时间、午睡或累计打盹时间、用药及睡眠质量，并对夜间睡眠质量进行总体评估。睡眠日记需要至少连续记录1周，记录的模式通常为早8时至第2天早8时，记录每小时的活动和睡眠情况。睡眠日记可以帮助了解填写者的昼夜节律，计算睡眠参数（入睡潜伏期、睡眠时间、睡眠效率等）。睡眠日记的评估内容可以根据科研与临床工作的不同目的而有所不同，如关注嗜睡情况的评估时可以加入咖啡因类物质的摄入，评估睡眠压力知觉时可以加入主观感知睡眠压力的条目。

（二）失眠评估问卷和量表

入睡困难、睡眠不连续、早醒、不能恢复精力等失眠问题，是患者非常关注的主诉，也是失眠问卷和量表评估的重要方面。此外，睡眠质量差也可能是许多其他睡眠 - 觉醒障碍、躯体、精神和心理障碍的重要症状。像多导睡眠监测（PSG）这样睡眠的客观测量，在日常生活中并不容易获得，而且对于流行病学和研究来说，PSG昂贵、耗时，而自我报告的问卷和量表却可以简便、有效地评估睡眠质量的各个方面。

1. 分类

失眠障碍的量表和问卷根据评估内容可以划分为以下5类。

（1）筛查量表：用以筛查失眠障碍，如阿森斯失眠量表（Athensinsomnia scale，AIS），是根据失眠障碍的诊断标准编制，可用于筛查失眠障碍患者；睡眠50问卷，是一种用于评估睡眠质量和相关问题的工具。

（2）易感性评估：压力引起的皮质活动和认知情绪反应水平增加被认为是失眠的关键因素，因此失眠易感性的评估对失眠障碍的发生非常重要。福特应激性失眠反应测验（Ford insomnia response to stress test，FIRST）的编制就是用于评估失眠障碍的易感性；睡前觉醒量表（pre-sleep arousal scale，PSAS）用于评估睡眠前的唤醒情况；睡眠障碍的信念和态度量表（dysfunctional beliefs and attitudes about sleep，DBAS）用于评估受试者对睡眠的信念和态度。

（3）严重程度评估量表：用以评估失眠障碍的严重程度，如失眠严重程度指数（insomnia severity index，ISI），可以评估随时间变化的失眠严重程度。

（4）睡眠质量评估：睡眠质量的评估涉及睡眠 - 觉醒障碍的多方面评估，不局限于失眠障碍的评估，如PSOI应用广泛。

（5）疗效评估量表：用于评估失眠严重程度或睡眠质量等指标随时间变化的情况，如Leeds睡眠评估问卷（Leeds sleep evaluation questionnaire，LSEQ）用于评估随着干预开展的疗效变化与相关副作用的情况。

2. 评估方法

（1）阿森斯失眠量表（AIS）是根据ICD-10失眠障碍的诊断标准编制，用于评估失眠严重程度的量表，条目评分范围为0～3分，总分为各条目评分总和，分数越高，表明失眠严重程度越重。AIS包含8个条目，6分作为划界值，可以准确区分失眠患者和健康对照，因此在流行病学研究中，可以作为筛查工具进行应用。

（2）睡眠50问卷（sleep-50 questionnaire）包含9个分量表，共50个条目，反映一些睡眠相关最常见的疾病主诉和应用DSM-Ⅳ诊断睡眠 - 觉醒障碍相关的要素：睡眠呼吸暂停、失眠、发作性睡病、不宁腿综合征（RLS）/周期性肢体运动障碍（PLMD）、昼夜节律相关睡眠障碍、睡行症、梦魇、影响睡眠的因素，以及睡眠对于日间功能的影响。受试者根据最近一个月的体验，对量表的每一个条目从1分（"根本没有"）到4分（"非常多"）进行相应的评分，总分可由每个分量表算出。完成需要5～10min，用于在一般人群中筛查各种睡眠障碍。

（3）福特应激性失眠反应测验（FRST）是自评量表，评估受访者在9种假设的压力情况下（如"在一天中的压力经历之后""第二天的重要会议之前"）出现失眠的可能性（不会、有点、适度和非常可能）。总分范围为16～80分，得分越高，表示睡前激发程度越强烈，FIRST≥18分可以预测新发的失眠病例。研究结果表明，FIRST是一种可靠、有效的工具，可用于评估睡眠反应特质、压力引起睡眠障碍的易感性。

（4）入睡前觉醒量表（PSAS）是一个16项的自我报告量表，用于评估睡眠前的唤醒程度。PSAS的原始版本由躯体（即生理）唤醒和认知唤醒两个分量表构成，分别有8个条目，共16项。每个分量表的得分相加为该量表的评分范围，为8～40分，得分越高表示睡眠前唤醒程度越高。PSAS躯体分量表和PSAS认知分量表的划界值分别为≥14分和≥20分。

（5）睡眠障碍的信念和态度量表（DBAS）是一个16项自评量表，用于评估关于睡眠的非理性信念和态度。总得分范围为0～160分，得分越高，表明对睡眠的信念越不正常。

（6）匹兹堡睡眠质量指数（PSQI）设计主要用于评估睡眠障碍患者总体的睡眠质量。该量表包含19个自评条目，分别归属于7个成分：主观睡眠质量、睡眠潜伏期、睡眠时间、习惯睡眠效率、睡眠紊乱累加问题、睡眠药物使用以及日间功能紊乱。此外，还有5个问题用于询问受试者的同寝者或床伴，这5个问题有助于临床睡眠障碍诊治而不参与计分。每个成分得分范围为0～3分，分数越高代表睡眠质量越差。科研应用时，将划界值定为5，来区分健康与睡眠紊乱人群。PSQI因良好的临床及科研评估表现，也往往应用于科研筛查。

（7）失眠严重程度指数（ISI）是一个用于筛查失眠的简便工具，包括7个条目，评分范围为0～4分，量表总分为各条目评分之和。0～7分表示"没有临床意义的失眠"，8～14分表示"亚临床失眠"，15～21分表示"临床失眠（中度）"，22～28分表示"临床失眠（重度）"。因此，ISI也可用于评估失眠症状的严重程度，分数越高表明失眠症状越严重。

（8）Leeds睡眠评估问卷（LSEO）共有10个条目，评估4个维度：入睡情况、睡眠质量、觉醒和醒后行为。受试者使用视觉模拟量表进行自评，在10cm长度的直线上根据症状变化的情况，在相应的位置进行标记，代表从治疗开始到评估时，不同症状改变的情况。线段两端的极端点代表"比平常更困难"和"比平常更容易"。评估人员应用100mm的尺子进行度量，每个维度所有条目测量值的平均值为该维度评分。本量表不仅可以评估药物治疗的有效性，还可以评估药物治疗相关的副作用，完成需要5～10min。

3. 临床应用

以上问卷和量表可以有效地评估失眠的各个要素，已被广泛应用于失眠障碍失眠症状的流行病学调查、严重程度评价、其他睡眠-觉醒障碍的筛查、跟踪失眠障碍治疗的效果等。PSQI是针对睡眠质量进行评估，已与其他多种量表进行过相关性的研究，被广泛应用于临床科研等领域。AIS和ISI研究报道了多种应用模型，而LSEQ和SLEEP-50由于问卷的长度和评分方法，对流行病学和研究的作用有限。

（三）嗜睡评估问卷和量表

1. 分类

发作性睡病的主要症状包括EDS、发作性猝倒、睡瘫、入睡幻觉及夜间睡眠紊乱，发病年龄较早，儿童因其尚未发育成熟的神经系统和特殊的生理结构特点导致了其临床症状与成人的表现有显著的差异性，增大了疾病及时诊断和治疗的难度。对发作性睡病进行有效的筛查和评估有助于及时、准确地作出诊断。评估发作性睡病的量表包括发作性睡病严重程度量表（narcolepsy severity scale，NSS）、乌兰林纳发作性睡病量表（Ulanlinna narcolepsy scale，UNS）和情绪触发猝倒问卷（cataplexy emotional trigger questionnaire，CETQ）。

2. 评估方法

（1）发作性睡病严重程度量表（NSS）包含15个条目，主要评估EDS、猝倒、入睡幻觉、睡眠麻痹和夜间睡眠中断的频率和严重程度，在中国人群中已被证明能够评估发作性睡病患者治疗后症状的变化，有可能成为评估发作性睡病患者症状的有效且可靠的筛查工具。

（2）乌兰林纳发作性睡病量表（UNS）用于评估发作性睡病的各种症状，包括日间发作性睡病的发作频率、强烈情绪相关的肌无力和夜间睡眠的入睡潜伏期，包含11个条目。量表的总分在0～44分。

（3）情绪触发猝倒问卷（CETQ）是一个自我报告式的评估量表，可以通过访谈评估或笔答，大约需2min。问卷仅包含一个筛查问题：猝倒的症状是否存在。根据第一个筛查问题的结果来决定是否继续评估后续的问题。问题2～5并不提示或排除第1个问题的筛查结果，仅仅是用于辅助确定第1个问题的筛查结果。

3. 临床应用

NSS是用于评估发作性睡病的5种主要症状的严重程度，具有查的潜力；UNS用于评估发作性睡病的各种症状，得分越高表示患有发作性睡病的可能性越大，划界值定为14分，敏感度和特异度最佳；CETQ是评估发作性睡病是否伴发倒症状的临床工具，对发作性睡病的诊断分型具有辅助作用。

（四）睡眠呼吸暂停评估问卷和量表

1. 分类

STOP量表及其衍生的STOP-BANG量表（SBQ）可快速评估外科术前患者发生OSA的风险。"STOP-BANG"为8个问题首字母的缩写，即打鼾、疲劳、可观察到的呼吸暂停、高血压，以及BMI＞35kg/m、年龄＞50岁、颈围＞40cm、男性，由此可见问卷内容以主要症状、并发症和危险因素结合而成。

评估睡眠呼吸暂停的临床问卷/量表包括以下几类。

（1）筛查量表：包括柏林问卷（Berlin questionnaire，BQ）、SBQ和阻塞性睡眠呼吸暂停筛查评分表（NoSAS：neck，obesity，snoring，age，sex）。

（2）评估功能状态的量表：测量睡眠呼吸暂停患者的日常功能状态，包括ESS、睡眠功能性结局问卷（functional outcomes of sleep questionnaire，FOSQ）和PSQI。FOSQ使患者能自我报告睡眠的功能状态以及受日常活动的影响情况。

（3）监测治疗反应的量表：量表评估随时间变化的能力非常重要，在治疗有效性研究中使用量表进行随访尤为重要。卡尔加里睡眠呼吸暂停生活质量指数（Calgary sleep apnea quality of life index，SAQLI）和FOSQ均显示了评估治疗开始后随时间变化的能力。

（4）健康相关生活质量问卷：如SAQLI。SAQLI用于评估与健康相关的生活质量，以及受睡眠不良影响导致的日常生活方面的功能改变。SAQLI包括4个维度的问题，即日常功能、社会互动、情绪功能和症状，并与评估治疗负面影响的第5个维度相结合。

SAQLI与一般健康状况问卷，如健康调查量表36（short form 36，SF-36）、全球生活质量量表（global QOL scale）中度相关（0.3≤r<0.7）。FOSQ与SF-36和疾病影响程度量表中度相关。ESS与清醒维持测验（maintenance of wakefulness test，MWT）中度相关，与多次小睡睡眠潜伏时间试验（multiple sleep latency test，MSLT）的相关性较差（r<0.3）。

2．评估方法

（1）柏林问卷（BQ）主要针对呼吸暂停的三类体征和症状进行评估，包括鼾声、EDS以及肥胖/高血压，其中两个方面得分即提示OSA。该量表为自评问卷，完成需要5～10min，需要测量血压、身高和体重，以计算体重指数。

（2）STOP问卷由4个问题组成，内容包括打鼾、疲劳、可观察到的呼吸暂停及高血压，用"是/否"回答，如果回答"是"则计1分，回答"否"计0分。得分>2分提示OSA高危。STOP-BANG量表（SBQ）在STOP问卷基础上增加了4个问题：BMI>35kg/m、年龄>50岁、颈围>40cm及性别为男性，满足一条得1分，得分>3分提示OSA高危。

（3）阻塞性睡眠呼吸暂停筛查评分表为自评，包含5个条目，收集客观数据，从以下5个方面进行评估：颈围、肥胖、打鼾、年龄、性别。评分范围为0～17分，≥8分表示OSA高风险。

（4）艾普沃斯嗜睡量表（ESS）评估了8种情况下入睡的可能性，评分为0～3分，总分越高表示嗜睡越严重。

（5）睡眠功能性结局问卷（FOSQ）包含30个问题，评估5个方面：活动水平、警性、亲密关系和性、一般生产力和社会结果。对5个维度中的每个维度进行评估，受试者指出他们因睡或疲劳，在试图进行某活动时经历的困难程度。分数越低代表嗜睡影响越严重：4=毫无困难，3=稍有困难，2=中等困难，1=非常困难。自评完成需要10～15mimn。

（6）围手术期睡眠呼吸暂停预测评分（perioperative sleep apnea prediction score，

P-SAP）包括以下内容：打鼾、甲状腺距离＜6cm、2型糖尿病、高血压、Mallampati Ⅲ级或Ⅳ级、BMI＞30kg/m^2、年龄＞43岁、预围＞40cm、男性。诊断值为2或更高的 P-SAP显示出极佳的敏感度（0.939），但特异性较差（0.323）；而P-SAP为6或更高则显示出较低的敏感度（0.239），但特异度极好（0.911）。

（7）卡尔加里睡眠呼吸暂停生活质量指数（Calgary sleep apnea quality of life index，SAQLI）量表采用自我报告的方式，由经过培训的访谈者进行评估。完成SAQLI需要10～15min。量表评估和计分相对复杂，仅限于受过专门培训的人使用。前3个部分（日常功能、社会交互作用和情感功能），询问受试者生活质量相关事件发生的频率和严重性，以及他们对这些事情的关注程度。受访者对这些问题的回答采用Likert式7分法，评分范围从1～7，分数越高，提示生活质量越差。第4和第5部分给受试者提供了症状列表（包括治疗相关和不相关），并且询问受试者是否存在所列症状，继而要求受试者列出5个最重要的症状，对这些症状的严重程度进行1～7分的评定。如果受试者不做第5部分的评估，则将前4个部分所得分数相加，再除以4，得到平均分即最后总分。

A～D部分的平均分＝每个部分的总分÷回答问题的数量。如果应用SAQLI评估治疗效果，则需要计算E部分的分数，方法不同：反向计分（7对应0，6对应1，5对应2，4对应3，3对应4，2对应5，1对应6，0对应7）；E部分的平均分数＝E部分总分－5（不管评估有多少症状）；平均分需要进行加权，即乘以加权因子；加权因子＝第5部分的评分（0～10）除以前4个部分的评分（0～10），如果商超过1，提示应减少结果以使加权系数不超过1。第5部分得到的分数需要乘以加权系数得到最后的分数，从前4部分的平均分总分中减去第5部分的得分后，可以得到量表最终的整体得分，才能用来评估治疗的收益与花费。

3. 临床应用

BQ既可用于科学研究，也可应用于临床医师快速筛查患者是否存在睡眠呼吸暂停的危险因素，更适用于评估中、重度睡眠呼吸暂停患者症状的严重程度。这些量表可以识别临床相关的OSA患者，这些患者心、肺疾病和死亡率的风险增加。BO和SBO的敏感度分别为82%和94%，而NoSAS在识别睡眠门诊患者与临床相关OSA时的敏感度为65%～90%。此外，BO和SBO的研究报道，识别外科患者临床相关OSA的敏感度分别为79%～82%和91%，普通门诊患者的敏感度为89%和88%。SBQ的划界值定为5分，对于睡眠门诊患者，中、重度OSA（AHI＞15次/h）具有最佳的敏感度和特异度组合，对于外科患者，重度OSA（AHI＞30次/h）的敏感度和特异度最好。SAQLI和FOSQ均可以评估睡眠呼吸暂停患者治疗前后的生活质量、功能状态改善的程度。

（五）昼夜节律评估问卷和量表

1. 分类

人在24h内在组织行为方面表现出巨大的个体差异，这在他们偏好的睡眠和清醒时间中最为明显。在一定的人群中，睡眠时间和醒来时间的分布接近正态分布，极少部分人很早醒来，极少部分人很晚入睡。这种分布主要基于个体生物钟的差异。清晨型和夜晚型等偏好可以通过自评量表进行确定，第一个也是最广泛使用的量表是清晨型 - 夜晚型量表（morningness-eveningness questionnaire，MEQ）。慕尼黑时间型问卷（Munich chronotype questionnaire，MCTQ）与 MEQ 一样，也可以评估人们睡眠和清醒类型的偏好。另外清晨型综合量表（composite scale of morningness，CSM）是简化上述量表条目，提取了 13 个条目的睡眠 - 觉醒偏好评估量表，但因语言问题而应用受限，之后在 CSM 的基础上进行简化形成了一种"基本语言清晨型"量表（basic language morningness，BALM），具有 7 年级阅读水平者可以进行自评。MEQ 和 BALM 在英国应用广泛。

2. 评估方法

（1）清晨型 - 夜晚型量表（MEQ）包括 19 个条目，编制该量表是为了评估受试者在清晨和夜晚的特定时间段活跃和清醒的程度，以评估睡眠 - 觉醒模式的个体差异。该量表包含 Likert 式和时间尺度两种评分方法。Likert 式评分条目有 4 个选项，最低值表示绝对夜晚型。与之类似，时间尺度评分是把 7h 的时间段以 15min 为 1 个刻度划分。量表的每个条目评分范围为 1～5 分、0～6 分 0～5 分和 1～4 分。把每个条目得分相加获得总分，5 种类型的总分划界范围如下：绝对清晨型 70～86 分、中度清晨型 59～69 分、中间型 42～58 分、中度夜晚型 31～41 分、绝对夜晚型 16～30 分。

张斌教授等对中文版 MEQ 的相应条目作了调整，研究了中国香港人群的划界范围：绝对清晨型 70～86 分、中度清晨型 63～69 分、中间型 50～62 分、中度夜晚型 43～49 分、绝对夜晚型 16～42 分。李素霞等对中国内地人群进行研究发现，划界范围为：绝对清晨型 70～86 分、中度清晨型 65～69 分、中间型 53～64 分、中度夜晚型 47～52 分、绝对夜晚型 14～46 分。

（2）慕尼黑时间型问卷（MCTQ）已经通过了 MEQ、活动和休息的客观测量（睡眠记录和活动测量）以及生理参数的验证。通过结合工作日和休息日的睡眠和清醒时间信息，优化了对时间类型的评估。总分范围在 16～86 分，最低分表示绝对夜晚型。入睡时间和睡眠时长通常是独立的两个因素。然而，当分别对工作日和休息日的入睡时间和睡眠时长进行分析时，睡眠时长严重依赖于时间类型。此外，时间类型还与年龄和性别有关。

3. 临床应用

由于昼夜节律受到气候、文化和时区等多种因素的影响，因此建议对于特定的地区，MEQ 划界值可能需要调整，以适应该地区昼夜节律的不同。MEQ 可应用于科研与临床，根据不同地区的划界值，区分人们睡眠 - 觉醒节律的不同类型。MCTQ 的研发是为了调查人类生物钟的流行病学数据，可用于筛查不同类型的睡眠 - 觉醒节律。另外，有研究表明，BALM 量表可有效筛查和区分睡眠 - 觉醒时相延迟障碍病例。

（六）异态睡眠评估问卷和量表

1. 分类

异态睡眠分为快速眼动异态睡眠（rapid eye movement related parasomnia，REMPS）和非快速眼动异态睡眠（non-rapid eye movement related parasomnia，NREMPS）。用于筛查和评估快速眼动睡眠行为障碍（rapid eye movement sleep behavior disorder，RBD）的工具发展较快，快速眼动睡眠行为障碍量表（REM sleep behavior disorder questionnaire，RBDQ）和快速眼动睡眠行为障碍筛查量表作为重要的RBD筛查工具，同时可以作为量化疾病严重程度的工具。中国香港版的RBDQ为自评问卷，包含13个条目，具有良好的信度和效度，已被广泛引用。梅奥睡眠问卷（Mayo sleep questionnaire，MSQ）是一种筛查量表，可用于RBD、PLMD、RLS、睡行症、OSA、睡眠相关腿痉挛的筛查，以应用于不同环境的临床和研究目的，RBD是该量表关注的焦点。

NREMPS是大脑皮质从深睡眠中不完全觉醒所致，N3睡眠合并运动和扣带回觉醒通常被认为是良性的，在青春期会自发消失，因而很少受到关注，评估工具有限。事实上NREMPS在任何年龄都可能存在，应重视该类障碍的临床评估，非快速眼动相关异态睡眠评定量表（Paris arousal disorders severity scale，PADSS）是用于筛查NREMPS的有效工具，已通过信效度研究证明其中文版具有较好的心理测量学特征，可以作为少儿NREMPS患者的查和评估工具。

2. 评估方法

（1）快速眼动睡眠行为障碍量表（RBDQ）可以作为诊断和评估RBD的有效工具，是可用于量化RBD严重程度的筛查工具。包含13个自我报告的条目，评分范围为0～100分，得分越高，临床上RBD症状越严重。

（2）快速眼动睡眠行为障碍筛查量表（REM sleep behavior disorder screening questionnaire，RBDSQ）为包含10项RBD临床特征的患者自评问卷，评分范围为0～13分，由于其高灵敏度适合作为RBD的筛查工具。

（3）梅奥睡眠问卷（MSQ）用于筛查RBD的病史，由伴侣或其他可靠的信息提供者进行评估。与患者睡在同一个房间时，或当信息提供者与患者一起睡眠过几年、但由于患者的睡眠问题目前在另一个房间睡觉时，才使用MSQ进行评估。

（4）非快速眼动相关异态睡眠评定量表（PADSS）为自评量表，评估过去一年中NREMPS的严重程度时，PADSS-A和PADSS-B均由患者家人完成，PADSS-C由患者和家人共同完成。RBD患者的PADSS由患者独立或与家人共同完成。PADSS包含3个分量表：PADSS-A由17个睡眠相关异常行为的条目组成；PADSS-B评估这些异常行为的发生率；PADSS-C评估这些行为所致的危害包括睡眠障碍、受伤、疲劳和心理后果。PADSS分值范围为0～50分。鉴于觉醒障碍量表在我国使用较少，容易引起歧义，所以张斌教授等在量表中文版中使用了NREMPS。

3. 临床应用

RBDQ作为重要的评估RBD的问卷，已广泛应用于临床和科研，一方面它可用于筛查、辅助诊断RBD，另一方面它可以量化评估RBD的严重程度，跟踪治疗的变化。RBDSQ可以应用于RBD的筛查。MSQ是一种筛查量表，可以筛查RBD、PLMS、RLS、SW、OSA和SRLC的病史，已广泛应用于各种环境的临床和科学研究中。虽然确诊RBD需要在PSG上发现无张力的REM睡眠，应用MSQ在老年人中验证RBD的筛查作用，与PSG结果比较，发现反复做梦这一条目对RBD的诊断敏感度为100%，特异度为95%。

（七）睡眠相关运动障碍评估问卷和量表

1. 分类

不宁腿综合征（RLS）的患病率较高，可显著影响睡眠质量，临床上主要根据病史进行诊断，容易漏诊、误诊。RLS与2型糖尿病、抑郁症、高血压和骨关节炎一样，对人们生活质量有中、重度的影响，需要有信效度较好的评估工具筛查、评估RLS，并跟踪治疗的效果及睡眠、生活质量的改善。

（1）RLS筛查量表：不宁腿综合征问卷（RLS questionnaire，RLSQ）、约翰·霍普金斯不宁腿严重程度量表（Johns Hopkins restless leg severity scale，JHRLSS）可作为临床和科研工作中RLS的筛查工具。

（2）RLS严重程度评估量表：国际不宁腿综合征研究组评估量表（international restless leg syndrome study group rating scale，IRLS）、JHRLSS、RLS睡眠后问卷（post-sleep questionnaire for RLS，PSQ）均可以评估RLS的严重程度，同时可以作为纵向评估治疗效果的方法。

（3）RLS生活质量评估量表：不宁腿综合征生活质量问卷（restless leg syndrome quality of life questionnaire，RLSQoL）可以有效评估RLS患者的生活质量。

2. 评估方法

（1）国际不宁腿综合征研究组评估量表（IRLS）共10个自评条目，评定过去1周内RLS对患者的影响程度。条目可以分为两个维度，一是评估症状严重程度（性质、强度和频率），另一个是评估症状对患者造成的影响（睡眠问题、日间功能紊乱和情绪的改变）。

（2）约翰·霍普金斯不宁腿严重程度量表（JHRLSS）量表仅有一个条目，评估由接受过培训的临床医师完成，评估者根据患者完成的表格进行评分。评估的时间是由评估者和患者所处评估状态决定的，一般需要5～10min。根据以下标准为患者评分：0分代表从未发生过该症状：轻度1分，代表卧床后1h内出现症状；中度2分，代表夜间出现症状（有时在晚6时后）；重度3分，代表白天出现该症状（在晚6时前）。

（3）不宁腿综合征生活质量问卷（RLSQoL）共有18个条目，从5个维度评估了患者RLS的症状对日常活动、早晨和晚上的活动情况、注意力、性生活以及工作的影响。

自评，完成需要5～10min。RLSQoL的评分方法是这类量表中相对复杂的一个。条目1～5、7～10和13应用1～5分的评分范围，分数越低表示不宁腿的症状发生越频繁、影响越大。这些条目的总分再利用公式转换为0～100分的分数。

（4）RLS睡眠后问卷（PSQ）的评分基于过去1周的主观体验，评估5个维度的内容：整体睡眠质量、日间功能、RLS症状的频率、因RLS症状而在夜间醒来及因RLS症状而在夜间醒来的时间。该量表采用了4级Likert等级评分和一个关于每周有RLS症状夜间醒来次数的开放式问题，PSQ分数越高，睡眠越差。

3. 临床应用

IRLS用于评估RLS的严重程度；RLSQoL用于评估RLS患者的生活质量，分数越低，生活质量越低，也可用于评价干预方式对RLS患者症状改善的结果。RSQ可用于筛查。JRLSS可用于判断患者RLS的严重程度，也可以作为快速筛查RLS的工具，同时可以作为纵向评估治疗效果的方法。PSQ可用于评估RLS患者严重程度和睡眠的质量。

第三节　多导睡眠监测

一、基本原理及方法

早期的多导睡眠记录仪是通过记录笔以10mm/s的速度在纸质的图表系统上进行描记，每一页30cm长的记录纸可记录30s数据。因体积庞大、维护成本高、判读不便而逐步被数字PSG所取代。现代的数字PSG系统采用计算机系统采集信号，结合信号放大/处理硬件经数字化处理后储存于计算机中。所有参数的蒙太奇可以在记录中和记录后作调整。视频可以和记录同步采集，相关指标可以实时进行评估和列表显示。记录结果可以展示在多个屏幕上，进行同步采集和判读。数字记录系统中数据允许任一视窗显示（通常为5s、10s、30s、60s、90s、120s、240s）。临床工作者可以选择不同的时间视窗来进行分析，30s视窗用来进行睡眠分析，60～240s视窗用来观察和对呼吸事件进行判读。

多导睡眠监测技术及原理一个多导睡眠图是由一个有多个记录通道的设备产生的，该设备通过贴附在人体的电极和传感器，采集生物电信号（如脑电图、眼动图、肌电图）、传感器转换来的信号（如口鼻气流和气压变化、胸腹部由呼吸动作产生的机械活动）以及附属设备来源的信号，通过放大滤波及模数转换等环节，对睡眠过程中的生物物理参数进行数字化记录，并将其转变成可以测量和分析的可视化图形。尽管监测设备日趋智能化，但仍需要睡眠技师对多导睡眠仪的工作原理有深入的理解，才能确保获得良好的记录、准确的判读以及疑难问题的解决。

（1）放大器：人体的生物电微弱，需要经过放大器放大才能被用于观察分析。理想的放大器能将需要记录的生物信号增幅放大，同时将放大杂音信号的强度减到最小。PSG系统里的差分放大器就是起到这种作用的重要组成部分。

（2）滤波器：PSG检查中记录的生物电信号均有一定的频率特性。在实际应用中，放大器输出不仅包含生理性生物电信号，还包括各种来源的干扰。滤波器的主要功能是把放大器放大的信号限定在希望的频率范围内（高、低频滤波器）及消除特定频率的杂音（60Hz滤波器）。

（3）敏感度与增益：PSG中的敏感度、增益或者放大倍数其调谐的功能相同，即增大或减小输出信号的放大倍数，这些名称可以互换使用，但敏感度与增益之间存在细微的差别。敏感度指能使记录笔产生一定距离位移所需的电压值，其单位一般为μV/mm或mV/cm。例如，输入电压为50μV，记录笔的移位为1mm，则其敏感度为50μV/mm。增益则指输出电压和输入电压的比值。例如，输入电压为50μV，增益为1，则输出电压为50μV。增益的最终表现为敏感度。敏感度多用于走纸式记录装置，而增益多用于电子化或数字化记录装置。敏感度的表达公式为：敏感度S＝电压V/记录笔位移距离D。

PSG记录参数包括脑电、眼电、下颌等处的肌电以及心电。EEG记录采用小型镀金或镀银杯状电极，涂上导电膏放置于皮肤表面探测皮质电压变化。导电膏的关键成分为易解离成离子状态的电解质（如氯化钠），其中的正、负离子在皮肤与电极之间形成导电层。脑电电极安置后还应用涂有少许导电膏的小块纱布固定，并检查各电极的阻抗，要求阻抗在500～5000Ω。电极通过导线和电极插板连接，电极插板再与计算机数据采集系统相连。

多导睡眠监测技术有以下参数：

（1）脑电电极的安置位置：严格按照国际10-20脑电极安置系统标准进行，以耳、外隆凸等解剖结构作为标志点，测量其距离，根据所得距离的百分比确定电极位置，保证不同形状、不同大小的头型电极放置位置具有较好的准确性和一致性。国际10-20脑电极安置系统的命名源自测量过程中使用的距离百分比。

（2）眼动监测技术：眼电图（electrooculogram，EOG）信号采集来自正前方视网膜的电位变化。E1放置在左眼外眦下1cm处，E2放置在右眼外上1cm处，测量实际眼球活动时电位的瞬时变化。当眼球活动时，角膜面向一个电极移动，而视网膜则背离电极。当眼球不活动时，相对位置的变化为零，眼电极记录不到任何信号。当眼睛发生共轭运动时，一侧电极更接近角膜，而另一侧更接近视网膜，因此一侧电极记录了正电脉冲，而另一侧电极记录了负电脉冲。无论眼球向任何方向转动，左、右两导眼电均可以记录到矛盾运动的波形，这一特征对辨别PSG记录中的眼球运动和伪迹至关重要。

慢速眼动（slow eye movement，SEM）发生在思睡和浅睡眠期，表现为时程较长的慢波，而快速眼动（REM）表现为尖锐的快波。眨眼产生快速的垂直运动。在REM睡眠期间，眼球活动再次变得活跃而快速。眼球活动爆发的强度用来描述REM睡眠的密度。

（3）肌电图记录：为记录下颌的肌肉活动，需放置3个下颌肌电图（electromyogram，EMG）电极，包含两个记录电极和一个参考电极。参考电极放置于下颌正中，下颌骨前缘中线上1cm处；记录电极分别放置于下颌骨前缘下2cm，中线左、右旁开2cm处。

儿童患者通常将下颌前缘向下和向左、右的距离分别减少至1cm。清醒状态下，肌肉张力较高，活动时伴有EMG活动突然增加。入睡以后，肌肉张力进一步下降，仅在躯体运动或觉醒时有一过性增高。在REM期睡眠行为障碍的患者，颏肌电多增高。在服用抗抑郁药物后，可能诱发REM睡眠行为障碍。某些抗精神病药物（如喹硫平）同样可诱发REM睡眠行为障碍。

（4）腿动监测：腿动是通过监测双侧的胫骨前肌EMG来判断，通过双腿的记录准确地判断腿动的次数。在胫骨前肌靠上方的肌腹各安置2个电极，2个电极之间间隔2～4cm。有意义的腿动事件（LM）定义为：LM事件的持续时间最短为0.5s，最长为10s；LM事件的EMG振幅较静息状态增加最少8μV；起始点为肌电振幅较静息状态增加8μV处；LM事件的结束时间点为事件持续最短0.5s，MG振幅与静息状态EMG比较不超2mV的起点处。出现一组4个或4个以上的运动且每次运动之间间隔大于5s、小于90s（从起始到起始）才能算作一次周期性腿动。

脑电图记录的活动是以频率（赫兹，Hz）、波幅（电压）和主要偏移的方向（极性）为特征的。睡眠期和清醒状态可表现出不同特征的脑电波，基于波的频率和幅度将EEG活动划分为4个频段，并且将各频段以希腊字母（α、β、θ和δ）命名。常见的脑电波特征见表3-3。

表3-3　睡眠脑电波特征

定义	最显著位置	解释
A波	枕区	频率为8～13Hz，通常在枕区表现最突出。可能由位于皮质第4层和第5层的偶极子所产生，是觉醒放松状态和中枢神经系统微觉醒的标志。
θ波	中央区	频率为4～7.99Hz，通常在中央区表现最突出。
顶尖波	中央区	尖波，爆发性负向活动明显突出于背景活动，最常出现在中央区的中线附近。
睡眠纺锤波	中央区	11～16Hz的爆发活动，在中央区最为突出。通常持续0.5～15s。睡眠纺锤波是丘脑放电在皮质的表现，名字来源于其形状。
K复合波	额区	突出于EEG背景的负向尖锐波，紧随一个正相波，总持续时间＞0.5s，通常在额区的波幅最大。
慢波活动	额区	高波幅（≥75pV）和低频率（＜2Hz）的δ波，慢波是睡眠N3期的特征。

二、报告及应用

PSG是目前应用最广泛的客观评估睡眠的技术手段。通过各种传感器采集不同的生物电信号，经过分析形成睡眠监测报告，整夜睡眠监测报告和日间监测报告可分别反映被检查者的夜间睡眠情况、是否存在呼吸及运动事件及其严重程度，以及日间困倦情况/维持清醒的能力等，从而为睡眠相关疾病的诊断和治疗提供客观的证据。《AASM睡眠及其相关事件判读手册》指出，睡眠监测报告中应包括一般参数、睡眠判读参数、觉醒事件、心脏事件、运动事件、呼吸事件以及总结。

基本和临床信息基本信息应包括登记号、姓名、性别、出生日期、年龄、身高、体重、体重指数（body mass index，BMI）、监测日期等。临床信息应包括睡前血压、展起血压，同时可根据被检查者的主诉和临床表现报告不同类型量表的分值。例如，以夜间打鼾或可见的呼吸暂停为主诉的可疑阻塞性睡眠呼吸暂停低通气综合征（OSAHS）的被检查者，应进行ESS评分，也可进行SBQ评分等；以失眠为主诉的被检查者应进行PSQI评分、ISI评分等。

根据判读手册要求，建议可以在总结报告中描述以下睡眠判读参数信息。

（1）睡眠分期：包括睡眠潜伏期（<15min为正常，>15min为延长）、入睡后清醒时间和次数（<10次为睡眠连续性可，>10次为睡眠连续性差）、睡眠效率（>85%为正常，<85%为睡眠效率降低）、总睡眠时间及各睡眠期的比例。

（2）呼吸及相关事件：包括AHI、不同类型呼吸事件的次数和最长时间、最低和平均血氧饱和度、觉醒指数、打鼾时间占总睡眠时间的百分比。

（3）心脏事件：如未观察到异常的心脏事件，描述为未见明显异常；如观察到异常的心脏事件，则根据《AASM睡眠及其相关事件判读手册》的要求详细描述异常的心脏事件。

（4）腿动事件：包括单次腿动次数和指数、周期性肢体运动数和指数。

（5）时相性和紧张性肌电活动：对于怀疑REM睡眠异常的被检查者，可选择报告REM睡眠中时相性和紧张性肌电活动占REM睡眠的百分比。

（6）磨牙事件：对于夜间牙为主诉的被检查者，可选择报告PSG中出现"棋盘"样改变的次数和最长持续时间。

（7）多导睡眠图诊断：由于PSG只是一个检查，不能仅通过检查的结果就得出疾病的诊断因此多导睡眠图诊断不应是一个疾病。对于怀疑OSA的患者，由于PSG是诊断该疾病的金标准。因此可以根据AHI给出轻度（AHI≥5次/h）、中度（AHI≥15次/h）以及重度（AHI≥30次/h）。OSAHS的诊断：对于失眠的患者，根据多导睡眠图的结果，可以给出入睡潜伏期延长或入睡后清醒时间增加的多导睡眠图诊断；对于其他类型睡眠障碍的被检查者，只需在总结中描述多导睡眠图记录到的结果即可。

（8）睡眠趋势图：对整夜睡眠监测中各类事件的总结，能够直观地展示各种病理性事件在整夜的分布趋势。趋势图的内容一般包括整夜血氧饱和度、心率、不同类型呼吸暂停和低通气的次数及分布情况、氧减、觉醒和鼾声的次数和分布情况、不同睡眠分期的体位情况、腿动事件的次数和分布情况以及睡眠分期。

1994年AASM根据监测参数或导联数以及是否值守将PSG分为4级：

Ⅰ级标准多导睡眠监测仪：要求记录指标至少包括脑电、眼电下颌肌电、心电、呼吸气流、呼吸运动、动脉血氧饱和度，必须记录睡眠体位。检查过程中必须始终有经过训练的人员监视，以及必要时进行相应处理。最好同时记录腿动情况，但非必需。

Ⅱ级全标便携式多导睡眠监测仪：记录指标要求和标准多导睡眠图检查一样，只是可以采用心率记录代替心电图记录，非必须由经过训练人员的监视。

Ⅲ级改良便携式睡眠呼吸暂停检查：最低指标要求包括通气指标（至少包括两导

呼吸运动或呼吸运动加上呼吸气流）、心电图或心率，以及动脉血氧饱和度。检查准备需医务人员进行（如电极安置和仪器调试、定标等），无人员始终监视。

Ⅳ级单或双生物指标持续记录：仅持续记录一项或两项生理指标，无人员监视。Ⅱ～Ⅳ级装置为便携式睡眠呼吸诊断装置。

第四节　家庭睡眠呼吸暂停监测

一、优势及缺点

家庭睡眠呼吸暂停监测（home sleep apnea testing，HSAT）也称为家庭睡眠监测、便携监测、睡眠中心外监测或中心外监测，通常是指监测睡眠中呼吸气流、呼吸努力、氧饱和度、脉率/心率，方便移动至睡眠中心外评估睡眠呼吸暂停的技术。如前所述，AASM根据监测参数或导联数以及是否值守将PSG分为4级，Ⅱ～Ⅳ级为HSAT，临床最常用的为Ⅲ级监测，即Ⅲ级家庭睡眠呼吸暂停监测。

HAST的优点：易接近性，在有限的睡眠监测空间，或是患者由于自身疾病因素接受标准PSG监测存在障碍，可使用便携式设备，可以在患者家中、不具备睡眠呼吸检查条件的医院、疗养院等地方进行检查，对无法移动的患者还可以在病房等处进行检查；节省费用，省去了技术员的整夜值班监视、电极安置等；患者的易接受性，一些患者可能对睡眠监测室的陌生环境或是床具等存在焦虑情绪，在家中使用家庭睡眠呼吸暂停监测仪进行检查可能更易于接受。

HAST的缺点：结果可靠性降低，可能因为仪器故障、电极脱落、电源问题、患者或家属的误操作等导致数据丢失，造成检查结果可靠性下降；诊断的局限性Ⅱ级监测设备因为没有技术员的整夜值班监视，可能出现伪迹影响疾病的诊断、Ⅲ、Ⅳ级监测仅限于OSA的诊断；安全性使用家庭便携式设备在患者家中进行检查可能存在一系列安全问题，如患者出现心、肺功能异常，以及仪器用电安全及消毒灭菌等问题。

二、技术要求及应用规范

（一）基本要求

（1）通过国家药品监督管理局注册。

（2）每一组件具有独立标识。

（3）能够记录脉搏氧饱和度和脉率/心率。

（4）在回顾、人工或自动判读后修改编辑时能够显示原始数据。

（5）以监测时间计算的呼吸事件指数（respiratory event index，REI）替代由PSG确定的AHI。

（二）传感器技术规范

HSAT传感器应与PSG传感器的技术参数一致。

（1）推荐以口鼻气流温度传感器、鼻压力传感器、呼吸感应体积描记术气流确定呼吸事件。至少需要一个气流传感器，理想的是同时应用口鼻温度和鼻压力传感器。

（2）推荐应用胸腹两条呼吸测量带监测呼吸努力，也可接受一条胸或腹呼吸测量带、

（3）应用脉搏氧饱和度仪监测氧饱和度。

（三）监测前评估

必须在睡眠医师指导下，在全面睡眠评估的基础上应用HSAT。回顾患者病史，排除患者可能存在降低HSAT准确性的合并症，包括严重肺部疾病、神经肌肉病和充血性心力衰竭，因为此类患者可能存在肺泡低通气而不是散在的呼吸事件或陈-施呼吸。评估医师为患者选择最适宜的HSAT，能够预估HSAT的结果，监督指导HSAT的实施并解释出现误差的原因。

（四）适应证

（1）诊断：高度怀疑为中、重度OSA的患者，或者因行动不便、安全问题、严重疾病而无法在睡眠实验室进行PSG的OSA患者可选择HSAT进行诊断。

（2）复查：曾经PSG确诊而未治疗的OSA患者，打鼾、呼吸暂停或白天嗜睡症状加重可行HSAT复查。

（3）术前评估：OSA或鼾症的术前评估。

（4）随访：口腔矫治器、上气道手术或减重治疗后OSA患者的定期随访。

（五）非适应证

（1）诊断：不推荐合并其他严重疾病（中、重度肺部疾病以及神经肌肉疾病等）或怀疑合并其他睡眠疾病（PLMD、失眠、异态睡眠、昼夜节律障碍与发作性睡病））的OSA患者应用HSAT进行诊断。

（2）确诊：不建议预先评估为轻度OSA或只存在单一症状的患者应用HSAT确诊。肥胖低通气综合征、清醒时血氧饱和度降低或二氧化碳分压增高、长期或大量服用毒麻药与长期氧疗的患者不能应用HSAT确诊。

（3）筛查：不建议在无症状人群中应用HSAT筛查OSA。

三、结果判读

根据最新版《AASM睡眠及其相关事件判读手册》判读呼吸事件，判读标准与PSG判读标准一致。不能依赖自动判读，必须人工复核修正。

（一）生成步骤

（1）核对医嘱，复习病历，确认监测类型。

（2）检测HSAT，查看电池电量，必要时添加扩展导联。

（3）向患者说明应用方法与注意事项，指导填写夜间情况观察表。

（4）示范或为患者佩戴传感器。

（5）设置自动或手动开关。示范或开启HSAT并开始记录。

（6）监测至次日早晨记录结束，摘除传感器。患者填写夜间情况观察表，将HSAT送回睡眠实验室。

（7）丢弃使用过的一次性物品，清洁、消毒可重复使用的传感器。

（8）下载、判读并修改数据，出具报告。

（二）报告内容

通常HSAT不记录睡眠数据，仅报告呼吸事件，至少但不局限于以下参数。

（1）个人信息：姓名、性别、年龄、出生日期、ID号、身高、体重、BMI、主诉或疾病与近期用药等。

（2）监测信息：监测日期、报告编号、申请医师、分析技师与报告医师。

（3）记录参数与事件：记录开始时间（h：min）、记录结束时间（h：min）、总记录时间（min）（包括清醒与伪迹时间）、MT（用于计算呼吸事件指数的时间，MT＝总记录时间-伪迹时间-清醒时间，伪迹时间可通过体动记录仪、体位传感器、呼吸波形或患者记录来确定）、心率（平均心率、最快心率和最慢心率）、呼吸事件次数（阻塞性、中枢性、混合性呼吸暂停和低通气次数）、REI（根据MT计算REI，REE＝呼吸事件次数*60/MT（min））、氧饱和度（至少报告下列3个参数之一：氧饱和度降低>3%指数＝氧饱和度降低>3%次数*60/MT（min），氧饱和度平均值、最大值和最小值，氧饱和度≤88%或其他阈值时间的百分比）。

第五节　客观嗜睡监测

一、多次小睡睡眠潜伏时间试验

多次小睡睡眠潜伏时间试验（MSLT）是经PSG记录和分析入睡倾向和出现睡眠起始快速眼动（sleep onset rapid eye movement period，SOREMP）可能性的检查，是临床和科研中常用评价嗜睡程度的客观方法。睡眠潜伏时间是从关灯至任何第1睡眠期出现的时间。如果关灯后20min未出现睡眠则试验终止（最长睡眠潜伏时间是20min）；如果出现睡眠则MSLT持续时钟时间15min结束；如果在这个时间段内出现REM睡眠，称为出现SOREMP。支持发作性睡病诊断的MSLT标准是MSL＜8min和出现2次或2次以上SOREMP。许多因素可能改变MSLT的结果，所以必须充分结合临床进行判断，以避免解读错误。AASM分别于1986年和1992年制定并发表了MSLT的使用指南，2004年再次对指南进行了更新。

（一）适应证

（1）MSLT用于确诊发作性睡病、特发性嗜睡症，其他中枢嗜睡性疾病的鉴别诊断也可进行MSLT。

（2）重复指征包括前次MSLT受外界因素或异常情况影响或不具备合适的试验条件；结果不确定或无法解释；临床疑诊发作性睡病，而先前的MSLT不能提供依据，可重复MSLT。

（二）检测方法

1. 测试前准备

MSLT检查前应填写1周的睡眠日记以评估睡眠时间、了解睡眠-觉醒规律。在检查前2周（或至少5倍于药物半衰期的时间）应停用兴奋药、兴奋类药物及REM睡眠抑制药，必要时调整其他常规药物，使药物的镇静或兴奋作用降至最低，即进行检查的技术员接受过正规训练，以便迅速作出判断。检查条件标准化以获得有效数据，即检查期间睡眠监测室应保持黑暗、安静，温度以受试者感到舒适为宜。

2. 数据采集流程

MSLT常规记录额部、中央和枕部脑电图、左右眼动电图、下颌肌电图和心电图。如同时使用CPAP，还应记录CPAP气流、呼吸努力和氧饱和度。MSLT记录的技术和数据规范、电极和传感器的安置同PSG。

为了获得准确的试验结果，必须由熟练的睡眠技术人员按照标准方案来进行MSLT。建议实施5次小睡的MSLT且应该由经验丰富的技术员进行操作，技术员必须能够实时正确地判读睡眠分期。MSLT之前应进行PSG，这主要是为了排除嗜睡的其他原因，如睡眠呼吸暂停，并证实MSLT前已有充足睡眠。为保证MSLT结果真实、准确，要求PSG监测期间应有足够的总睡眠时间，必须至少记录到360min的睡眠时间，MSLT结果才可信赖。PSG记录中REM睡眠百分比（占总睡眠时间的百分数）明显增高，提示可能出现REM反跳，这或许是近期停用REM睡眠抑制药物或之前睡眠剥夺的线索。MSLT前1～2周的睡眠日志有助于了解前期睡眠情况，此前的睡眠剥夺可导致睡眠潜伏时间缩短。一些患者不仅在PSG监测当夜甚至在MSLT前数周就需要保证夜间睡眠时间超过360min，以反映出常态MSL。尿药检可帮助验明影响MSLT结果的药物。每次小睡前30min禁止吸烟，小睡前15min避免剧烈运动，停止所有刺激性活动。建议第1次小睡前至少1h进食清淡早餐，第2次小睡后立即进食少量午餐。通常MSLT时间安排为：早晨6～7时起床，早餐，第一次小睡在上午9时进行，第二次小睡在上午11时进行，午餐少量进食，第三次小睡在下午1时进行，第四次小睡在下午3时进行，第五次小睡在下午5时进行。

MSLT方案由5次间隔2h的小睡试验组成。

（1）开始：前夜PSG结束后1.5～3h开始第一次小睡试验。后续每一次小睡试验的开始均与前一次小睡试验的开始间隔2h。每次小睡前，应询问患者是否需要去卫生间。

（2）结束：一次小睡试验入睡，则记录持续至睡眠起始后时钟时间15min结束。一次小睡试验持续20min未入睡，此次小睡试验结束。2次小睡之间，工作人员应监督受试者离开床以避免入睡。

（3）标准流程：标准技术流程是MSLT质量的关键保证。

（4）定标口令：安静平卧睁眼30s，闭眼30s；头部不动，眼睛右看、左看各3次，慢眨眼5次；咬紧或磨牙齿。

（5）睡眠指导语："安静躺下，采取舒适体位，闭上眼睛，尽量入睡。"下达指导语后关闭睡眠监测室的灯光。

3．报告生成

（1）个人信息：姓名、性别、年龄、出生日期、ID号、BMI。

（2）监测信息：监测日期、报告编号、申请医师、分析技师与报告医师。

（3）用药情况：MSLT期间和之前24h所用的药物、近2周所用药物的调整。

（4）记录参数：每次小睡试验的开始时间、结束时间、总睡眠时间、睡眠潜伏时间、REM潜伏时间。

（5）计算：5次小睡试验的MSL、SOREMP次数、前夜PSG是否出现SOREMP。

（6）特殊情况：任何不符合标准MSLT方案和流程的事件。

4．结果评价

观察指标：①每次小睡试验的睡眠潜伏时间：从关灯至第1帧任何睡眠期的时间；②平均睡眠潜伏时间（mean sleep latency，MSL）：5次小睡试验睡眠潜伏时间的平均值；③REM睡眠潜伏时间：从第1睡眠开始至第1REM睡眠的时间；SOREMP：入睡后时钟时间15min内出现REM睡眠。

结合临床表现，MSL≤8min和出现>2次SOREMP支持诊断发作性睡病，MSLT结果阴性不能完全除外发作性睡病。MSL<8min支持诊断特发性嗜睡症，通常SOREMP<2次。

二、清醒维持试验

清醒维持试验（MWT）是经PSG记录、分析和评价特定时间内维持清醒能力的客观检查。实施步骤类似于MSLT，最大的区别在于基于受试者的指令不同。MWT所评价的信息与从MSLT中获得的信息不同。例如，一些患者在MSLT中睡眠潜伏期较短，而在MWT中睡眠潜伏时间正常。

（一）适应证

MWT用于维持清醒能力对公共或个人安全构成威胁的人群，如飞行员、驾驶员和操作员等，还可用于评价过度思睡受试者对治疗的反应。在科学研究中，MWT通常用于验证促醒药物的疗效。

（二）检测方法

1. 测试前准备

与MSLT基本相同，包括检查前填写1周的睡眠日记以评估睡眠时间；理想情况下，在检查前2周停用兴奋药、兴奋类药物及REM睡眠抑制药；进行检查的技术员接受过正规训练，以便迅速作出判断；检查条件标准化以获得有效数据。睡眠监测室条件：光源应置于受试者头部后方，使光线在其视野之外，角膜水平的光照度为0.10～0.13lux；室内温度以患者感到舒适为宜；受试者需坐在床上，背部和头部可倚靠着床头（软），以避免颈部屈伸不适。

2. 数据采集流程

采集记录同MSLT。建议使用每次40min的试验方案，标准程序为每次试验包含4次试验。睡眠潜伏时间定义为从关灯至任何睡眠期开始的时间，之前是否进行PSG由临床医师决定。与MSLT不同的是，MWT期间患者应坐在床上（头和肩部可舒适地倚靠着），关灯之前指导语为"请安静坐着，尽可能保持清醒。直视前方，不要注视灯光"。其间必须监督受试者，不能采取非常规措施（如拍打或活动）来维持清醒。

MWT方案由4次间隔2h的40min小试验组成。

（1）开始：通常醒后1.5～3h开始第一次小试验。每次小睡前，应询问患者是否需要去卫生间。

（2）体位：受试者采取舒适体位坐在床上，背和头可倚靠床头和软。

（3）结束：如果40min：内未入睡，或者出现明确睡眠则小试验结束。明确睡眠定义为连续3帧N1期睡眠或任何1帧其他期睡眠。

（4）定标口令：安静平卧睁眼30s，闭眼30s；头部不动，眼睛右看、左看各3次，慢眨眼5次；咬紧或磨牙齿。

（5）睡眠指导语："请安静坐着，尽可能保持清醒。直视前方，不要注视灯光。"不允许患者使用非常规措施，如唱歌或拍打面颊来维持清醒。

3. 报告生成

（1）个人信息：姓名、性别、年龄、出生日期、ID号、体重指数。

（2）监测信息：监测日期、报告编号、申请医师、分析技师与报告医师。

（3）用药情况：MWT期间和之前24h所用药物、近2周所用药物的调整。

（4）记录参数：每次小睡试验开始时间、结束时间、总睡眠时间、睡眠潜伏时间。

（5）计算：4次小睡试验的MSL。

（6）特殊情况：任何不符合标准MWT方案和流程的事件。

4. 结果评价

观察指标：①明确睡眠：连续3帧N1期或任何1帧其他睡眠期；②每次小试验的睡眠潜伏时间：从关灯至第1帧任何睡眠期的时间，如果40min仍未入睡，睡眠潜伏时间为40min；③平均睡眠潜伏时间（MSL）：4次小试验睡眠潜伏时间的平均值。

MSL＞40min为正常，MSL＜8min为异常；MWT正常并不一定能够保证不出现嗜睡；MWT的MSL随着年龄的增加而延长。

三、精神行为警觉测验

精神行为警觉测验（psychomotor vigilance test，PVT）是一种用来评估受试者注意力、唤醒水平和警觉性的行为测试。

（一）概述

PVT在1985年首次被提出，并用来测量行为警觉性。PVT对睡眠紊乱敏感，被认为是评估疲劳状态和认知功能损害的重要客观指标。PVT具有操作简便、处理试验数据快速、对睡眠-觉醒节律紊乱敏感度高等优点，是目前应用较为广泛的神经行为测试，尤其是在研究睡眠和昼夜节律变化领域。

（二）适应证

评估嗜睡程度；协助睡眠和觉醒障碍的临床判断。

（三）检查方法

PVT测试全程在电脑屏幕上进行，操作简单，总测试时间为7～10min。电脑屏幕每次会出现一个白色圆点，持续出现50ms，总共出现100次，白色圆点出现的间隔时间为3～7s，测试期间要求受试者看到白色圆点后以最快的速度按下指定按键，以此测试受试者的反应时间。其中，测试中的反应时间（reaction time，RT）、反应速度、遗漏率可作为评价指标。

（四）结果评价

PVT作为衡量睡眠剥夺后个体警觉性评估的常用工具。大量研究结果证明，睡眠剥夺后PVT显示反应时间延长、反应速度下降、遗漏率的增加。对小鼠的睡眠剥夺研究发现，睡眠剥夺后小鼠的警觉性注意显著下降，并且在警觉性注意损伤上有显著的个体差异。OSA患者日间持续性注意力的下降、困倦、疲劳程度与警觉性水平呈负相关；其ESS嗜睡分数越高，则PVT的成绩越差，包括反应时间显著增加和遗漏率升高。

PVT结果可受到内稳态、昼夜节律、年龄、午睡与否、光线和咖啡因、药物等的影响，建议测试前记录1周或2周的睡眠日记，测试前进行基本信息记录，以便于更好地评估测试结果。

四、静息态脑电

脑电图（EEG）是确定睡眠阶段的最常用方法，也可用来区分睡眠开始前的觉醒程度，即可通过评估静息EEG确定大脑觉醒水平。莱比锡计算机化警戒算法（VIGALL）是静息状态下评估大脑觉醒水平的常用工具，VIGALL基于单个静息状态脑电图客观测量睡眠倾向，它对持续15～20min的静息状态EEG进行警觉性评价，以超稳定警觉性、适应警觉性、不稳定警觉性3种模式描述警觉性水平。

（一）脑电警觉分期

通过纳入脑电活动的频率组成和脑皮质分布的信息，每个1SEEG段都有相对应的警觉阶段。VIGALL自动匹配7个EEG警觉阶段中的一个，不同警觉阶段分别对应于自发觉醒（阶段0）、放松的清醒状态（阶段A1、A2、A3）、困倦（阶段B1、B2/3）和睡眠发作（阶段C）。

0阶段（自发觉醒/高度警觉）：无缓慢水平眼球运动，非同步、低振幅-非α波EEG，或者注意力高度集中状态下。

A阶段（放松的清醒状态，包括A1、A2、A3阶段）：EEG中的α活动占主导地位，警惕性降低，α活动略有减慢，并从枕部转移到更多的前部皮质（从阶段A1到A3，向中央和额叶皮质区域的移位程度不同）。

B阶段（困倦）：BI阶段（思睡状态），具有缓慢水平眼球运动的低振幅-非α波EEG（脑电频率与0阶段相似）；B2/3阶段（昏睡状态），脑电以θ/δ波为主导，可出现顶尖波。

C阶段（睡眠发作）：开始出现睡眠纺锤波或觉醒相关的K复合波。

（二）检查方法

其电极定位采用扩展的国际10-20脑电极安置系统，通过25个电极记录脑电活动，通过4个电极记录水平及垂直眼球活动（EOG），心电图（ECG）由2个电极记录，参考共同平均值，采样频率1000Hz，并使用280Hz的低通滤波器，阻抗保持在10k以下。受试者在完成睡眠量表评估后，分别在上午8时、上午10时30分和下午1时，在监测室进行EEG记录。待EEG、EOG和ECG电极连接完毕，阻抗达标，受试者以半躺的姿势躺下，光线变暗，操作者告知受试者闭上眼睛，放松，不要与即将到来的睡意作对抗，并连续记录20min静息EEG。20min静息EEG记录完成后，受试者记录在此期间是否入睡（"我肯定没睡着""我可能没睡着""我可能睡着了""肯定睡着了"）。

（三）注意事项

（1）监测室环境：监测室应通风良好，温度稳定控制（22~24℃），避免光线过于明亮，以环境安静为宜。

（2）监测前准备：填写睡眠量表（如SSS、ESS）评估目前清醒程度，记录前一晚的睡眠时间和质量（如有PSG结果最佳）。监测前尽可能避免发生对睡眠有影响的事件（如药物、睡眠剥夺、咖啡、尼古丁等），可记录1周或2周的睡眠日记予以评估。

（3）监测期间注意事项：即使受试者在记录过程中很快入睡，也不能被人为唤醒。

（四）结果评估

（1）主观EDS与大脑觉醒之间存在关联，白天思睡程度越高，EEG警觉性（大脑觉醒指标）水平越低，下降幅度越大。此外，日间更容易入睡受试者的EEG警戒水平较低，下降幅度更大。在持续15~20min的闭眼休息条件下，大多数受试者表现出逐渐下降到较低的EEG警觉性阶段（适应性唤醒调控）。也有部分受试者在几秒钟内就出现警觉性快速下降（不稳定的唤醒调控），而其他受试者则稳定地保持在高度警觉的阶段（高度稳定的唤醒调控）。

（2）大脑觉醒水平（脑电警觉性）会受到影响睡眠个人和环境因素调控，如睡眠剥夺、影响警觉性的物质（如咖啡因、尼古丁、药物）、保持清醒或入睡的努力或动机，以及影响脑电警觉性的疾病（如脑外伤、代谢性疾病）。

（五）优势

（1）与MLST相比，VIGALL操作简便，可提供与MSLT类似的觉醒调控信息。相比之下，VIGALL是一个经济的选择，可用于大型队列研究中对EDS的客观评估。

（2）VIGALL分类在识别平均睡眠潜伏期<6min的受试者中，敏感度为100%，特异度为77%，具有高敏感度和特异度。

第六节　睡眠节律客观评估

一、暗光褪黑素释放试验

（一）概述

褪黑素（又称褪黑激素、褪黑色素、松果体素）的化学名是N-乙酰基-5-甲氧基色胺，属于胺类激素，主要由松果体合成和分泌。褪黑素的合成和分泌受到视交叉上核（SCN）的调控，是反映机体昼夜节律状态的重要生物标志物。暗光环境下褪黑素的初始释放时间更是被认为是确定昼夜节律时相的金标准。机体褪黑素的合成和分泌具有明显的昼夜节律特征，并且容易受到光暴露的调控。夜间缺乏光照时，下丘脑室旁核中的部分背侧小细胞神经元经神经环路可兴奋松果体，进而促进后者分泌褪黑素。白天时光照增强，光信号通过视网膜下丘脑束传导至 SCN，并向松果体发出抑制性信号，进而减少褪黑素的合成和分泌，最终引起很低的日间褪黑素水平。

暗光褪黑素释放试验（dim-light melatonin onset，DLMO）是重要的时间生物学监测技术之一。目前认为，褪黑素主要通过促进睡眠和调控昼夜节律两个途径来调控睡眠-觉醒周期。从人类睡眠-觉醒周期的角度来说，通常在夜晚开始后不久褪黑素的分泌就会逐步增加，入睡时间前2～3h的时候开始快速分泌褪黑素，并且其分泌速度越来越快，在午夜达到高峰；在夜间的后半段，褪黑素分泌水平逐渐下降，日间的褪黑素保持在较低水平。通常睡眠状态下的褪黑素水平较高，而清醒状态下的褪黑素水平较低。因此，通过评估褪黑素的分泌模式，特别是测定其夜间的初始释放时间，对睡眠-觉醒昼夜节律时相的评估具有十分重要的临床意义。根据 ICSD-3-TR，DLMO 是评估睡眠-觉醒昼夜节律时相和明确多种昼夜节律相关睡眠障碍的重要方法。

（二）适应证

（1）DLMO 可测定出暗光褪黑素初始释放时间，后者是确定昼夜节律时相的金标准。因此，暗光褪黑素释放试验可被用于睡眠相位后移综合征（DSPD）、睡眠-觉醒时相提前障碍（ASPD）和非24h昼夜节律相关睡眠障碍（N24SWD）等昼夜节律相关睡眠障碍的辅助诊断。

（2）用于对不良睡眠卫生、失眠障碍、特发性嗜睡症和OSA等非昼夜节律源性睡眠障碍的鉴别诊断。

（3）用于昼夜节律相关睡眠障碍的临床治疗疗效评估，如用于评估褪黑素治疗和光治疗调控昼夜节律时相的临床疗效。

（三）评估方法

DLMO 是评估在暗光环境下人体褪黑素分泌水平随时间动态变化的试验方法，其主要目的是测量暗光褪黑素初始释放时间。本试验通常是在暗光条件下进行多次人体的唾液或血液样本采样，然后测定样本中的褪黑素浓度，通过与阈值浓度比较，来确定褪黑素的初始释放时间。临床实践过程中，重复采血的方式可行性差，且可能对患者带来身体伤害，因此，重复采集唾液样本的方式更适合临床使用。

通过测量唾液褪黑素水平的方法进行暗光褪黑素释放试验，通常于患者习惯性入睡时间前6h开始多次采集唾液样本，采样的间隔时间为30min或1h，直至患者习惯性入睡时间后2h。在整个DLMO唾液样本采样期间，要求患者始终保持安静且处于暗光环境（<30lux）中，特别要注意严格规避患者使用各种电子发光产品的情况。此外，在样本采样期间，要对患者的坐姿、饮食和身体活动等进行限制。如果患者家中条件能够满足上述唾液样本采集的要求，则可在患者家中完成唾液样本收集过程。

DLMO唾液样本采集流程和注意事项如下。

（1）在进行DLMO唾液样本采集前，患者须填写7日睡眠日记，以测景出患者日常的睡眠-觉醒模式。7日睡眠日记主要用以评估患者的习惯性睡眠开始时间，对于设定唾液样本采集的时间节点具有十分重要的参考价值。

（2）唾液样本采集的前3日，患者应尽量不摄入含有咖啡因的食物/饮料、巧克力、酒精性饮料、茶、香蕉和菠萝等热带水果，以及非甾体抗炎药。

（3）唾液样本采集当天，从患者的习惯性睡眠开始时间前7h开始进入暗光环境，要保证患者在任何视线方向上的光照强度均小于30lux，持续至习惯性睡眠开始时间后2h停止。例如，通过7日睡眠日记计算出某患者的习惯性睡眠时间是晚上11时，则该患者应于下午4时开始进入布置好的暗光环境，直到次日凌晨1时结束。唾液样本采集期间，要求患者保持清醒并安静地坐着，禁止其使用任何电子发光产品，且患者尽量不摄入含有人工色素添加剂的饮料或食物。

（4）从患者的习惯性睡眠开始时间前6h开始，以30～60min的时间间隔收集唾液样本，持续至习惯性睡眠开始时间后的2h停止。通常采用被动流口水法留取唾液样本，患者首先将至少1ml的唾液汇集于口腔中，然后通过吸管使唾液流入样本采集管中。样本采集前10min内，患者不允许饮食或饮水，食用零食或饮料后需要求其及时用清水漱口。

（四）结果判读

DLMO中，最重要的是判定暗光褪黑素初始释放时间。通常采用绝对值法和标准差法这两种方法来确定褪黑素水平上升超过预先确定阈值的时间，进而明确暗光褪黑素初始释放时间。

（1）绝对值法：当唾液中褪黑素浓度达到3.0pg/ml的阈值水平（或血液中达10pg/ml），且接下来3个样本的褪黑素浓度均不低于此阈值，则第1个达到阈值浓度水平的样本所对应的采集时间即暗光褪黑素初始释放时间。绝对值法常用于青少年或者成年患者。例如，一名患者21:00的唾液褪黑素浓度为7.4pg/ml，超过3.0pg/ml这一阈值浓度，并且接下来的3个唾液样本中褪黑素浓度均不低于此阈值浓度，因此，该患者的暗光褪黑素初始释放时间是21:00。

（2）标准差法：取3～5个日间低水平褪黑素浓度的均值并加上其2倍的标准差作为阈值浓度，褪黑素浓度达到该阈值水平的时间即为暗光褪黑素初始释放时间。标准差法常用于老年患者。

二、核心体温监测技术

（一）概述

核心体温指人体内部核心的温度，以口腔、鼓膜、鼻咽、食管、肺动脉、直肠和膀胱等身体部位测得的温度为代表。人体的核心体温呈现出显著的昼夜节律特征。通常在傍晚或夜间，核心体温达到最高值，人核心体温变化曲线的下降点可视为睡眠的起点，睡眠结束时间则可认为出现在最低核心体温（minimum of core body temperature，CBTmin）后2h。在自然清醒前（指没有闹钟或其他噪声吵醒的情况下）2h（通常为凌晨4～5时）则达到最低点，即CBTmin。CBTmin测量是昼夜节律时相的重要生物学监测技术，对于昼夜节律相关睡眠障碍的诊断、鉴别诊断和干预治疗等具有重要意义。

核心体温与褪黑素分泌模式也有密切关系。一方面，褪黑素的分泌可调控人体昼夜节律进而影响核心体温的昼夜节律变化。此外，有研究发现褪黑素可引起人体全身皮下血管扩张并增加血流量，进而加快人体热量的散失，最终导致体温下降。另一方面，人体核心体温的下降通常也伴随着血中褪黑素浓度的升高，CBTmin出现的时间通常发生在暗光褪黑素初始释放时间后7h，因此，可通过暗光褪黑素初始释放时间来估算CBTmin出现时间。目前认为，测量CBTmin的出现时间对于指导应用光照调控睡眠-觉醒时相具有重要的意义，在CBTmin之前进行光照可使患者的睡眠-觉醒时相后移，而在CBTmin之后进行光照可使患者的睡眠-觉醒时相前移。然而，目前CBTmin出现时间客观测量方法的操作过程复杂且价格昂贵，限制了其被广泛应用于临床实践。

（二）适应证

（1）DSPD、ASPD和N24SWD等昼夜节律相关睡眠障碍的辅助诊断。

（2）非昼夜节律源性睡眠障碍的鉴别诊断。

（3）用于昼夜节律相关睡眠障碍临床治疗方案的选择和疗效评估。

（三）评估方法

传统CBTmin出现时间以直肠温度测量为准。如果患者近期保持了比较稳定的睡眠-觉醒作息时间，则可通过详细询问患者病史或连续7日睡眠日记来准确地评估CBTmin出现时间。由于直肠温度测定法为侵入性检查，且需要将温度传感器长时间留置于直肠，因而尚未被广泛应用于临床实践。有研究表明，通过体表温度的连续测定也可以测定出体表体温同样具有昼夜节律特征，并且体表温度昼夜节律与睡眠有密切关联。此外，有研究通过胶囊式核心体温探测器测定了肠道处的核心体温，但目前仍尚未被广泛应用于临床实践。如何通过详细询问患者病史和7日睡眠日记来估计CBTmin出现时间。需要注意的是，如果患者有倒班等作息不规律和物质滥用的情况，则较难通过病史和7日睡眠日记来测量其CBTmin出现时间。

通过临床访谈或者自评问卷的方式评估患者睡眠相关临床情况，以评估患者的习惯性清醒时间，或者通过患者记录的连续7日睡眠日记，以该主观睡眠数据来评估昼夜节律时相变化情况。7日睡眠日记要详细记录患者的就寝时间、睡眠开始时间、醒来时间和起床时间等相关睡眠-觉醒作息时间。此外，需要注意的是，7日睡眠日记主要用于评估其日常作息，应尽量避开非惯常活动期（如假期、临时轮班和跨区旅行等情况）记录睡眠日记。

（四）结果判读

通过详细的病史资料或者连续7日睡眠日记的信息，可评估出患者的习惯性清醒时间，而CBTmin出现时间应为患者习惯性清醒时间前2h。例如，某患者通常在早上7:30左右醒来，则可推算CBTmin出现时间在早上5:30左右。需要特别注意的是，可能大部分患者在工作日和周末的习惯性清醒时间有差异，通常周末的清醒时间可能相对于工作日延迟数小时，这种情况下应当根据患者的自然清醒时间估算CBTmin出现时间。例如，一位患者通常在夜间11时入睡，工作日时通过设置闹钟在早上7时左右清醒，而到了周末大概在上午10时自然清醒，则估计该患者的CBTmin出现时间应为上午8时。

三、体动监测技术

（一）概述

体动监测技术是指通过体动记录仪长时程记录身体活动，用以客观评估睡眠-觉醒模式、昼夜节律以及躯体活动度的技术。加速度计是体动记录仪（又称"活动测量传感器"）的核心组成部分，可通过测定肢体加速度来反映躯体的活动程度。加速度计主要分为单轴和多轴两种类型，其中多轴加速度计能够捕捉到更多方向上的躯体活动。体动监测技术具有无创、便携、客观、长时程测量和不干扰日常活动等优点，已被广泛应用于临床实践和研究领域。

（二）适应证

（1）测定昼夜节律时相，用于DSPD、ASPD和N24SWD等多种昼夜节律相关睡眠障碍的辅助诊断。

（2）非昼夜节律源性睡眠障碍的鉴别诊断，如失眠障碍等。

（3）用于昼夜节律相关睡眠障碍临床治疗方案选择和疗效评估。

（三）评估方法

（1）目标人群：一般来讲，体动监测技术适用于多种人群，但对于卒中患者等肢体活动受限者睡眠-觉醒测定的准确性差。

（2）测定时长和时间：为了使所获取的体动数据更能代表患者的日常作息模式，通常告知患者连续24h佩戴体动记录仪，持续至少7日（包括工作日和休息日）。此外，患者不应有意地改变自己的作息模式，并且应避开非日常活动习惯时期进行体动监测。

（3）佩戴部位：根据不同的测定目的，通过诸如腕带等固定装置，将加速度计固定于手腕、足踝、躯干等不同部位。其中，非利手侧手腕是最常见的体动记录仪佩戴部位。

（4）其他常见佩戴事项：体动监测期间，患者同步填写睡眠日记，将有助于提供更多的参考信息提高对于睡眠-觉醒测定的准确性；应嘱患者尽可能减少非佩戴时间。

（5）睡眠-觉醒参数：目前大部分体动记录仪设备均配备有数据分析软件或者开源的数据包，并且能够提供数据的清洗、分析和可视化等功能。

（四）结果判读

通过睡眠-觉醒测定算法（如持续不活动至少10min则被定义为睡眠状态，否则为觉醒状态），可以计算出体动记录仪测量的睡眠-觉醒模式相关参数，如睡眠时长、睡眠效率和入睡潜伏期等。需要特别注意的是，对于不同目标人群，所采用的睡眠-觉醒测定算法中的活动量阈值和时间阈值可能有所差异。体动记录仪的可视化结果提供了更丰富和直观的睡眠-觉醒模式信息。除睡眠时长、睡眠效率和入睡潜伏期等传统的睡眠-觉醒指标外，还可通过扩展余弦模型、非参数模型等技术来分析体动记录仪数据，获取休息-活动昼夜节律相关参数，例如振幅、日间稳定性和昼夜变异性等指标，目前主要应用于研究领域。

第一节 治疗失眠的药物

对于失眠的处理，首先要寻找导致失眠的躯体或（和）情绪方面的因素，区分失眠是原发性的还是继发性的，然后再决定其治疗方法。因为失眠本质上是一种心因性功能性疾病，单纯依赖安眠药物对症治疗的方法是效果不好的，对因治疗十分重要。对于继发性失眠者，应以处理引起失眠的疾病或情况为主，如失眠情况较重或影响正常的学习工作生活，可以考虑暂时对症小剂量短时间的用一点儿安眠药。一般来说，睡眠的环境改善了，躯体的原发疾病治愈了或能够得到控制了，不痛快的事情过去了，失眠大多也会不治自愈，当然，也有一小部分失眠者在病因解除后仍然睡不好觉，这样的话，可以考虑小剂量间断地用药。另外，也有一些病因明明知道，但无法去除，如身患绝症，这时往往需要药物治疗。

对于原发性失眠者，也不一定要用安眠药，处理这种失眠最重要的是鼓励患者调整生活习惯，注意睡眠卫生，甚至可以用一些行为疗法，如刺激控制法、睡眠限制、放松疗法等，以帮助恢复其正常的生物节律，如果再采取这些措施后仍然有失眠，则可以考虑辅以安眠药物治疗。

一、安眠药的分类

不同类型的安眠药，其作用于身体的方式也各不相同，而同一大类之中的不同药物，可能也会存在一定的区别。将安眠药区分开来的因素包括以下方面：

1. 效果

除了一个简单而重要的问题，即某种药物能否让你产生足够的睡意以外，一个更复杂的问题则是药物在生效和持续时间方面的作用方式。有些药物10分钟内就能产生效果，有些则需要1个小时或更长。有些药物很快就会失效（1～5个小时），其他则可能持续更长时间（6～8个小时或更久）。药物的半衰期（一半药物排出体外所需的时间）可以帮助患者估计其持续期。药物的效果应同患者的睡眠问题相适应，起效快的药物适合入睡有困难的患者，而对于难以保持睡眠的患者来说，效用持续时间长的药物则更适合。

2. 对睡眠质量的影响

从有利方面来看，安眠药可以减少入睡所需的时间以及夜里醒来的次数，还可以延长睡眠时间。从不利方面来看，药物会改变睡眠结构。最常见的情况是，药物会增加睡眠者在阶段一和阶段二睡眠的时间，减少深度睡眠和快速眼动睡眠动阶段的时间。只要总睡眠时间增加所产生的积极影响大于深度睡眠减少所产生的消极影响，你就会感觉良好。在实践中，这取决于具体的睡眠问题，以及你对药物的反应。

3. 耐药性

随着使用时间的增加，有些药物的作用会减弱，你需要加大服用量，才能获得之前的效果。这种现象被称为耐药性，常见于作用于中枢神经系统的药物。当产生耐药性之后，服用者需要增加服用量，才能获得同样的效果。根据个体及药物的不同，耐药性的产生时间可能从一两个星期到几个月不等。在一些情形下，即使增大服用量也没有任何效果。

4. 反弹

长期服用药物，如果突然停止用药，某些患者的失眠会恶化，甚至变得比服药之前的情况更加严重。这种反弹性失眠，通常只会持续几天，可能伴随有肌肉紧张、坐立不安、烦躁易怒，极少数情况下还会出现痉挛。缓慢而逐渐地减少用药量，可以让患者避免这种反作用。

5. 依赖性

人们有时会坚信，没有药物帮助，自己晚上绝对睡不好。这种不愿意停止用药的强烈意愿被称为依赖性，这会让患者陷入一种恶性循环中。如果某天晚上没有服药，会出现反弹性失眠，睡眠很差。第二天他们会感觉非常疲惫，就会重新开始服药，以便好好睡上一晚。没有服药之后出现的糟糕睡眠，加强了他们离开药物就不能睡好的想法。各种药物产生依赖性的可能性各不相同。虽然依赖性作用很大，但安眠药所产生的依赖性是心理性的，同尼古丁或海洛因导致的那种生理依赖不同。

6. 安全性

安眠药所产生的镇定作用，会在药效有效期内缩短反应时间，减少协调性，损害判断能力，从而导致服药者在驾驶、操作机器以及做决定方面出现问题。为了避免这种风险，留出足够的时间获得充足睡眠，并让药物的作用慢慢减退非常重要。若干研究显示，安眠药可能会增加老年人摔跤的风险，老年人本身就是摔跤的高危人群。另有两个大规模的人群研究发现，在安眠药使用和较高的死亡率之间存在关联性（到底是安眠药导致了较高死亡率，还是身体不好的人更容易使用安眠药，这一点仍不明了）。不能因为这种研究就不使用药物了，但这是一个提醒，告诉我们要恰当用药，并咨询医生。

7. 不良反应

同所有药物一样，安眠药也会产生不良反应。最常见的是醒来时昏昏沉沉，这种症状也被称为"睡醉"，这是由于药物在体内的停留时间超过了起床时间。其他一些常见的不良反应包括头晕眼花、口干、胃部不适。最后，安眠药中的有效成分可能会消解或加强其他药物（及酒精）的效用，所以在服用安眠药之前，告知医生你在使用的其他处方药或非处方药，包括抗过敏药、减肥药等，这非常重要。

（一）非处方药

虽然各种非处方药品牌竞争激烈．数量繁多，但这类药物出奇地相似。每种（不论是片剂、胶囊还是囊形片）都包含抗组胺剂，为其主要活性成分（见表4-1）。大多数非处方助眠药物（包括尼托、盐酸苯海拉明片剂以及众多同类药物）都包含抗组胺剂苯海拉明。少数则含有另一种抗组胺剂多拉西敏，如琥珀酸多拉西敏片剂。其他一些药物（包括无阿司匹林型安乃近和增强型泰拉诺）则将抗组胺剂与镇痛成分结合起来。

表4-1　非处方助眠药

品牌	活性成分	起效时间（分钟）	半衰期（小时）	不良反应
尼托	苯海拉明	15～30	3～12	常见：恶心，头晕，胃痛，口干，协调性减弱
易安眠				不常见：心律过快或心律不齐，视线模糊，神志不清，对日光敏感
强效助眠片剂				
盐酸苯海拉明强效片剂				
泰拉诺（晚间服用）				
琥珀酸多拉西敏强效片剂				
琥珀酸多拉西敏片剂	多拉西敏			

抗组胺剂被广泛应用于一些抗过敏药物中，如苯海拉明及同类药物。它们可以阻止组胺的分泌，减少鼻塞，帮助呼吸变得通畅，身体在面对一些被称为过敏源的异物时会分泌组胺这种化学物质。但是抗组胺剂有种不良反应，它们也会阻碍组胺在睡眠调控中的提神效果，导致昏睡。对于失眠者来说，抗过敏药物的这种偶然效果恰恰成为服用这种药物的主要原因。

虽然非处方药在单次服用之后，对于帮助人们入眠以及保持睡眠相当有效，但对于其长期效果及安全性，相关研究则很少。它们会导致前面列举的所有不良反应：清晨头脑昏沉，耐药性以及依赖性。耐药性产生非常快，平均时间为4天。这类药物产生不良反应的概率较高，包括恶心、头晕、胃痛、口干以及协调性变弱。

所以，偶尔失眠时，服用抗组胺剂一两晚没什么太大的危险，但不建议经常使用。如果你最终决定使用药物来治疗失眠，处方药更好，因为它们更有效，不良反应也更少。

（二）处方药

治疗失眠的处方药可以分成4类：苯二氮䓬类受体激动剂、抗抑郁药、褪黑素受体激动剂以及巴比妥类药物。

1．苯二氮䓬类受体激动剂

受体激动剂是同细胞的受体部位相结合，并导致某个动作发生的药物。苯二氮䓬类受体激动剂通过提高了γ-氨基丁酸的效果而发挥作用，γ-氨基丁酸是抑制性一种神经递质，可以减少神经元相互之间发送提神信息的频率。这种药物将自身附着到神经细胞分子的受体部位上，并稍微改变部位的形状，从而使其吸引γ-氨基丁酸分子的能力更强。吸附γ-氨基丁酸可以在细胞上打开通道，使氯离子流入细胞中，从而减少细胞进行反应的可能性。根据细胞的位置，吸附γ-氨基丁酸可以产生镇静、肌肉放松、焦虑降低和抗痉挛的效果。

1955年，科学家利奥，斯特巴奇偶然合成了第一个苯二氮䓬（Benzodiazepine），它被称为利眠宁，也就是安定的前身。该药很快被用于控制癫痫发作、放松肌肉、缓解焦虑和帮助睡眠，在世界范围内受到广泛欢迎。尽管从耐受性角度看，它们大体上是安全的，但药物的镇定特性加上成瘾性会酿成一些不良后果，尤其是在和酒精或其他镇定药物混合使用后。直到最近，苯二氮䓬类药物（从20世纪60年代起开始出现）还是唯一被批准用来专门治疗失眠的处方药物。这类药被证明在使患者更快入睡、更少醒来以及整体睡得更长时间方面很有效。这类药物有两类，苯二氮䓬类镇静入眠药和非苯二氮䓬类镇静入眠药。非苯二氮䓬类药物虽然有着不同的结构，严格来讲不是苯二氮䓬类药物，但二者对细胞的作用非常相似，因此大多数医生将二者归为一类。

（1）苯二氮䓬类镇静入眠药

目前苯二氮䓬类药物有9种（见表4-2）。其中5种被美国食品药品监督管理局批准用来治疗短期失眠：艾司唑仑（舒乐安定）、氟胺安定（氟西泮）、夸西泮（朵拉）、羟基安定（替马西泮）、三唑仑（海乐神）。其他4种则被批准用来治疗焦虑症：氯硝西泮（克诺平）、氯羟去甲安定（阿提凡）、阿普唑仑（赞安诺）以及地西泮（安定）。由于医生只要认为适合，可以对被批准的药物自由开处方，这被叫作药品标示外的使用，这4种药物有时也会被用于入睡困难的患者。

表4-2　苯二氮䓬类镇静入眠药

通用名称	商品名称	起效时间（分钟）	半衰期（小时）	不良反应
阿普唑仑	赞安诺	60～120	11～20	身体动作笨拙或不稳，头晕目眩，白日昏睡头痛
氯硝西泮	克诺平	30～60	30～40	
地西泮	安定	30～60	3～100	
艾司唑仑[①]	舒乐安定	15～30	8～24	
氟胺安定[①]	氟西泮	15～45	48～120	
氯羟去甲安定	阿提凡	15～45	8～12	
夸西泮[①]	朵拉	15～30	48～120	
羟基安定[①]	替马西泮	45～50	8～20	
三唑仑[①]	海乐神	15～30	2～6	

①美国食品药品监督管理局批准用于治疗失眠。

苯二氮䓬类药物在药效开始速度以及在身体中保持活性的时间方面存在差别。例如，海乐神大约10分钟就能被吸收进血液中，半衰期较短（大约5个小时），所以其药效发挥作用的时间快，持续时间短。因此，这种药物常被用于治疗入睡困难。与此形成对比的是，替马西泮的吸收速度较慢，半衰期约为8个小时，因此常被用来治疗难以保持睡眠的患者。半衰期较长的药物，例如氟西泮和朵拉，更有可能导致早晨头脑昏沉，以及白日昏睡。

短期来看，苯二氮䓬类药物在帮助入睡和保持睡眠方面通常较为有效。因为它们可以减轻焦虑，对于那些由焦虑引起失眠的患者尤其有效。

不过，它们也有很多与抗组胺药物相同的不良反应：深度睡眠减少，早晨可能出现头脑昏沉现象（有时这种感觉会持续一整天），以及失眠复发。这些药物出现不良反应需要的时间比抗组胺药要长，但程度可能会更严重。虽然耐药性一直是人们对苯二氮䓬类药物的担心之一，但大多数研究并未显示患者的用药数量会增加。不过，一些人确实在长期使用之后会对这类药物产生依赖性，并且很难停止使用。已知的不良反应包括身体不稳、眼花、遗忘服药后发生的事情，以及头晕头痛。苯二氮䓬类药物是安全的，除非同酒精混服。这种混服非常危险，甚至是致命性的。睡眠呼吸暂停症未得到治疗的患者不能服用这类药物，因为它们有肌肉松弛效果，有呼吸困难的患者需要慎重使用，因为它们有轻微的呼吸抑制效果。研究显示，苯二氮䓬类药物会抑制短波睡眠。对那些期待第二天感觉良好的人而言，这很不幸。这也是镇定和睡眠不同的地方。要想睡眠产生积极影响，必须保证足够的深度睡眠并配合所有利于体力恢复的事情，这才是睡眠，单凭镇定无法奏效。镇静剂有时极具风险，不应与睡眠混为一谈。最后要记住，所有这些药物只能短期使用，超过几个星期以后的药效极少得到检测。

（2）非苯二氮䓬类镇静入眠药

这些药物是一类新药，其提升神经递质γ-氨基丁酸引发睡眠的作用方面同苯二氮䓬类药物相似，但其化学构成却略微不同。苯二氮䓬类药物对若干大脑受体都会产生作用，但非苯二氮䓬类药物只会作用于大脑中负责睡眠的具体受体，因此不良反应更少。而且它们对深度睡眠只会产生很少的影响，或没有影响。

以前一些会开苯二氮䓬类处方药的情形，现在许多医生则会开非苯二氮䓬类药物。目前非苯二氮䓬类药物有3种（见表4-2）。唑吡坦（安必恩）在1992首先获得美国食品药品监督管理局的批准，接下来是扎莱普隆（索纳塔）和右旋佐匹克隆（鲁尼斯塔）分别在1999年和2004年获得批准。接下来的几年，这类药物可能还会有新成员加入。

表4-2　非苯二氮䓬类镇静入眠药[①]

通用名称	商品名称	起效时间（分钟）	半衰期（小时）	不良反应
右旋佐匹克隆	鲁尼斯塔	30	5～7	头痛，白日昏睡，头晕，恶心
扎莱普隆	索纳塔	10～20	1	
唑吡坦	安必恩	10～20	1.5～2.4	
	安必恩CR	10～20	3	

① 美国食品药品监督管理局批准用于治疗失眠。

索纳塔和安必恩起效都很快（20分钟之内），经过一夜睡眠之后，药效基本都能消退。索纳塔消退的速度尤其快，出于这种原因，如果在入睡前服用，这种药物并不能让你整夜保持睡眠，当你半夜醒来，并无法重新入睡时，可以服用一片。鲁尼斯塔需要稍微长一点的时间才能起效，持续时间也更长。一种药效更长久的安必恩（安必恩CR）2005年出现，用来治疗睡眠保持问题以及入眠性失眠。虽然这3种药品都能让人更快入睡，但只有安必恩CR和鲁尼斯塔可以增加睡眠总时间。安必恩CR缓释制剂是中枢神经系统镇静剂，即使是按处方使用，它也会造成某些患者日间功能受损。开处方者应监测患者，防止出现过度使用镇静剂的情况。然而，在缺乏主观症状时，也可能产生了损伤。常规临床检查（即常规精神运动检查）可能无法发觉产生的损伤。患者对安必恩缓释制剂的药效耐受性或适应性会产生一些不良镇静反应，医生应当提醒患者在使用药物的第二天避免开车或从事其他危险活动及精神高度警觉的活动。酒石酸唑吡坦喷雾剂（Zolpimist）是安必恩的喷雾剂，酒石酸唑吡坦舌下含片（Intermezzo）是更小剂量的唑吡坦，适用于那些半夜醒来后难以继续入睡的人群。

几种药物之间的另外一种区别在于，安必恩和索纳塔都被批准只能用来治疗短期失眠，而鲁尼斯塔可以用来治疗6个月以上的失眠。但这并不意味着鲁尼斯塔就更胜一筹，只不过是其生产商花费了时间，投入了金钱，证明了这种药物长期服用时安全且有效。

虽然非苯二氮䓬类药物比抗组胺药物和苯二氮䓬类药物的不良反应更少，但并非适用于每个人。有些人服用之后，发现其药效不够强劲，无法引发睡眠。虽然其半衰期更短，但还是有人可能会在早晨感觉头脑昏沉，出现耐药性和反复，以及头痛、头晕和恶心之类不良反应。另外一个问题则是由于非苯二氮䓬类药物还是一种相对比较新的药物，所以我们对其长期作用并不了解。但即便如此，它们还是迅速成为应用最普遍的苯二氮䓬受体激动剂类处方药物。

2006年的几篇新报告使安必恩的一种不怎么常见的不良，反应引起了人们的注意。在这些案例中，患者被发现夜间在冰箱里找寻食物，第二天早晨却记不起来，或者他们发现厨房里有夜里进食的痕迹，自己却回想不起来曾夜间进食。好几个人说自己的体重增加了很多。

睡眠进食是一种异相睡眠，一种睡眠失调症，患者在部分觉醒时会做出一些非同寻常的事情，第二天早晨却完全回想不起来这些行为。安必恩和睡眠进食之间的联系实际上可以追溯到2002年，当时梅奥医学中心的医生反映5个因不宁腿综合征而开始服用安必恩的患者身上出现了这种现象。当他们停止服用安必思之后，睡眠进食也停止了。从那时开始，其他一些调查者也报告了一些类似的睡眠进食案例。安必恩的一些不常见的不良反应还包括梦游、短期健忘，以及此较少见的睡眠驾驶。其中一些睡眠驾驶的案例发生于患者酒后服用安必恩的情况下。

从总体来看，鉴于安必恩每年数以百万计的使用量，这些案例的数量是非常少的。不过数量虽少，却提醒服用者要恰当使用，并了解其可能产生的不良反应。服用后要留出足够的时间用于睡眠，按照指导服药，避免摄入酒精。如果出现了不正常的情况，立即向医生报告。

2. 抗抑郁药

医生开始越来越多地给失眠患者开抗抑郁药物，通常剂量要小于治疗抑郁症的剂量。苯二氮䓬类药物是20世纪80年代应用最普遍的处方类助眠药物，但在20世纪90年代，医生改变了模式，到2002年，在5种最经常开出的处方类药物中，3种是抗抑郁药。抗抑郁药用于治疗失眠并未经过美国食品药品监督管理局的批准，其效果也未得到证明，但这种情形依旧发生了。

有几个因素影响了这一趋势。有些医生认为，抗抑郁药的不良反应更少，长期服用比苯二氮䓬类药物更安全，而且所有的失眠其实都同抑郁相关，但所有这些看法并没有令人信服的证据。另一个因素则是抗抑郁药的管理限制比苯二氮䓬类药物少，更容易开处方。

虽然关于抗抑郁药对失眠的效果缺乏研究，但这类药物好像确实对一些人有效。对同时有睡眠问题的抑郁患者进行的研究表明，抗抑郁药物可以减少睡眠等待时间和夜里醒来的次数。抗抑郁药如何导致睡眠尚不清楚，可能是镇定作用，也可能是减轻焦虑和轻微抑郁的作用，让有问题的睡眠者更容易放松并入睡。

抗抑郁药对睡眠质量的影响各不相同。从总体上来看，它们会减少快速眼动睡眠，但对于深度睡眠的影响很少。经常会引发不良反应，最常见的是头晕、口干、胃部不适、体重增加以及性功能障碍（见表4-3）。它们也可能会引起睡眠过程中的四肢活动。有些人发现某些抗抑郁药会让自己感觉紧张或不安，因此这种药物反倒会加重失眠。关于抗抑郁药是否会导致耐压性或失眠复发，目前尚不清楚。

表4-3　用于治疗失眠的抗抑郁药物[①]

类型	通用名称	商品名称	最常见的不良反应
羟色胺调控类	曲唑酮	氯哌三唑酮	头晕，口干，头痛，恶心，便秘或腹泻，勃起疼痛
选择性5-羟色胺再摄取抑制剂	氟西汀	百忧解	口干，昏睡，头晕，性功能障碍，恶心，腹泻，头痛，神经过敏，出汗，失眠，体重增加
	舍曲林	左洛复	
	氟伏沙明	无郁宁	
	帕罗西汀	赛乐特	
	西酞普兰	喜普妙	
选择性5-羟色胺和去甲肾上腺素再摄取抑制剂	文拉法辛	郁复伸	胃部不适，兴奋或焦虑，噩梦，口干，皮肤对阳光过敏，体重增加，头痛
四环类药物	米氮平	瑞美隆	口干，便秘，体重增加，头痛，头晕
三环类药物	阿米替林	阿米替林	口干，头晕，便秘，尿不净，体重增加，阳光过敏，出汗，站立晕眩，心率加快，性功能障碍
	多塞平	神宁健	
	去甲替林	帕米乐	
	三甲丙咪嗪	曲米帕明	

① 未经美国食品药品监督管理局批准用于治疗失眠，但医生经常给失眠患者开这类药。

3. 褪黑素受体激动剂

人们对安眠药普遍存在误解，但被误解最深的莫过于褪黑素了。褪黑素常被描述为一种纯天然、不成瘾的安眠药，听起来就是失眠者的梦中情人：吃一粒药，睡一整晚，完全不用担心副作用——问题就这么解决了。一些人用它辅助睡眠，似乎对帮助调控时差反应等昼夜节律问题效果最好。但坏消息是，事实情况要比这个更复杂，褪黑素并不会促成睡眠，它其实只是告诉你该进行夜间活动的一个指令罢了。作为长期使用的镇静剂，其疗效就值得怀疑了。尽管目前普遍认为短期内使用褪黑素对大多数人来说是安全的，但是美国国立卫生研究院指出："目前关于潜在副作用的信息尚不充足，且不能明确认为此举是完全安全的"，并且"关于长期使用褪黑素作为辅助手段是否安全的信息仍然缺失"。糖尿病患者、孕妇及哺乳者、痴呆患者、儿童，以及任何正在服药的人需要尤其注意，因为褪黑素可能会与其他药物产生反应。2014年的一项研究表明，褪黑素对预防时差反应、促进镇静的效果微乎其微。这项研究非常全面，它似乎导向这样的结论：褪黑素可能有助于睡眠，但也可能完全相反，对你的睡眠有害。

2005年，新型药物雷美替胺因获批用于治疗失眠而引起了轰动。雷美替胺（雷美尔通）是一类名为褪黑素受体激动剂中的第一种药物，用来治疗在入睡时间难以入睡的失眠患者（入眠性失眠）。与苯二氮䓬类和非苯二氮䓬类药物不同，这是首个不以γ-氨基丁酸为靶向目标，而作用于褪黑素受体、具有镇静效果的药物。同时，它还是首个获批可供人们长期使用的药。

雷美替胺的工作原理是黏合在身体自然产生褪黑素时的同一种视交叉上核的受体上。视交叉上核是大脑中控制睡眠/清醒生物周期的一个位置。雷美替胺同其他褪黑素相比，对视交叉上核产生的效果更强，可以减少一些人的睡眠等待时间，用来改变生物节律性睡眠周期。

雷美替胺不作用于苯二氮䓬类受体，也不涉及γ-氨基丁酸，因此其不良反应呈现出一种不同的面貌。最常见的不良反应是头晕，而且还有加重抑郁症症状的风险。另外，患有严重肝损伤或正在服用抗抑郁药氟伏沙明（无郁宁）的人也不应该服用这种药物。雷美替胺的半衰期比较短，为2～5个小时。该药品生产商引用的一些临床研究发现，雷美替胺不会导致耐药性、依赖性或复发性失眠，因此在宣传中建议长期使用。研究者需要将雷美替胺同其他助眠药物进行对比，但目前存在的信息太少，还无法确定这种药物在治疗失眠方面的作用。相较于年轻人，这种药物可能对年纪较大的人更有好处，因为随着年龄的增长，人体分泌的褪黑素会减少。但是年纪较大的人最主要的睡眠问题在于夜间苏醒（而不是入睡困难），这又说明雷美替胺的作用可能会受到限制。更多的研究和临床经验应该可以使这一问题变得更加清晰。

4. 巴比妥类药物

这类药物（表4-4）存在了近一个世纪的时间，在苯二氮䓬类药物进入市场之前，它们一直是助眠药物中的一种常见组成部分。巴比妥类药物有许多不良反应，包括降低睡眠质量，早晨药效持续，以及耐药性。更重要的是，巴比妥类药物具有高度成瘾性，停止使用会极为困难，造成极大的痛苦，用药过量经常会产生致命性的后果。现在睡眠专家很少会给患者开巴比妥类药物。

表4-4　巴比妥类药物

通用名称	商品名称	不良反应
戊巴比妥	耐波他	常见：身体不稳，目眩，头晕，精神不振，焦虑，便秘，头痛，烦躁，恶心
苯巴比妥	巴比它	另外：依赖性，如果与酒精同服可致命，突然停用可能会造成精神错乱或抽搐
	鲁米那	
	索夫通	
司可巴比妥	速可眠	

5. 即将出现的新药物

许多新的助眠药物正在研制过程中，在未来几年应该可以出现。制药公司在继续研发新的苯二氮䓬类受体激动剂，来改进药物的针对性，并减少不良反应。一种名为加波沙朵的新药可以在完全不同的新受体点激活γ-氨基丁酸的活动。以前用于治疗其他健康问题的药物也可能会对失眠患者有益。随着我们对大脑和睡眠的了解逐渐改进，一些新的大脑活动位置可能会被确定，并可能可以将药物应用于其上。

二、科学用药

据中国睡眠研究会一项最新调查，中国成年人失眠的发生率高达38.2%，在广州公布的调查数据显示，各种睡眠障碍的发病率高达47%。安眠药是处方药，但有些人可以轻而易举地从药店买到，或是吃家人的安眠药。心理专业人士提醒，引起失眠的原因很多，并不是所有的失眠都适宜以安眠药作为主要治疗方式，滥用安眠药反而可能造成慢性失眠、顽固性失眠、安眠药依赖、安眠药成瘾，导致病情复杂化，大大增加治疗难度。安眠药只用于偶发状况，与需要服用的症状相符时药效显著。它并不是用来让人们每天保持镇定以促进睡眠的。在讨论什么情况下安眠药适用于患者前，要考虑几个关键问题。

1. 失眠的根源是什么？

我首先与患者讨论的问题之一就是他们为了找出失眠的根源都做了什么？如果失眠是由另一种可治疗疾病引起的，或是由为治疗这种疾病而服用药物导致的，即继发性失眠，那么我们就必须关注最主要的根源。在许多情况下，只需要这么做就能解决失眠问题，而不需要服用助眠药物。

2. 还尝试过什么其他治疗方法？

患者寻求治疗时，一般已经失眠很长一段时间了。因此，大多数人都尝试过许多非处方治疗方法，以及许多行为疗法，并开了许多助眠药物。经常发生的情况是，他们已经服用了很长时间的助眠药物，很难停止使用，并且本人对助眠药物的依赖已经成为问题的一部分了。

检查过患者已经尝试过什么方法之后，重要的是确定什么有效，什么无效。试图停止服药之后出现严重反弹的患者需要慢慢地一点点减少药物的用量。有时改变当前服用药物的剂量会有帮助，但一般来说，以前没有作用的药物在未来也不大可能起效，不管剂量和效力是多少。了解不良反应也能帮助确定合适的药物。还要考虑患者是否实行了良好的睡眠卫生，是否尝试过睡眠疗法以及尝试了哪些疗法。如果这些领域还未得到充分探索，那么可能并不需要药物。

3. 患者的治疗目标是什么？

确立现实的目标是非常重要的，不然可能将不可避免地感到失望，并认为在此期间所取得的成就是种失败。人们的期望（例如上床就呼呼睡着，总是能睡足8个小时，或夜里从不苏醒）经常都不太现实。目标应该是获得质量足够好的睡眠，以便在白天感觉精力充沛。助眠药物只是实现这个目标的一种工具。

（一）选择合适的药物

如果确定了药物对患者是必要的，就要了解医生如何选择各种不同品类的药物。苯二氮䓬类药品是治疗失眠的首选药物。对于只是入睡有问题的患者来说，医生会选择药效较短的一种药物，例如海乐神、索纳塔或安必恩。对于保持睡眠或早晨醒得太早的问题，医生会选择一种药效持续时间适中的药物，例如替马西泮或鲁尼斯塔。

抗抑郁药是次选药物。如果苯二氮䓬类药物不起作用或不良反应令患者难以接受，医生会开这类药物。除此之外，医生有时还会在一些特殊情况下使用抗抑郁药，例如一些有呼吸疾病或睡眠呼吸暂停症未经治疗的患者，有物质滥用史或同时存在情绪问题的患者。

褪黑素受体激动剂的作用还不清晰，但将来可能会被用来治疗有入睡性失眠的患者。在一些极少的情况下，失眠可能会非常严重，需要多种药物配合治疗，例如苯二氮䓬类药物和抗抑郁药。在这些情况下，通常鼓励患者同时尝试认知行为治疗。

（二）服用安眠药的窍门

失眠的治疗首先应当针对病因，如积极治疗身体疾病；环境因素能避免的尽量避免，不能避免的设法改进；精神心理因素要进行心理疏导，该发泄的应当宣泄，该解决的设法解决。此外，还要注意睡眠卫生，遵守睡眠作息制度，睡前做些放松活动、洗热水澡等。服安眠药只能作为辅助性治疗手段，千万不要作为首要治疗方法。

如果失眠较严重，拖的时间也比较长，那么就要吃安眠药了。安眠药的使用有什么窍门呢？我想应当给大家提出一个"理想的"安眠药使用模式，那就是：

（1）能够很快催眠：也就是说，服用后在30分钟之内就一定可以入睡。

（2）不引起睡眠结构的紊乱：我们已经了解，睡眠分为NREM和REM睡眠两个时相，理想的安眠药应该不打乱这种规律。

（3）没有宿醉作用：宿醉作用指第二天醒来后产生头昏脑胀、昏昏沉沉，像喝醉酒一样的感觉。理想的安眠药应该使人在第二天醒来后头脑清醒，精力充沛，工作和学习的效率更高。

（4）无呼吸抑制作用：由于安眠药大多数属于中枢神经抑制剂，所以有可能产生呼吸抑制作用，但是目前新的安眠药并无这种作用。

（5）不引起药物依赖：所谓药物依赖就是指成瘾性，有些安眠药物在长期服用后会产生药物依赖，这是一个比较严重的问题。

（6）与其他药物没有相互作用：理想的安眠药最好与别的药物不发生相互作用，也就是说，不增加也不减轻别的药物的作用，否则别的药物在服用安眠药后要减少或增加药量，挺麻烦的，有时还可能出意外。

根据以上几点，相信读者都会掌握安眠药的服法以及服用的窍门，在选择药物时就会有所依据，不至于盲目服药。

（三）服用安眠药的注意事项

安眠药是一类对中枢神经系统产生抑制作用，可引起镇静和催眠作用的药物。使用这类药物时应注意以下几点：

（1）失眠仅仅是一个症状，使用安眠药仅是对症治疗，因而在使用安眠药之前一定要寻找并治疗失眠的病因。

（2）几乎所有的催眠药物长期连续使用都会产生耐受性和依赖性，在突然停药时可能会导致更严重的失眠，因此应严格控制其使用，同一种催眠药物一般不宜连续使用超过4周。

（3）患者自己很难详尽地掌握安眠药的使用方法，必须在医生指导下使用这类药物，尤其是作用时间较长的镇静安眠药，用后常有延续效应，次日可引起白天困倦、头晕、嗜睡等。这对于从事机械工作的人有潜在的危险性，因此，服药的患者，不可驾驶车辆和操作机器，以免发生事故。

（4）催眠药还有肌肉松弛作用，容易出现步态不稳，故尤其是对于短半衰期的药物一定要慎重。

（5）本类药物与其他中枢神经抑制药物（如抗组胺药、镇痛药以及酒精等）同用时，有协同作用，可出现严重后果，应避免同时使用。

（6）睡眠呼吸暂停综合征禁止使用催眠药，急性间歇性血卟啉病的患者应禁用巴比妥类催眠药，肝肾功能减退者应慎用催眠药特别是巴比妥类药。

（7）对于儿童，一般不用安眠药，除非是治疗儿童夜惊、梦游症和癫痫。

（8）老年人应用安眠药时应慎重，剂量宜小。

（9）哺乳期妇女及孕妇应禁用，尤其是在妊娠头3个月及分娩前3个月。

（四）安眠药服用时长调整

对于失眠患者，医师一定要查清病因，对症下药，而不是一味地开安眠药，这点必须引起注意。

有些患者慢性长期失眠一直服安眠药，而不愿去查询精神心理因素，以致服药成瘾。北京市一项调查显示，有多达16.8%以上的患者有安眠药药物依赖，主要的药物是苯二氮䓬类，而且91%的药物来自医院。说明医院对安眠药的依赖和成瘾尚未引起足够的注意，医师随便开安眠药处方。

按世界卫生组织制定的标准，一般安眠药处方最多不得超过4周，然后应当停用2周，如果需要再用，则开另外一种安眠药。这样做的目的是预防安眠药成瘾或药物依赖。

也许有些读者会问：那么停用2周安眠药期间失眠怎么办？在这里举一个具体的例子来说明如何解决这个问题。如果一位慢性长期失眠的患者已经用艾司唑仑4周，按理应停药2周，但停药期间仍失眠，此时建议不妨用2周抗组胺药，如异丙嗪（非那根）或苯海拉明作为过渡性治疗，2周后如果还失眠，可以选用唑吡坦或佐匹克隆。采用这种交替应用安眠药的方法，患者可以得到充分的治疗，但又不至于引起药物依赖的危险性。但是这里还要再强调：慢性失眠患者不能长期服安眠药，一定要查清病因，对症下药，才是最佳方案。

（五）安眠药用量指导

如何服用安眠药才能帮你拯救睡眠？尽管绝大多数难以入睡的人并不需要安眠药，但它们在某些情况下确实十分有效。了解安眠药的适用症状，将有助于我们有效地利用它们。安眠药特别适用于某些有特定的暂时性睡眠问题的人群，安眠药可以暂时解决入睡困难问题（尽管一些安眠药会在我们入睡后使睡眠质量下降）。服用安眠药的关键在于计划性。计划的关键在于何时停药或何时彻底停药。计划即为规定用药的起止时间，这是使用安眠药的明智之举。大多数人并不是有意依赖安眠药，只是他们以各种合理的理由开始，却没有恰当的计划让他们知道什么时候应该停止。

1. 不要超剂量用药

医生所开的是最低有效剂量，所以在没有咨询医生的情况下增加用量会引起安全问题。

2. 在入睡前服用药物

除非得到医生指导，不然不要一直等到上了床，睡不着了才去决定是不是要服药。这会让你对睡眠一直担心，推迟入睡，并增加药效持续到早晨的可能。

3. 短期服用药物

一直服用到问题解决，长至2～4周。在这个时间段内，复发或产生耐药性的可能性是很小的。

4. 向医生咨询药物使用

短期服用药物改善睡眠，再加上解决睡眠干扰问题，改进睡眠行为，一般来说就足够了。不过，对问题进行了最初的矫正之后，如果失眠复发，可能还需要间歇性使用药物。

（六）急性失眠的服药方法

急性失眠要不要吃药？必要时吃、小剂量吃。大部分失眠患者属于短期失眠（少于3个月），多数与应激事件有关，如工作和学习压力大、人际关系紧张、考试、失恋、手术等。失眠很痛苦，会引起疲劳感、头晕、脑涨、头痛、血压不稳、无精打采、反应迟缓、记忆力减退甚至全身不适，失眠对人最大的影响是精神方面，让人对失眠心怀恐惧。有些人一晚失眠，第二天就强迫自己"一定要睡好"，睡前喝牛奶、洗热水澡、早上床、数羊催眠……结果适得其反，越想入睡，越睡不着，第三天就开始如临大敌，四处找安眠药吃了。

对于急性单纯的失眠来说（少于1周），若情况不严重最好不借助于药物，可采用一些有改善睡眠作用的非安眠类的药物，多数情况随着应激事件的过去，睡眠情况会明显改善。对偶尔的一两次失眠可以置之不理，转移注意力，少关注睡眠反而能自然入睡。对于1周到3个月的短期失眠，可在专业医生的指导下服用安眠药，用药原则：必要时吃（实在睡不着了再起来吃）和小剂量吃，若必需每晚吃的话，药量只减不加。临床上有很多原本可能只是短期的一过性失眠，因为一开始就连续长期服用安眠药，结果转变成了慢性失眠。通常安眠药连续吃1个月多少就会产生依赖性了，不过这也因人而异。

三、滥用安眠药的不良反应

长期滥用安眠药会引起一系列不良反应：

（1）长期服用伤肝肾。大多数安眠药是经肝脏分解，由肾脏排泄的，所以必然会对肝肾功能造成一定的损害。肝肾不好的患者应选择不良反应小的安眠药，否则易引起肝脏肿大、肝压痛、肝功能不正常等症状，严重的甚至出现黄疸、水肿、尿蛋白等。

（2）胃肠功能紊乱。出现恶心、食欲减退，腹胀、便秘等症状。

（3）皮肤可见有皮疹。

（4）呼吸抑制严重可导致丧命。

（5）神经系统症状。可出现头晕、记忆力消失、嗜睡、共济失调、知觉消失、消失严重者昏迷、抽搐、瞳孔放大、对光反应消失。久服、过服的蓄积中毒表现为神志不清、反应迟钝、思维迟缓、智力及记忆力损害、对周围事物漠不关心，以及头痛、眩晕、肌无力、易跌倒等症状。

（6）产生耐受性和依赖性。患者服用一段时间后常常要加大剂量才能达到原来相同的催眠效果，并逐渐对药物形成依赖，出现戒断反应。一旦停药患者会出现相应躯体和心理的变化，如烦躁不安、抑郁、惊恐。久服停药后还会出现头晕、肌肉跳动或失眠加重，症状反复等情况。

（7）肌肉松弛、起床易跌倒。安眠药均有中枢肌松作用（但non-BZDs肌松作用很弱），醒后会令人觉得全身软弱无力。对于老年人来说，更容易在起床时因为无力而跌倒，增加骨折、脑出血的风险。

四、安眠药的适用人群

当你遇到以下情况时可能需要安眠药的帮助：

（1）短期内因可识别压力源或睡眠干扰源对你造成了剧烈应激反应，如失去爱人、失业、离婚、慢性疼痛等。

（2）不利的环境因素：在宾馆睡觉，与家人宿营，或暂时处于难以入睡的环境。

（3）倒班因素：工作原因必须在非正常时间睡觉，结果导致睡眠紊乱和极度困倦。

（4）时差反应：体内生物钟与外界环境不符时入睡。

第二节　中医治疗失眠的常用方法

失眠，即不寐，最早记载于《黄帝内经》，亦有"不得卧""目不瞑"的相关阐述，是指不能获得正常睡眠为特征的一类睡眠障碍疾病。《难经》记载："人之安卧，五脏各安其位而寝。"神主于心，魄归于肺，魂藏于肝，意属于脾，志入于肾。不寐表现为各情志之病，所系于五脏相互协调。在失眠的中医临床治疗中，应辨其证而论其治，有主证次证之分，重症轻症之异，兼有虚实之化同，标本之功治，可从整体观念出发，审证求因，进而指导临床实践。

一、中药治疗失眠概述

传统中药中某些安神药、温里药、息风止痉药、清热燥湿药等含有多种有效成分，具有不同程度的镇静催眠作用。这些研究结果为中药治疗失眠提供了物质依据，为开发新的镇静催眠类中药奠定了实验基础。近年来的研究结果表明，许多中药具有镇静催眠作用，且不良反应小，应用越来越广泛，具有广阔的发展空间。

中医方剂是治法的体现，是根据配伍原则，总结临床经验，以若干中药配合而成的组方。根据中医辨证论治的特点，运用中医方剂治疗失眠有较显著的疗效。基于脏象理论，失眠主要可以从心、肝胆、脾胃、肾论治。如心脾两虚型治以补气益阴、养血安神为则，可用归脾汤以益气血，天王补心丹以养神，柏子仁丸以安心神，酸枣仁汤以滋阴血，甘麦大枣汤以补中，肝火扰心型治以疏泄肝火、理气解郁为则，可用龙胆泻肝汤以清肝火，越鞠丸以化郁滞，血府逐瘀汤以化瘀结，逍遥丸以散郁结。心胆气虚型治以益气镇静为则，可用安神定志丸以镇心神，桂枝甘草龙骨牡蛎汤以安神。脾虚湿困型治以健运脾胃、化湿利湿为则，可用保和丸以健化，茯苓汤以利湿。痰热扰心型治以清热化痰为则，可用黄连温胆汤以理气化痰，半夏米汤以化痰安神。心肾不交型治以交通心肾为则，可用交泰丸以安神志，六味地黄丸以滋肾阴，黄连阿胶汤以滋阴降火等。

（一）失眠的中医病机分析

中医认为，失眠的基本病机总属阴阳失调，营卫不和，或阴虚不能纳阳，或阳盛不得入阴。正如《灵枢·大惑论》所云："卫气不得入于阴，常留于阳。留于阳则阳气满，阳气满则阳晓盛；不得入于阴则阴气虚，故目不瞑矣。"《灵枢·邪客篇》指出："今厥气客于五脏六府，则卫气独行于外，行于阳，不得入于阴。行于阳则阳气盛，阳气盛则阳跷陷，不得入于阴，阴虚，故不瞑。"脏腑的气血失和，阴阳失调，进而心失所养及由于心火偏、肝郁、痰热、胃失和降而心神不安，其病位在心，但与肝、胆、脾、胃、肾关系密切。失眠虚证多由心脾两虚、心虚胆怯、阴虚火旺，引起心神失养所致。失眠实证则多由心火炽盛、肝郁化火、痰热内扰引起心神不安所致。但失眠久病可表现为虚实兼夹。

失眠的中医病因病机可分为以下几种：

（1）饮食不节由饮食失常、宿食停滞、脾胃受损、酿生痰热、壅遏于中、胃气失和、阳气浮越于外而卧寐不安。

（2）情志不调由情志不遂，肝气郁结，肝郁化火，邪火扰动心神，神不安而不寐；或由五志过极，心火内炽，心神扰动而不寐；或由思虑太过，损伤心脾，心血暗耗，神不能安，魂不守舍，神魂无主，脾虚生化乏源，营血亏虚，不能奉养心神，导致失眠。

（3）年迈体弱或病后久病血虚、产后失血、年迈血少，引起心血不足，心失所养，心神不安而不寐。

（4）禀赋不足素体虚弱、房事不节、热病过亢、耗伤肾阴，不能上奉于心，水火不济，心火独亢；或肝肾阴虚、肝阳偏亢、火盛神动、心肾失交而神志不宁。亦有因心虚胆怯、暴受惊恐、神魂不安，以致夜不能寐或寐而不酣。

（二）失眠的中医分型

（1）肝郁化火证突发失眠、性情急躁易怒、心烦不能入睡，或入睡后多梦惊醒及胸胁胀闷、善太息、口苦咽干、目赤、小便黄、大便秘结，以及舌质红、苔黄，脉弦数。

（2）痰热内扰证失眠时作、噩梦纷纭、易惊易醒；头目昏沉、脘腹痞闷、口苦心烦、饮食少思、口黏痰多；舌质红、苔黄腻或滑腻，脉滑数。

（3）阴虚火旺证虚烦不眠、入睡困难、夜寐不安，甚则彻夜难眠；手足心热、盗汗、口干少津、健忘耳鸣、腰酸梦遗、心悸不安；舌质红、少苔，脉细数。

（4）胃气失和证失眠多发生在饮食后，腹痞闷；食滞不化，嗳腐酸臭，大便臭秽，纳呆食少；舌质红、苔厚腻，脉弦或滑数。

（5）瘀血内阻证失眠日久，躁扰不宁，胸不任物，胸任重物，夜多惊梦，夜不能睡，夜寐不安；面色青黄，或面部色斑，胸痛、头痛日久不愈，痛如针刺而有定处，或呃逆日久不止，或饮水即呛，干呕，或内热背闷，或心悸怔忡，或急躁善怒，或入暮潮热；舌质暗红、舌面有瘀点，唇暗或两目暗黑，脉涩或弦紧。

（6）心火炽盛证心烦难眠、五心烦热；头晕耳鸣、口舌生疮、口干腰酸、梦遗滑精；舌质红、苔干，脉细数。

（7）心脾两虚证头蒙欲睡，睡而不实，多眠易醒，醒后难以复寐；心悸、健忘、神疲乏力、纳谷不香、面色萎黄、口淡无味、食后作胀；舌质淡、苔白，脉细弱。

（8）心胆气虚证心悸胆怯、不易入睡、寐后易惊；遇事善惊、气短倦怠；舌质淡、苔白，脉弦细。

（9）心肾不交证夜难入寐，甚则彻夜不眠；心中烦乱、头晕耳鸣、潮热盗汗、男子梦遗阳痿、女子月经不调、健忘、口舌生疮、大便干结；舌尖红、少苔，脉细。

（三）失眠的中医辨证论治

1. 实证
（1）肝郁化火证

主证：心烦不能入睡、性情急躁易怒，或入睡后多梦易惊。

次证：胸胁胀闷、善太息、口苦咽干、目赤、小便黄、大便秘结。

舌脉：舌红、苔黄，脉弦数。

治法：疏肝解郁，清热化火。

推荐方药：龙胆泻肝汤（《卫生宝鉴》）。

药物组成：龙胆草、生栀子、黄芩、醋柴胡、生地黄、车前子包煎、泽泻、灯芯草、淮山药、煅磁石先煎、当归、生甘草、人参、天门冬、黄连、知母等。

（2）痰热内扰证

主证：失眠时作，噩梦纷纭，易惊易醒。

次证：头目昏沉、脘腹痞闷、口苦心烦、不思饮食、口黏痰多。

舌脉：舌红、苔黄腻或滑腻，脉滑数。

治法：化痰清热，和中安神。

推荐方药：温胆汤（《备急千金方》）加减。

药物组成：竹茹、枳实、陈皮、清半夏、云茯苓、生姜、大枣、焦槟榔、生甘草。

（3）阴虚火旺证

主证：虚烦不眠、入睡困难、夜寐不安，甚则彻夜难眠。

次证：手足心热、盗汗、口干少津、健忘耳鸣、腰酸梦遗、心悸不安。

舌脉：舌红、少苔，脉细数。

治法：滋阴降火，清热安神。

推荐方药：黄连阿胶汤（《伤寒论》）加减。

药物组成：黄连、阿胶烊化、鸡子黄、白芍、生姜、大枣、牡丹皮、地骨皮、黄芩。

（4）胃气失和证

主证：失眠多发生在饮食后，脘腹痞闷。

次证：食滞不化，嗳腐酸臭，大便臭秽，纳呆食少。

舌脉：舌红苔、厚腻，脉弦或滑数。

病机：气机阻滞，胃失和健。

推荐方药：保和丸（《丹溪心法》）。

药物组成：神曲、焦山楂、云茯苓、清半夏、陈皮、莱菔子、藿香、佩兰、连翘、紫苏叶、川厚朴、甘草。

（5）瘀血内阻证

主证：失眠日久，躁扰不宁，胸不任物，胸任重物，夜多惊梦，夜不能睡，夜寐不安。

次证：面色青黄，或面部色斑，胸痛、头痛日久不愈，痛如针刺而有定处，或呃逆日久不止，或饮水即呛，干呕，或内热瞀闷，或心悸怔忡，或急躁善怒，或入暮潮热。

舌脉：舌暗红、舌面有瘀点，唇暗或两目暗黑，脉涩或弦紧。

治法：活血化瘀，通经活络。

推荐方药：血府逐瘀汤（《医林改错》）。

药物组成：当归、生地黄、桃仁、红花、川芎、柴胡、桔梗、川牛膝、枳实、赤芍、甘草、牡丹皮、香附。

（6）心火炽盛证

主证：心烦难眠、五心烦热。

次证：头晕耳鸣、口舌生疮、口干腰酸、梦遗滑精。

舌脉：舌红、苔干，脉细数。

治法：清心泻火，养血安神。

推荐方药：导赤汤（《小儿药证直诀》）和交泰丸（《韩氏医通》）加味。

药物组成：生地黄、木通、黄连、肉桂、茯神、夜交藤、杭菊花、白芷。

2. 虚证

（1）心脾两虚证

主证：头蒙欲睡，睡而不实，多眠易醒，醒后难以复寐。

次证：心悸、健忘、神疲乏力、纳谷不香、面色萎黄、口淡无味、食后作胀。

舌脉：舌淡苔白，脉细弱

治法：益气健脾，养心安神。

推荐方药：人参归脾汤（《正体类要》）。

药物组成：人参、白术、黄芪、当归、远志、酸枣仁、茯神、木香、龙眼肉、生姜、大枣、甘草。

（2）心胆气虚证

主证：心悸胆怯、不易入睡、寐后易惊。

次证：遇事善惊、气短倦怠。

舌脉：舌淡、苔白，脉弦细。

治法：益气养心，镇静安神。

推荐方药：安神定志丸（《医学心悟》）。

方药：人参、茯苓、柏子仁、远志、当归、酸枣仁、石菖蒲、乳香、琥珀粉冲服。

（3）心肾不交证

主证：夜难入寐，甚则彻夜不眠。

次证：心中烦乱、头晕耳鸣、潮热盗汗、男子梦遗阳痿、女子月经不调、健忘、口舌生疮、大便干结。

舌脉：舌尖红、少苔，脉细。

治法：交通心肾，补血安神。

推荐方药：交泰丸（《医方集解》）和天王补心丹（《摄生秘剖》）。

药物组成：生地、玄参、丹参、人参、茯苓、远志、五味子、桔梗、柏子仁、黄连、肉桂、莲子心。

（四）治疗失眠的常用中药

治疗失眠的中药统称为安神药，根据临床应用不同，可以分为重镇安神药和养心安神药两大类。

1. 重镇安神药

具有质地密实厚重、向下沉降等性质，药物性质厚重则能够镇静、祛怯，可以起到安定心神、平复惊恐、集中意志等作用，可用于治疗心不静、神志不宁等症状。

（1）朱砂：甘、微寒、有毒。归心经。朱砂具有清心镇静、安神解毒的功效，可治疗心悸易惊、失眠多梦、癫痫发狂、小儿惊风。0.1~0.5g，多入丸、散服，不宜入煎剂。外用适量。

（2）磁石：咸、寒。归肝、心、肾经。磁石具有镇惊安神、平肝潜阳、聪耳明目的功效，可以用来治疗惊悸失眠、头晕目眩、视物昏花、耳鸣耳聋。磁石宜先煎，有催吐的副作用，用量不宜过大。

（3）龙骨：甘、涩、平。归心、肝、肾经。龙骨具有镇惊安神、平肝潜阳、收敛固涩的功效，可用来治疗心神不宁、心悸失眠、惊痫癫狂。龙骨宜先煎，用量控制在15~30g。

（4）琥珀：甘、平。归心、脾、小肠三经。琥珀具有镇惊安神、活血散瘀、利尿通淋的功效，适用于治疗心神不宁、心悸失眠的患者。内服：入丸、散，1～3g。外用：研末点、撒。

2. 养心安神药

具有甘甜滋润、滋养身体等性质，可以滋养心肝、补益津液、恢复肝脏营养平衡、交通心肾等，多用于治疗心神不定、气血亏虚，可有效改善心烦、失眠、惊悸、多梦等病症。

（1）酸枣仁：甘、酸、平。归肝、胆、心经。酸枣仁养心益肝、安神、敛汗，适用于虚烦不眠、惊悸多梦、体虚多汗、津伤口渴。炒后可以煎出有效成分，增强疗效。煎服，9～15g。研末吞服，每次1.5～2g。本品炒后质脆易碎，便于脆易碎，便于煎出有效成分，可增强疗效。

（2）柏子仁：甘、平。归心、肾、大肠经。柏子仁养心安神、润肠通便、止汗。可以治疗阴血不足、虚烦失眠、心悸怔忡、肠燥便秘、阴虚盗汗。煎服，10～20g。便溏及痰多者慎服。

（3）远志：苦、辛、温。归心、肾、肺经。远志安神益智、祛痰开窍、解郁、消散痈肿。可以治疗失眠多梦、心悸怔忡、健忘、梦遗、咳嗽多痰、痈疽疮肿等。煎服，3～9g。外用适量。化痰止咳宜炙用。凡实热或痰火内盛者，以及有胃溃疡或胃炎者慎用。

（4）夜交藤：甘、微苦、平。归心、肝经。夜交藤养心安神、祛风通络。可用于治疗心神不宁、失眠多梦、血虚身痛、肌肤麻木、风湿痹痛、风疹瘙痒。煎服，9～15g。

（5）合欢皮：甘、平。归心、肝经。合欢皮解郁安神、活血消肿。可用于治疗心神不宁、烦躁失眠。煎服、6～12g。外用适量。孕妇慎用。

（6）灵芝：甘、性平。归心、肺、肝、肾经。灵芝补气安神、止咳平喘。可用于治疗心神不宁、惊悸失眠、咳喘痰多、虚劳。煎服，6～12g；研末吞服，1.5～3g。

（7）缬草：辛、甘，温。归心、肝经。缬草安神、理气、活血止痛。可用于治疗心神不宁、失眠少寐、心悸怔忡、惊风癫痫、血瘀经闭、脘腹疼痛等。煎服，3～6g。外用适量。

（五）治疗失眠的常用方剂

1. 失眠的常用中药成方

（1）酸枣仁汤：具有养血安神、清热除烦之功效。主治肝血不足、虚热内扰证，包括虚烦失眠、心悸不安、头目眩晕、咽干口燥、舌红、脉弦细。临床上常用于治疗神经衰弱、心脏神经症、围绝经期综合征等属于心肝血虚，虚热内扰者。药物组成包括酸枣仁、甘草、知母、茯苓、川芎。

（2）天王补心丹：具有滋阴清热、养血安神之功效。主治阴虚血少、神志不安证，包括心悸怔忡、虚烦失眠、神疲健忘，或梦遗、手足心热、口舌生疮、大便干结、舌红少苔、脉细数。临床上常用于治疗神经衰弱、冠心病、精神分裂症、甲状腺功能亢进等所致的失眠、心悸以及复发性口疮等属于心肾阴虚血少者。药物组成包括人参、茯苓、玄参、丹参、桔梗、远志、当归、五味、麦门冬、天门冬、柏子仁、酸枣仁、生地黄。

（3）朱砂安神丸：具有镇心安神、清热养血之功效。主治心火亢盛、阴血不足证，包括失眠多梦、惊悸怔忡、心烦神乱，或胸中懊侬、舌尖红、脉细数。临床上常用于治疗神经衰弱所致的失眠、心悸、健忘及精神忧郁症引起的神志恍惚，以及心脏期前收缩所致的心悸、怔忡等，属于心火亢盛，阴血不足者。药物组成包括朱砂、黄连、炙甘草、生地黄、当归。

（4）黄连阿胶汤：具有扶阴散热之功效。主治少阴病，心中烦，不得卧；邪火内攻，热伤阴血，下利脓血。药物组成包括黄连、黄芩、芍药、鸡子黄和阿胶。

（5）十味温胆汤：具有益气养血、化痰宁心之功效。主治心虚胆怯，痰浊内扰证，包括触事易惊、惊悸不眠、夜多噩梦、短气自汗、耳鸣目眩、四肢水肿、饮食无味、胸中烦闷、坐卧不安、舌淡苔腻、脉沉缓症状。药物组成包括半夏、枳实、陈皮、白茯苓、酸枣仁（炒）、远志、五味子、熟地黄、人参和粉草。

（6）归脾汤：具有益气补血、健脾养心之功效。主治心脾气血两虚证：心悸怔忡、健忘失眠、盗汗、体倦食少、面色萎黄、舌淡、苔薄白、脉细弱；脾不统血证：便血、皮下紫癜，以及妇女崩漏，月经超前，量多色淡，或淋漓不止，舌淡，脉细弱。药物组成包括白术、茯神、黄芪、龙眼肉、酸枣仁、人参、木香、甘草、当归和远志。

2. 失眠的常用中成药

（1）柏子养心丸：每次6g蜜丸，每日分2次服。适用于心气虚寒、心悸易惊、失眠多梦、健忘等症。

（2）枣仁安神液：每次10～20ml，每日1次临睡服。适用于心肝血虚引起的失眠、健忘、头晕、头痛等症。

（3）人参养荣丸：每次9g蜜丸，每日2次。适用于积劳虚损、呼吸少气、行动喘息、心虚惊悸、咽干唇燥、舌淡、脉细弱无力。

（4）天王补心丹蜜丸：每次9g，每日2次。适用于阴亏血少，如虚烦少寐、心悸神疲、梦遗健忘、大便干结、口舌生疮、舌红少苔、脉细而数。

（5）归脾丸蜜丸：每丸重9g，空腹时，每次服1丸，开水送下，日服3次。适用于失眠、易醒、醒后难以复寐；心悸、健忘、神疲乏力；纳谷不香、面色萎黄、口淡无味、食后作胀；舌质淡苔白、脉细弱。

（6）七叶神安片：口服，一次50～100mg，一日3次，饭后服。用于心气不足所致的心悸、失眠、神经衰弱、偏头痛等。

（7）朱砂安神丸：口服，每次1丸，日服1～2丸。主治心烦失眠、心悸怔忡、舌苔薄黄、脉细数。

（六）中药镇静催眠药研究进展

1. 中药提取物

（1）酸枣仁提取物：酸枣仁的主要有效成分为酸枣仁皂苷和总黄酮。酸枣仁皂苷A（或其代谢产物）通过血脑屏障后不仅增加GABAA受体的表达，还可影响钙调蛋白对钙离子的转换，拮抗大脑中的兴奋性神经递质谷氨酸，从而改善睡眠状况。黄酮类，如斯皮诺素进入中枢后，对突触后5-HT1A受体起拮抗作用，进而起到镇静催眠的作用。

（2）柏子仁提取物：柏子仁提取物柏子仁皂苷和柏子仁油均具有镇静催眠的作用。柏子仁皂苷作用在一定范围内随剂量增加，镇静催眠作用加强。柏子仁油既能缩短实验动物的入睡时间，又能提高实验动物的入睡率，可能通过提高小鼠脑内NE及5-HT水平，同时抑制脑内多巴胺释放，从而抑制中枢神经，达到镇静催眠的功效。

（3）灵芝提取物：对睡眠有改善作用，该作用可能是通过灵芝多糖影响松果体褪黑素的分泌。灵芝多糖还具有显著的拟超氧化物歧化酶（superoxide dismutase，SOD）活性，可显著清除机体产生的自由基，阻止自由基对机体的损伤，减少疲劳。因此，抗氧化作用也有可能是灵芝改善睡眠的作用机制之一。此外，灵芝对中枢神经系统有明显的镇静作用，能使动物的自发性活动减少，肌肉轻度松弛，并能增强巴比妥类药物的中枢抑制作用，但本身并无催眠或麻醉作用。

（4）五味子提取物：可明显延长戊巴比妥钠诱导的小鼠睡眠时间，明显提高睡眠发生率，缩短睡眠潜伏期。研究表明，五味子醇甲能增强PC12细胞对谷氨酸的摄取，降低细胞外谷氨酸的浓度，并拮抗6-羟基多巴胺对PC12细胞摄取谷氨酸的抑制作用，而起到镇静安眠的作用。另外，五味子醇甲、五味子醇乙对中枢神经系统有类似催眠药的作用特点，五味子醇甲、五味子醇乙的八元环上均有一OH，而五味子对中枢系统作用不明显的其他成分则没有该结构，所以其作用机制可能与其化学结构有一定的关系。

（5）菊花提取物：可增加谷氨酸脱羧酶的表达水平，但不影响GABAA受体的 α_1、β_2、γ_2 亚基在小鼠海马的表达。菊花提取物能增加亚适剂量戊巴比妥诱导的睡眠时间，这种睡眠诱导作用可能是激活了GABAA受体氯通道，细胞超极化，从而起到抑制中枢系统的作用。

（6）甘草提取物：通过对甘草提取物及其黄酮类化合物光甘草酚的研究发现，光甘草酚可与GABAA/BZD受体结合，进而增加睡眠时间，减少睡眠潜伏期，提示甘草提取物通过对GABAA/BZD受体的变构调控诱导睡眠，有改善睡眠的功效。

（7）龙眼提取物：是通过增加GABAA受体的表达而延长睡眠时间，减少睡眠潜伏期，但可对谷氨酸脱羧酶没有影响。龙眼提取物本身虽不能诱导睡眠，但可通过GABA能系统增强戊巴比妥钠引起的睡眠行为。另外，通过对实验中睡眠结构和脑电图功率谱的研究分析，表明龙眼提取物还可通过改变调控睡眠的大脑皮质而改善睡眠。

（8）栀子提取物：中含栀子苷、栀子内酯、栀子黄酮和熊果酸等多种物质，熊果酸能抑制细胞内钙离子的释放和细胞外钙离子的内流，从而抑制谷氨酸释放，对中枢系统起到抑制作用，达到镇静安眠的效果。

（9）夜交藤提取物：主要含有夜交藤苷、夜交藤蒽酮以及夜交藤黄酮。动物实验证明3种成分均能改善睡眠，其中以夜交藤苷功效更为显著，黄酮类对神经系统也有抑制作用，但具体机制还需研究。

（10）半夏提取物：半夏不同的提取物均有明显的改善睡眠作用，但具体机制尚不明确。相关药理研究发现，半夏总生物碱和钩藤总生物碱联合使用具有抗惊厥作用，其机制可能与降低对谷氨酸能神经元的刺激和增加对GABA能神经元的抑制作用有关，而这一作用可能与半夏提取物的镇静、催眠作用有密切关系。

（11）白芍提取物：动物实验研究不同剂量白芍提取物对睡眠的影响，表明其不仅能改善睡眠质量，还与巴比妥钠有协同作用。白芍提取物对中枢神经系统和副交感神经的抑制作用可能是改善睡眠的原因之一。

（12）夏枯草提取物：夏枯草为药食两用植物，是治疗失眠的传统中药，其提取物主要成分含有三萜类、黄酮类、苯丙素类和皂苷等多种化学成分。夏枯草提取物具有明显的镇静、催眠作用，对小鼠自主活动具有明显抑制作用，可改善睡眠。

（13）刺五加提取物：动物实验发现，刺五加水提液能增加REM睡眠和NREM睡眠N2期的时间，说明刺五加能够延长睡眠时间，改善睡眠质量。其作用机制尚不清楚。

2. 中药复方药理

（1）酸枣仁汤：酸枣仁汤方中重用酸枣仁，以其性味甘、平，入心、肝经，养血补肝、宁心安神，为君药。茯苓宁心安神，知母滋阴清热，为臣药，与君药酸枣仁相配，以助君药安神除烦之效。佐以川芎调畅气机、疏达肝气，与君药相配，酸收辛散并用，相反相成，具有养血调肝之妙。甘草生用，和中缓急，为使药。诸药相伍，一则养肝血以宁心安神，一则清内热以除虚烦。共奏养血安神、清热除烦之功效。

与功效相关的主要药理作用如下：① 镇静、改善睡眠：酸枣仁汤能显著减少小鼠的自主活动次数，增加阈下剂量戊巴比妥钠所致小鼠睡眠的只数，延长阈上剂量戊巴比妥所致小鼠的睡眠时间，且镇静、改善睡眠作用呈现一定的剂量依赖性。酸枣仁汤可使失血性贫血模型及甲亢型阴虚模型小鼠的自主活动次数减少，缩短戊巴比妥钠诱导的睡眠潜伏期，延长睡眠时间，协同阈下剂量戊巴比妥钠诱导睡眠。酸枣仁汤可明显减少电刺激睡眠剥夺大鼠的觉醒时间，延长总睡眠时间，延长NREM睡眠N1和N2期。酸枣仁汤的镇静与改善睡眠作用可能与β-内啡肽和强啡肽A1-13及5-HT的升高有关。② 抗惊厥：酸枣仁汤具有抗腹腔注射2%安钠咖溶液所致小鼠惊厥的作用，也具有对惊厥致死的保护作用。③ 抗焦虑：酸枣仁汤对高架十字迷宫焦虑动物模型大鼠有显著抗焦虑作用，其抗焦虑作用可能与影响血中NO浓度及调控IL-1β、TNF-α等细胞因子水平，以及增加脑组织GABAA受体量来提高GABAA的功能有关。④ 抗抑郁：酸枣仁汤对慢性轻度不可预见性应激和孤养所致抑郁症大鼠有一定的抗抑郁作用。
⑤ 增强学习记忆能力：通过水迷宫和跳台试验，发现酸枣仁汤对正常小鼠的学习记忆有促进作用。对东莨碱或乙醇所致的记忆获得障碍也有显著改善作用。酸枣仁汤能改善睡眠剥夺大鼠的学习记忆能力，可能与调控脑内单胺类递质的含量、保护胆碱能系统、增强GABAB受体表达、抑制神经细胞凋亡等有关。

其他药理作用还包括：① 抗应激：酸枣仁汤对电脉冲强烈刺激引起的大鼠应激后心率增快有明显的抑制作用，同时能明显对抗大鼠应激后血浆皮质酮含量的升高，并可增加小鼠游泳疲劳时脑内GABA的含量。② 降血脂：酸枣仁汤能降低高血脂模型大鼠血清总胆固醇、甘油三酯、低密度脂蛋白、载脂蛋白（Apo）B水平，升高高密度脂蛋白和ApoA1水平。

（2）天王补心丹：天王补心丹方中重用甘寒之生地黄，入心能养血，入肾能滋阴，故能滋阴养血，壮水以制虚火，为君药。天冬、麦冬滋阴清热，酸枣仁、柏子仁养心安神，当归补血润燥，共助生地滋阴补血，并养心安神，俱为臣药。玄参滋阴降火；茯苓、远志养心安神；人参补气以生血，并能安神益智；五味子之酸以敛心气，安心神；丹参清心活血，合补血药使补而不滞，则心血易生；朱砂镇心安神，以治其标，以上共为佐药。桔梗为舟楫，载药上行以使药力缓留于上部心经，为使药。

天王补心丹的现代药理作用包括抗心肌梗死、增强免疫功能、镇静、抗惊厥、抗心律失常等作用。① 抗心肌梗死：从心肌病理学、组织化学及电子显微镜观察可见，本方可减轻异丙肾上腺素所致心肌缺血性坏死的程度；抑制心肌坏死区ATP酶活力的减弱及心肌琥珀酸脱氢酶活性的降低；改变其线粒体多样性损伤和肌原纤维的带状分解。上述作用无论对"阳虚型"或"阴虚型"小鼠均非常显著。② 增强免疫功能：本方能改善动物的非特异性防御功能和应激状态，这种功能受神经系统调控。③ 镇静：酸枣仁、远志、石菖蒲、茯苓、人参、玄参、杜仲均有不同程度的镇静作用。人参还有精神安定作用。五味子对中枢的作用，主要是影响皮质的内抑制过程，加强和集中，产生正性诱导，使分化更完善，从而使大脑皮质兴奋过程和抑制过程趋于平衡。对于神经症状，能促进其神经活动正常化。④ 抗惊厥：石菖蒲、酸枣仁、人参、玄参、酸枣仁及远志有抗惊厥的作用。⑤ 抗心律失常：人参、当归有明显的抗心律失常作用。

（3）朱砂安神丸：本方是通过清心养血来达到镇静安神的作用，方中黄连泻心火除烦安神，当归、地黄滋阴养血，重用朱砂，取其重镇安神，据药理研究，有镇静作用，能降低中枢神经的兴奋性，甘草调和诸药。诸药综合能使心火清、阴血足而心神自安。

采用多导睡眠监测，表明朱砂安神丸能明显缩短潜伏期、延长慢波睡眠期及总睡眠时间，能翻转对氯苯丙氨酸的睡眠剥夺效应，表明该丸具有明显的安神作用。

（4）安神定志丸：本品以茯苓、茯神、人参补心气，安心神；远志、石菖蒲宁心，安神，定志；龙齿以定神定惊。诸药相合，共奏补气养心、安神定志之功效。

药理研究表明，本品中的茯苓、茯神、人参、远志、石菖蒲，均有镇静、安定或抗惊厥作用；人参还有促性腺激素作用。龙齿主要成分为碳酸钙、磷酸钙，《药性论》载其"镇心、安魂魄"；龙齿的安神镇静作用大于龙骨。

（5）柏子养心丸：方中用酸枣仁、柏子仁养心安神；黄芪、党参益气生血，配以当归补血润燥；川芎行气活血，茯苓、远志养心安神，又可交通心肾；朱砂镇心安神；五味子益气敛阴，以助补气生阴之力；肉桂温里散寒；半夏燥湿化痰；甘草补益心脾之气并能调和诸药。诸药共奏补气、养血、安神之功效。

药理研究表明，本方主要有镇静、催眠、抗惊厥等作用。柏子养心丸或片给小鼠灌胃，每日1次，连续给药5日后，与生理盐水对照组比较，小鼠自主活动明显减少。戊巴比妥钠小鼠睡眠率明显增加，入睡时间明显缩短，睡眠持续时间明显延长。同上法小鼠灌药后，士的宁所致惊厥出现潜伏期和死亡潜伏期均比对照组明显延长，表明该方有抗惊厥作用。

二、中医睡眠养生

（一）喝出来的好睡眠

1. 解郁安神茶

配方：灯心草1克、淡竹叶3克、天麻3克、合欢花3克、玫瑰花3克、生甘草2克。

用法：每日取上述配方，用量以1~2份为度，在茶杯或保温杯中以沸水300毫升左右冲泡，代茶饮。连续服用1个月为一个疗程。

功效：宁神养心、解郁静心、益智补脑。这款茶尤适用于失眠且伴有各类心脏疾病患者饮用，促进睡眠的同时还能缓解心脏病患者心悸、胸闷、胸痛等症状。

2. 安神助眠粥

莲子30克、粳米250克，共煮粥，加少许糖渍桂花，即可服食。有补中益气、健脾养胃、宁心安神之效。

（二）枕出来的好睡眠

可以制作安睡药枕促进睡眠。配方：白菊花、磁石、合欢花、夜交藤各100克，石菖蒲、远志、茯神各60克，丁香30克，白檀香20克。

用法：将上述药材共研粗末，并拌以冰片20克；多梦者可加生龙骨100克、生牡蛎60克，研粗末后一并拌入。将药末装入50厘米长、40厘米宽的布袋中，缝好后作为枕芯放入枕套中，代替日常睡枕使用（高度可随习惯调控），睡觉时枕于头下。

（三）泡出来的好睡眠

每天临睡前用温水（亦可用肉桂10克，夜交藤30克，加粗盐一匙煮开）泡脚15~30分钟。水要没过脚踝，最好达小腿位置。烫脚时随加热水，先温后热，使足部烫得发红。然后静坐在床上，用左手心（劳宫穴，握拳后中指所对的位置）对脚心的涌泉穴（脚掌底内外两个小肉球的交际处）揉搓，再换另一只手揉搓另一只脚心的涌泉穴，以搓热为度。适合于体弱年老，尤其是容易口干烦躁、口腔溃疡等易上火的失眠患者。

另外，根据名老中医朱良春的经验，还可采用脚踏豆按摩法：赤小豆1500克、小麦1000克，每晚睡前共放铁锅中，文火炒热，倒入面盆中，赤脚而坐，左右轮番踩踏豆麦，每次半小时。可重复使用。刺激足底部腧穴，疏通全身气血、温肾悦脾、暖肝温胃、调整气机。

（四）睡眠习惯

1. 几点入睡最健康

古代将一夜分为五更，"三更半夜"即是子时，是指当晚11点到翌日1点的时段。根据中医天人合一思想，规律作息是良好的习惯，遵循自然规律的睡眠模式对健康至关重要。然而，三更半夜还没进入梦乡已成为现代人日常生活中的常见现象。子时是阴极而阳生之时，犹如冬至，主静。《黄帝内经》中说："夜半为阴，阴极生阳"，意味着子时（23:00～1:00）是阴阳转换的关键时刻，此时阴气最旺，子时后则转弱而阳气渐生，这时入睡最养阴。另外，《急救广生集》记载："亥子时，安睡，以培元气。"指出亥时和子时安睡可以培养元气，而元气是生命活动原动力，其增减可以影响机体的盛衰，所以不容忽视子时安睡的重要性。长期在子时还未休息，会影响人体昼夜节律，导致机体阴阳失调，使人容易疲倦、身体抵抗力下降，增加抑郁、烦躁易怒、焦虑等负面情绪，还能够诱发多种疾病。如果能在子时之前（亥时）入睡，就能充分利用这个阴阳转换的时机，使身体得到最佳的休息和修复。

历来医家和养生家均重视睡眠，认为起卧失常损害身体健康，引起阴精不足或情志失调等问题。《养生类纂》称："凡人夜则血归于肝，肝为宿血之脏，过三更不睡，则朝旦面色黄燥，以血不得归故也。"熬夜的人也常伴有皮肤干燥、黑眼圈、视力下降、头晕、胃肠不适、急躁焦虑、女性月经量减少等，这是因为熬夜使肝脏得不到滋养，肝藏血、疏泄功能下降，使相关的形体官窍、情志或经脉受影响所致。

睡眠是最好的收藏状态，也使阳气、精血得到补充。《养生秘录》记载："夫子时始生之气在肾，是不召而自来，宜保而养之。"肾有收藏功能，还主藏精、生髓等。子时不休息必能损害其功能，促使肝肾精血亏虚。此外，《达摩洗髓易筋经》说："当亥子丑寅四时，最宜安息，升降清浊，使心肾交关，百脉朝会。"认为亥子丑寅四时最应该休息，这四时依序代表的对应运行经络是三焦经、胆经、肝经和肺经，得到足够休息可使人体顺利地阴阳相交。但熬夜会使各脏腑功能失衡，升降清浊出入功能紊乱，心肾失交，百脉不通利。另外，长期熬夜常导致心火亢盛、肾水亏损等证，如出现心悸心烦、潮热盗汗、五心烦热、腰膝酸软等症状。

2. 睡前准备

睡觉时要肢暖，四肢要暖，因为四肢是阳之本，在睡觉之前把手脚捂暖，睡觉时手脚和肚脐、背后的命门都要盖好。另外，要注意食后勿仰天睡，如在寅时三点至五点早起，此时要切忌郁怒，以免损肺伤肝。

（1）睡觉前简单地压腿，然后在床上自然盘坐，两手重叠放于腿上，自然呼吸，全身毛孔随呼吸一张一合，若能流泪、打哈欠效果更佳，到了想睡觉时倒下便睡即可。

（2）或选择仰卧，自然呼吸，感觉呼吸像春风，先融化大脚趾，然后是其他脚趾，接着脚、小腿、大腿逐渐融化。可反复几遍，直至睡着。

（3）入睡快的人可右侧卧，右手掌托右耳，右掌心为火，耳为水，这个姿势形成水火既济之势，在人体中形成心肾相交。长期坚持，此法能养心滋肾。

3. 日间睡眠不等同夜间睡眠

中医认为日间睡眠和夜间睡眠有不一样的气机升降变化，对人体有不同的影响。如《医暇卮言》解释日间睡眠和夜间睡眠眼白的先后不同变化，载："人至暮劳极，眼白昏而带赤，静卧一宵，诘朝对镜清澈如故，此气降之验也。昼倦当静坐片时，或散步玩物，睡态自解。若因而沉寝，则初觉之时，目白必赤，此因卧而气反升之验也。"指出"夜卧使气降，昼卧使气升"的规律。另一方面，也有日间睡眠不利健康的论述。如《饮膳正要》载："昼勿睡，损元气。"认为日间睡眠反伤元气。可见，日间睡眠不等同于夜间睡眠，也与自然规律不同步，很多时候睡后反而适得其反，感觉乏力、烦躁。但午时是阴阳交替时段，阳气达到顶端即将转阴。因此午时可稍作休息，约15～30分钟较为合适，不宜过长。

《叶选医衡》中认为："调寝食在医药之先。"起居有常是保健养生的重要一环，在"三更"前睡眠更符合和顺应自然升降规律变化。熬夜必然使人体脏腑气血阴阳失衡，也是现代很多慢性病的重要危险因素，因此必须认真对待每天的睡眠时间。

三、中医适宜技术

（一）睡眠保健操

1. 梳头促睡眠

在古代文献《贵耳集》中曾描述过"梳头浴脚长生事，临睡之时小太平"，概括了梳头法的精华。无事时或睡眠前梳一梳头发可以补肾健脑、疏通经络、平衡阴阳、益智安神，有益睡眠。

2. 葵花点穴手

平时老百姓没有专业针灸针进行日常治疗，但可以用自己的手指进行操作，用手指点按、敲击相应穴位，效果也很好。指头点穴法治疗睡眠问题常用的穴位和方法。

（1）主要的穴位是印堂、太阳、安眠、极泉、合谷、神门、足三里、太冲。每次可选其中2～4个穴位点按，用拇指或示指或中指指端贴于穴中心，一压为一遍，连压放9遍，或36遍或108遍。

（2）取掌间、合谷穴，然后施以按压、按拨法，取十指手甲根穴施以功法。

（3）头部施叩击法，20～30次，颈部乳突、风池、池上，颈后施轻点法5～7遍。

（4）取合谷、曲池、神门、阴郄、经渠、肩井穴，施以重点法。

需要注意的是，在有传染性疾病、严重高血压、严重心脏病、出血性疾病、过度疲劳、过饥、过饱、醉酒、妇女妊娠等疾病或身体状态下不适宜进行点穴操作。

3. 耳穴贴压有奇效

耳穴贴压疗法早在《黄帝内经》《针灸甲乙经》中就有论述："手阳明之别……其别者，入耳合于宗脉。"手太阳小肠经脉："起于小指之端……上项系耳后，直上出耳上角。有其支者从耳后入耳中，出走耳前。"即所谓"耳为经络之聚"。现在的解剖学和神经生理学对耳的研究也很深入。耳部有来自脊神经丛的耳大神经和枕小神经；有来自脑神经的耳颞神经，面、舌、咽、迷走各神经的分支，交感神经的分支等。耳郭皮肤含有丰富的各种神经感受器，耳郭的穴位对各种刺激有高度的敏感性。耳穴贴压操作简便、易学易用、花费少、安全无毒副作用、适应证广、奏效迅速，非常适合我们日常调护睡眠问题。

常用的耳穴贴压辅助药物有：王不留行籽、绿豆、赤小豆、莱菔子、六神丸等。另外要配的有胶布、剪刀、镊子、装药籽的特制有机玻璃板，75%酒精或2.5%碘酒。由家人朋友选准穴位，贴压1～1.5分钟，每次贴3～7个穴位。之后患者自己可逐个按压10～15次，每次每个穴位按压15下。可隔日贴一次，10贴为一个疗程。

治疗睡眠问题常用的耳穴穴方有：

（1）双侧心、神门。

（2）皮质下、神门；配穴：肾、脾、心等。

（3）肾、心、脑干、阳性反应点。

（4）神门、枕、额、皮质下。

（5）神门、心、神官点、皮质下、枕；配穴：肝、脾、胃、肾。

（6）神门、脑干、神经衰弱点、利眠；配穴：头痛、皮质下。

4. 推捏揉拿

推拿疗法是最古老的医术之一，从古代经过漫长的历史发展形成的以阴阳五行、气血津液、脏腑、经络等为基础的专门学科，也是一项非常适合于日常操作的方法，它运用现代医学的人体解剖、生理特点来诊断和治疗疾病，有益于缓解日常生活疲劳、疏通经络、促进气血运行、调控脏腑功能、调控睡眠和觉醒节律、增强抗病能力。

捏脊是民间常用的手法之一，它通过刺激人体背部特定区域，产生解剖学、生物力学、生物化学、生物电学变化而发挥防病治疗作用。它通过能量转换、能量守恒定律使局部皮肤血管扩张、循环加快，调控神经、体温平衡，使得人体恢复正常生物节律与睡眠状态。

向大家介绍平时生活中常运用的按摩推拿手法：

（1）捏：捏三提一。

（2）拿：是捏的进一步动作。

（3）推：向前推进，速度适当。

（4）捻：捻法与推法常结合而作。

（5）提：常捏提并用。

（6）放：放法是捏、拿、推、捻相结合的过程。

（7）揉：揉法一般比较轻柔。

（8）按：按摩穴位，常按揉结合。

（9）常规捏脊手法是从背部长强穴捏拿至风腑穴。

推拿疗法时需注意：

（1）选用合适的穴位：足三里、三阴交、阳陵、阴陵、绝骨、肾俞、大肠、神门、内关、风池、太阳、印堂、合谷等穴。

（2）按揉时要有酸胀、得气感。

（3）手法力度要适中。

（4）背部皮肤烧伤、烫伤、开放性创伤、血液病、椎体肿瘤、结核、骨折、严重骨质疏松症、严重心脏病都禁用或慎用。

5. 小小罐子用处大

拔罐疗法是我国古老的中医治疗学中的一个重要方法，是我们的祖先发掘并广泛流传的，宜于老百姓自己开展，是能够治病、防病的民间疗法，是传统医学特色医疗和民间疗法的精华。

中医认为睡眠障碍与阴阳失调、营卫不和、风寒邪湿有很大的关系，而拔罐可使得"风寒邪湿、随气水出，阴平阳秘、精神乃治"。同时现代医学认为拔罐时罐内形成负压，使局部毛细血管扩张、充血、淤血，并产生一种类组胺物质，经血液循环，可刺激多个器官，增强其功能活动，提高机体抵抗力。另外，拔罐时对机体的机械刺激，通过感受器官作用到中枢神经，可以调控身体的兴奋与抑制，使之趋于平衡。同时拔罐可使局部组织代谢旺盛，提高机体抵抗力，促使机体恢复机能。

常用的拔罐法有留罐法、走罐法。走罐法的操作手法有三种：一是轻吸快推术；二是重吸缓推术；三是重吸快推术。

拔罐需要用火，具有一定的危险性，在操作的时候我们需要注意：

（1）选准应拔的常用部位，比如：风池、肾俞、关元、中皖、天枢、足三里、三阴交、心俞、内关、大椎、胆俞、肝俞、脾俞、丰隆等部位。

（2）保持卧室的舒适。

（3）选择好适宜的体位。

（4）掌握拔罐的吸力。

（5）观察我们身体局部反应。

（6）注意火的大小。

（7）防止烫伤，尤其是点火时，不要让罐口过热，容易烫伤。

（8）拔罐时间长短要适宜，一般5～10分钟，不要超过半小时。儿童、老年人时间要更短，可以选择闪罐的方法。

（9）可以向专业的医生询问专业的起罐方法，切不可硬拉或旋转罐具，以免损伤皮肤。

（10）起罐后，如果局部瘙痒、发绀、起水疱，千万不要抓或自行随意处理，要到正规诊所及时合理处理。

（11）拔罐时要防止器具脱落。

（12）有严重器质性疾病，局部有感染、破损者不宜拔罐。

（13）在大血管处、乳头、静脉曲张处不宜拔罐。

6. 艾灸调阴阳

在进行艾灸保健治疗时，灸条会产生一定的药力和热力刺激穴位，具有温经通络、活血化瘀、激发和调控经络的功能，强化经络的传导和输送血气的作用，改善体质、提高机体免疫力、恢复正常生理状态，从而达到治疗保健的目的。

下面给大家介绍几种具体的小妙招：

（1）每晚睡前用艾条悬灸百会穴10～15分钟，有助于排解我们的睡眠压力。

（2）用艾条灸神门、百会、足三里、列缺、养老、三阴交、心俞。每穴灸5分钟，每晚一次，7～10次为一疗程。适用于各种失眠。

（3）每晚睡前用热水泡脚10分钟，擦干后用点燃的艾条对准涌泉穴灸，每侧各灸15～20分钟，每晚一次，7日为一疗程。适用于各种睡眠问题。

7. 妙用刮痧板

刮痧术是我国传统医学的一种特色疗法。刮痧术利用中医经络学说来调控脏腑功能而发挥治疗睡眠障碍的作用，主要体现在：刮痧可以通过机械作用使皮肤充血、毛细血管扩张，汗腺充溢，痧毒从汗而出，起到了加快新陈代谢的作用；通过经络刺激血管，使血气通畅周流，通达五脏六腑，平衡阴阳，扶正固本，恢复体力，促进睡眠；通过经络和穴位对神经系统产生刺激，利用不同的刮痧手法可引起大脑皮质兴奋和抑制活动的加强或减弱，原来亢进的可使其抑制，原来抑制的可使之兴奋，起到治疗疾病、改善睡眠作用；有促进正常免疫细胞的生长发育，促进免疫细胞对病毒、细菌等病原体的过滤和吞噬作用，从而提高机体的免疫力，预防和减轻疾病，间接有助于睡眠；可使肌肉产生和堆积的大量乳酸还原为能量物质，并且可以放松肌肉，降低肌张力而消除疲劳、恢复体力，也有益于治疗失眠。它通过持久、有力、均匀、柔和、深透的手法而发挥作用，因手法的不同而有补泻之分。

刮痧有直接刮痧（接触皮肤）和间接刮痧（不直接接触皮肤）两种。用于治疗失眠的常用刮痧穴位有：百会、身柱、肝俞、神门、三阴交、太溪、照海、申脉。需要注意的是，有恶性贫血、产后恶露未净、久病体弱、血压过高、妊娠妇女不宜或慎用刮痧术。

（二）气功与催眠

1. 走近双生子——气功与催眠

说起中国本土催眠心理技术，就不能不先介绍中国传统的气功，要弄懂中国的气功，又必须从中国传统文化中"元气论"开始说起。

"气"是什么？"气"是：一个古老的哲学概念。在我国，两千多年前"气"的概念便产生了。先秦时期的老子、宋妍、尹文等哲学家倡导"精气学说"，认为"气"是构成地球万物的原始物质，自然界万事万物的发展变化，都是由于"气"的运动变化而产生的。显而易见，古人的这些认识也是基于对一些自然现象的观察，如空气的流动、风云变幻。但此时作为一种古老的哲学概念，"气"不再指某种具体的事物如空气、云气，而是一个抽象概念。正如古希腊哲学家中曾有人用"水"这种具体概念来说明世界本原的普遍意义一样，中国古代哲学家们却用"气"来进行抽象概括，用以说明世界本原及其形成和发展过程，这正反映了古代哲学的特点。《内经》时代，许多医家将这种古代哲学概念引进医学，使"精气学说"与医疗实践及有关各方面的知识（如天文、地理、气象等）相结合，形成了具有医学特色的"气学理论"，并用以说明人与自然的关系、人体的生理结构与功能、精神意识、病理变化、临床诊断、针药治疗等。

中医气功所谓"气"，与18世纪法国的麦斯麦尔术和动物磁气说极为相似，实际上是带有中国传统色彩的用中医"元气论"作为说理工具的古代暗示催眠疗法，然而这种学说的诞生要比动物磁气说早得多。

气功分内外，我们这里主要介绍便于我们自己锻炼的内气功，即静功。内气功现代可以被称为导引、吐纳、炼丹、守神、存想、坐忘、禅定等一类心身锻炼方法的名称，武术上有"内练一口气，外练筋骨皮"一说，所谓"内练一口气"，主要是指以呼吸训练为主的内功或呼吸训练与意念训练高度一致的中医气功里的"内功"。"内气功"的本质特征是在主动意念下进行协调的呼吸和肢体训练，因而对人的心身两个方面都会产生作用。

内气功是紧密地结合和有机地运用体势、呼吸、意守这三类练功手段，通过调身、调息、调心三个基本的自我调整和训练过程，全面地调控我们的心理、生理和形态之间的关系，谋求心身的高度平衡和统一，进而调动我们的生理潜力和心理潜力，以防病治病、强身健体、益智延年为基本目的的一种自我锻炼方式。因此，对内气功本质的研究不能仅仅停留在一个"气"字上，必须从对无数功法的分析研究中进行归纳、推理和概括，得到关于气功的一般规律性的认识，进而把握内气功的本质特性，揭示其内在联系。所谓"练功三要素"就是人们对无数功法的一般性总结。

《心理学名词解释》中说催眠是一种部分睡眠，大脑皮质处在比较不完全的抑制中。催眠时内抑制并没有扩散到整个大脑半球，其中还保留着觉醒的部位，就是巴甫洛夫所说的皮质的警戒点。催眠时的抑制过程有时分布到大脑皮质的某些部分，有时却分布到另一些部分，或者有时占据的区域比较广泛，而有时却比较狭小。同时，抑制过程在其深度和强度上，也可能有很大的差别。催眠特别容易由某种单一长时间的单调刺激作用（或适量的催眠药等）所引起，比如说人类的催眠一般是通过暗示法引起的。术者利用言语命令，通过被催眠者第二信号系统的活动，在被试者的大脑皮质内形成强烈的兴奋中心。由于兴奋在大脑皮质内某些部位高度集中，对周围部分产生强烈的负性诱导，诱导出来的抑制过程进行扩散，才出现催眠现象。在催眠期中，大脑皮质的某些部位受到抑制，只有和接受者的言语暗示有关的部位保持清醒，并能按术者的指令做出各种动作。

催眠中的自我催眠，更是一种以自我暗示为核心的手段，使意识进入催眠状态的一种自我心理训练方法。主要要求精神或观念上的高度凝注和集中，几乎没有对调控肢体和呼吸的要求，即使有的自我催眠方法要求呼吸深长，那也是为了加速精神的凝注，使大脑皮质迅速而广泛抑制，以求进入催眠状态。可见，自我催眠主要是通过心理对生理、形态的单向调控来达到心理训练和防病治病目的的。

而中医气功锻炼，则包含了心理、生理和形态三个方面的互相调控，是一种全面调控和整体调控，也是一种复杂的多向调控。自我催眠仅仅同气功的意念锻炼这一个环节相类似。无论是"动功"还是"静功"，都有"意念"参与，也即包含了一定的自我催眠内容，但无论何类功法，除"意念导引"外，都与自我催眠的原理不尽相同，方法上更是大相径庭。

可以认为，气功包含了自我催眠的内容和手段，而"自我催眠"则无法概括气功的全部原理。特别是气功锻炼主张形神兼养、动静结合、辨证施功、因人而异，与各种养生知识、道德品质修养等内容相结合，形成了人类自我保健史上比较系统而完备的理论和方法，这是自我催眠无法相比的。从逻辑学角度来分析，气功是属概念，自我催眠是种概念，在气功学与心理学角度比较，则是在"自我催眠"这一点上有交叉关系或部分重合关系的两个概念。因此，我们不能用自我催眠来定义气功。

2. 理性认识"外气功"

20世纪70年代末期，中国部分不具备心理知识和暗示催眠知识的物理工作者在研究"外气功"这种治疗形式时发现，气功师在发功时收到了"微粒流信号"，他们的连续研究又"证实"气功外气中存在着静电信息、磁信息、微粒流信息、生物力信息、次声信息等物理特性，最后得出了"外气"具有物质基础的结论。然而，更多的研究结果推翻了上述结论。人体和生物体体表具有一定的生物物理特性，如微弱的声、光、电、磁等变化，气功师通过气功锻炼，其变化可能大于正常人，特别是意念高度内守于某一点需要反复的长期的内向性刺激（即心理对生理的反作用），可以引起这个部位的声、光、电、磁等生物物理特性变化增强。研究进一步证明，这种变化是很微弱的、有限的，不会引起质的变化。到目前为止，还没有任何一次严格的试验可以充分证明一个人的上述变化可以远距离地影响他人。即使是近距离，给予对方的感觉也是有限的，更无资料证明它能引起对方巨大的生理变化。外气的临床作用，恰恰是由对古代中医"元气论"的信仰、对外气的貌似科学的物理测试的信仰以及暗示所引起。

通常在进行催眠治疗时，治疗师会使用言语暗示的方法，或者催眠师在使用催眠器具和运用某些动作的时候，配之以言语暗示，以加强暗示效果。特别是，催眠师在进行催眠时，必须使被催眠者进入某种状态才能达到某种效果。人们往往把催眠状态分为浅、中、深三个阶段，由于催眠状态的深度不同，暗示方法和治疗效果也不同。而外气疗法中则很少考虑这个问题，其所采用的暗示方法以动作居多，各种各样的暗示动作与行为学（非言语行为）有着很深的关系。

3. 简单易学气功与催眠法

（1）卧式功法：以体弱者、多病者、老年人最适宜。练功者晚上或睡前均可做。头在枕上，平卧，手臂放在身体两侧。男左手掌心朝上，右手掌心朝下，女右手掌心朝上，左手掌心朝下，腿自然伸平，两脚与肩同宽，面放松，嘴轻闭，眼微合，排除一切杂念，避免突然响声惊扰。

（2）坐式功法：坐在沙发、椅子、床沿均可，双脚平放在地上，两脚分开与肩同宽。膝关节成90度为宜，大腿与躯干、头颈垂直，双手轻放在大腿靠躯干部位，掌心朝上，拇指与示指轻轻搭合，沉肩坠肘，下颌微收，面部放松，嘴轻闭，眼微合。

（3）站式功法：尤其适合神经衰弱引起的失眠。站桩起着强壮作用，可增强机体的调控功能。两脚分开与肩同宽，脚尖朝前，两膝放松微曲，两肩与双臂自然下垂，手放松，掌心朝大腿，颌微收，嘴轻闭，眼微合，使大脑入静，这样能促进大脑皮质的抑制，有利于神经系统的调控，促进睡眠。

（4）听息疗法：开始只用耳根，不用意识，只要察觉到一呼一吸的起落，不要去听鼻中发出什么声音。至于呼吸的快慢、粗细、起落、深浅，任其自然变化，不去支配它。听到后来，神气合一，杂念全无，连呼吸也忘记了，渐渐入于睡乡。醒后若想再睡，可重复做，又能入睡。

（5）改善睡眠为目的的自我催眠：去掉或松开紧束身体的东西（如发卡、领扣、腰带、护膝、护踝、鞋带），以最舒服的姿势（以不妨碍呼吸和各部位肌肉放松为前提）躺好或坐好。微闭双眼，很自然地做几次深呼吸，呼吸时体验胸部和心脏的轻松、舒适。每次深呼吸后要体验一会儿，感到轻松、舒适后再做下一次。顺序放松头部、面部肌肉、颈部、双肩、双臂、双手、胸部、股部、臀部、双大腿、双小腿、双脚。放松某部位肌肉时，先把注意力集中到该部位，默念该部位肌肉"放松、再放松"，然后体验一会儿该部位放松、舒适的感觉。待体验到这种感觉后，接着放松下一部位的肌肉。

给自己输入催眠和复醒指令："我的周身肌肉已经放松，非常舒适，身体轻轻下沉，下沉……"（体验这种舒适和不想睁开的感觉）；"我的眼睛越闭越舒适，不想睁开，不想睁开……"（体验眼睛舒适和不想睁开的感觉）；"我就要睡着了，就要睡着了，会睡得很踏实、很解乏，X点X分（具体时间自己拟定）准时醒来，醒来后身体轻松、头脑清晰、心情愉快……""从一数到五，我悄然进入催眠状态，X点X分愉快醒来，一、二、三、四、五……"。

需要注意的是，气功锻炼要循序渐进，不要操之过急，根据身体状况练习，时间从短逐渐延长，量力而行，这对体弱多病的人尤为重要，这样才能获得较好的疗效。气功属于保健方法，不能以治疗为理由去教气功，更不能走火入魔而有害于健康，有害于家庭，有害于社会。同时用气功的方法促进睡眠并不是所有人都适宜，可以请专业的医生去判断自己是否适合气功催眠的练习，对于不适合练习气功的人，最好不要用气功助眠的方法；对于适合练气功的人也不宜采用"辟谷"和动作较大的功法。如果出现气功不适时，应及时到医院治疗。

第三节　影响睡眠的疾病和药物

许多同睡眠相关的问题是由"非睡眠"疾病导致的，例如心脏病、糖尿病和老年痴呆症，或者是由治疗这些疾病的药物导致的。在大多数情况下，治疗深层的身体失调是改善睡眠的关键。

一、影响睡眠的疾病

（一）心脑血管疾病

充血性心力衰竭和冠状动脉疾病是最常见的两种影响睡眠的心脏疾病。

1. 充血性心力衰竭

充血性心力衰竭是心脏无法满足身体的供血需求，因为心脏无法有效地泵血。这会导致血液在通往心脏的血管中阻塞，肾脏积水，身体组织肿大。肿大或水肿大多数发生在腿部，但也可能发生于肺部或其他组织和器官。夜里发生肺水肿时，患者会苏醒，感觉呼吸困难。用枕头将身体上部撑高，可以缓解症状。

心脏病患者也可能会在入睡时因一种特有的呼吸模式而醒来，这种呼吸模式被称为潮式呼吸，属于一种中枢型睡眠呼吸暂停症，特点是一连串逐渐加重的深呼吸之后，接着以短暂的呼吸暂停。对心脏病进行治疗并改善心脏功能，是最好的治疗方法。有些患者可能需要补充氧气，使用气道正压呼吸仪，或服用名为乙酰唑胺的利尿剂，好帮助他们正常呼吸并睡眠。如果症状比较轻微，苯二氮䓬类药物可以帮助一些患者正常入睡，不受到这些发作的影响。除此之外，充血性心力衰竭会增加患者阻塞性睡眠呼吸暂停症的发作风险，这种呼吸暂停症会干扰睡眠，导致患者白天困倦和心脏病恶化。

2. 冠状动脉疾病

冠状动脉疾病是脂肪沉积和纤维组织在给心脏供血的动脉中逐渐累积。这种累积叫作动脉粥样硬化，会导致冠状动脉变得越来越窄，从而减少对部分心肌的供血，引起一种特殊类型的胸痛，叫作心绞痛。

缺乏睡眠会引发头痛。研究者推断，当身体对缺失的睡眠进行弥补时，会将更多的时间用于深度睡眠（此时血管收缩），使进入快速眼动睡眠的转变变得更为剧烈，从而可能引发头痛。镇痛药和其他药物可以用来治疗这些头痛。

（四）卒中或肿瘤

如果嗜睡伴有头晕、虚弱、头痛或视力问题，这可能预示着某种严重的问题，例如大脑肿瘤或卒中，需要立即就医。另外，卒中和阻塞性睡眠呼吸暂停症之间紧密相关。患有阻塞性睡眠呼吸暂停症会增加卒中发作的风险，卒中之后，阻塞性睡眠呼吸暂停症的发生概率会极大增加。

（五）呼吸疾病

一些呼吸问题，例如哮喘和慢性阻塞性肺病，可能会导致睡眠困难。

1. 哮喘

哮喘是一种当气道发炎并变窄时，会导致呼吸困难和喘息的慢性肺病。有些人只是偶尔发作，症状轻微，但还有一些患者会有持续的症状，发作起来非常严重，甚至危及生命。

同生物节律相关的变化会使气道在夜里收缩，经常导致夜间哮喘发作，从而使入睡者突然醒来。呼吸困难或担心哮喘发作，会让患者更难入睡。一项研究发现，近75%的哮喘患者每周都会频繁醒来。药物（支气管扩张剂和抗炎药）通常可以控制气喘发作，减少夜里醒来的频率。但这些药物会有兴奋的不良反应，可能导致入睡困难。

2. 慢性阻塞性肺病

慢性阻塞性肺病指的是一类损害肺部，并随着时间的增加，使呼吸变得越来越困难的疾病。两种最常见的慢性阻塞性肺病是慢性支气管炎和肺气肿。80%以上的病例同吸烟有关。

肺气肿和慢性支气管炎的患者会由于痰液分泌过多，呼吸短促以及咳嗽而难以入睡或保持睡眠。这些症状可以通过服用药物而缓解，例如支气管扩张剂和皮质类固醇药物，使睡眠变好。

严重疾病的患者睡觉时呼吸频率和幅度下降，血液里的氧气含量容易下降（低氧血症），尤其是在快速眼动睡眠阶段。较低的氧气水平会导致睡眠断裂，促发心脏病。低氧血症可以用氧气补充法进行治疗。

（六）精神疾病

一些精神问题，例如焦虑症、抑郁症和精神分裂症等，经常会导致糟糕的睡眠。

1. 焦虑症

严重焦虑，正式名称为广泛性焦虑障碍，是一种患者持续感觉担忧、恐惧或不安的精神疾病。这些感觉相对于患者所面临的问题来说异常强烈，且不成比例。

患有广泛性焦虑障碍的人通常会过于警惕，经常难以入睡并保持睡眠，而且他们醒着时经常会感觉难以放松。精神疗法配合抗焦虑药物，可以缓解焦虑，改善睡眠。

2. 抑郁症

抑郁症是一种情绪失调症，症状有极度悲伤、绝望、焦躁，对娱乐性活动失去兴趣，或无法感到快乐，以及缺乏活力。在严重抑郁症患者中，近90%的人醒来的时间比需要的要早，有些人会难以入睡，或在夜里频繁醒来。在长期轻度抑郁症患者身上，失眠或嗜睡可能是最突出的症状。实验室研究显示，抑郁症患者用于深度睡眠的时间更少，而且夜里入睡后会更快进入快速眼动睡眠阶段。

抑郁症可以用精神疗法配合药物治疗，成功的治疗通常可以改善睡眠。

3. 躁郁症

躁郁症，又称躁狂抑郁症，是一种以严重情绪波动为特点的精神疾病。在躁郁症发作时，患者可能会连续几天几夜不睡觉。这之后则是一段"崩溃期"，患者在接下来的几天中一直睡觉。躁郁症可以用精神疗法配合药物治疗（情绪稳定药物、抗惊厥药、抗抑郁药以及精神抑制药），通常能够帮助患者睡眠。

4. 精神分裂症

精神分裂症是一种慢性精神疾病，患者通常会在辨认现实，进行有逻辑的思考，并在社会环境中正常行为方面存在困难。有些精神分裂症患者在病症发作比较严重的阶段，会睡得非常少。他们的睡眠模式在病症发作间隙可能会有好转。即便如此，许多精神分裂症患者还是很少能获得充足的深度睡眠。精神分裂症通常会用精神抑制药物、抗焦虑药物进行治疗，也可能会使用抗抑郁药。某一种治疗方法对于睡眠的效果因为使用对象的不同而存在极大差异。

5. 季节性情绪失调

季节性情绪失调是一种因为冬季日照减少而引发抑郁的现象。研究者推测，季节性情绪失调患者褪黑素（或者这种会引发睡意的激素虽然数量正常，但患者对其非常敏感）分泌过多，5-HT分泌量不足。季节性情绪失调患者会比平时睡得更多，起床极为困难，白天仍然感觉昏昏欲睡。在早晨进行强光疗法或许可以减轻季节性情绪失调症状。抗抑郁药也可能会有帮助。

（七）其他健康问题

其他一些健康问题会对睡眠造成负面影响。

1. 胃食管反流病

胃食管反流病是一种消化失调症，胃液（胃酸和消化酶）进入反流食管中。食管的内壁不能承受这些腐蚀性物质，就会发炎，导致胃灼热及其他一些症状。

躺在床上经常会加重胃灼热症状，并干扰睡眠。避免在晚上摄入重口味或肥腻食物、咖啡及酒精，这样也许能够避免这种问题。可以对重力进行积极利用，在床垫下面放上楔形物，抬高上半身，或在床架下面垫上石头。只是多垫一些枕头是不够的。

一些能够抑制胃酸分泌的处方药和非处方药，也能有所帮助。

2. 肾病

肾病就是肾脏无法将血液中的废弃物充分过滤掉，并调控身体中盐和水的平衡。最后，肾脏分泌尿液的速度会减缓，甚至完全停止分泌。

肾病会导致废弃物在血液中累积，失眠或不宁腿综合征经常会发作。较为严重的肾病可以通过透析或肾脏移植进行治疗，但这并不总能使睡眠恢复正常。如果睡眠问题一直持续，可能需要服用治疗失眠或不宁腿综合征的药物。

3. 关节炎

关节疼痛会使患者难以入睡，并在变换睡眠姿势之后难以重新安顿下来。另外，用皮质类固醇进行治疗经常会导致失眠。睡觉前服用阿司匹林或非甾体消炎药，用来减轻疼痛和关节肿胀，会对患者的睡眠有帮助。

4. 夜尿症

夜里需要不断起床上厕所，这被称为夜尿症。夜尿症是睡眠不足的一种常见原因，尤其是一些年龄较大的人，在年龄处于55～84岁的人中，近2/3的人每周至少有好几个晚上会出现尿频现象。

症状较轻的夜尿症会导致入睡者夜里醒来至少两次；在症状较严重的病例中，患者夜里需要起来五六次，这会导致严重的睡眠不足和白天困倦。

随着年龄的增长，夜尿症会变得更常见。年龄逐渐变大之后，身体分泌的抗利尿激素会减少，这种激素能使身体保有尿液。随着这种激素浓度的逐渐降低，我们就会在夜里产生更多的尿液。而且随着年龄的增长，膀胱的持水量也会逐渐降低，而且年龄较大的人更容易出现一些会影响膀胱功能的毛病。

夜尿症有许多种可能的诱发原因，包括本章提到的一些疾病（例如，心脏病和糖尿病），其他一些身体问题（例如尿路感染、前列腺增生、肝功能衰竭、多发性硬化症、睡眠呼吸暂停症）以及药物（尤其是利尿剂）。一些夜尿症是由于晚饭后摄入了过多液体加重的，尤其是一些含有酒精和咖啡因的饮料。

夜尿症的治疗可以分为三类：纠正身体方面的诱发因素，行为干预以及药物。先要确定诱发原因并进行纠正。如果医生找不到夜尿症身体方面的诱发原因，可以尝试一些行为疗法，例如减少晚上睡觉之前两个小时的饮料摄入量，尤其是咖啡因和酒精。如果夜尿症仍然持续，医生可能会给你开一些用于治疗膀胱过度活动症的药物，这类药物的数量正在逐渐增长。最常用的是加压素，同抗利尿激素的一些作用相似。如果夜尿问题增加，或膀胱收缩变得更加频繁，使用一些松弛剂可能会有效，例如托特罗定和奥昔布宁（尿多灵）。

二、会干扰睡眠和清醒的药物

在许多案例中，导致睡眠问题的罪魁祸首其实是药物，而不是疾病本身。许多药物都是常见的睡眠剥夺因素，还有一些药物则可能导致白天不由自主地困倦。

这些药物出现的不良反应，其严重程度也因人而异。在一些情况下，药物的不良反应是其疗效不可避免的代价。在一些情况下，医生可能会建议你服用其他不会影响睡眠的药物，或者减少剂量，以减轻对睡眠的干扰。

（一）心血管药

控制高血压和其他心脏问题的药物是最常见的处方药物。其中许多会对睡眠和白天的清醒状态产生影响。

1. α受体阻滞药

这类抗高血压药作用于去甲肾上腺素能神经元，会导致白天嗜睡、疲劳、失眠和噩梦。α受体阻滞药包括氯压定（可乐定）和甲基多巴（爱道美）。

2. 抗心律不齐药

这类药物用来治疗心率问题，多达10%的患者在服用药物之后会导致白天困倦。抗心律不齐药包括丙吡胺（达叔平）和地尔硫䓬（恬尔心）。

3. β受体阻滞药

β受体阻滞药用来治疗高血压、心律失常和心绞痛。多达4%的患者服用药物之后，会难以入睡或保持睡眠，或导致噩梦。常用的β受体阻滞药包括阿替洛尔（天诺敏）、美托洛尔（甲氧乙心安）和普萘洛尔（心得安）。

4. 利尿剂

利尿剂能帮助身体排出多余的钠和水，被用来治疗高血压、心脏病和其他疾病。利尿剂会在夜里促进尿液分泌，从而对睡眠造成干扰。另外，钾缺乏是一些利尿剂的常不良反应，会导致小腿肌肉在夜里出现痛苦的抽筋。

（二）抗抑郁药

抗抑郁药现在经常被用来治疗失眠，许多患者发现它们很有帮助。但是，一小部分因情绪问题服用抗抑郁药的患者会发现这种药物实际上会加重失眠。被称为选择性5-羟色胺再摄取抑制剂的抗抑郁药是最经常出现问题的，在服用这种药物的患者中，有10%～20%的人会出现失眠。选择性5-羟色胺再摄取抑制剂包括氟西汀（百忧解）、舍曲林（左洛复）、帕罗西汀（赛乐特）、西酞普兰（喜普妙）、氟伏沙明（无郁宁）和艾斯西酞普兰（立普能）。其他一些抗抑郁药，例如三环类和单胺氧化酶抑制剂，也可能会导致失眠。

三环类抗抑郁药和选择性5-羟色胺再摄取抑制剂可能会导致或加重不宁腿综合征和周期性肢体运动障碍，引起白天昏睡。另外，一些抗抑郁药，包括奈法唑酮、曲唑酮（氯哌三唑酮）、四环米氮平（瑞美隆）都同白天昏睡增加有关。如果正在服用抗抑郁药物，务必将出现的所有不良反应都告知医生，以便找出有效治疗方法。

（三）其他药物

其他经常会影响睡眠的药物包括以下几种。

1. β受体激动剂

β受体激动剂用来治疗慢性阻塞性肺病和哮喘。它们可能会导致失眠，最经常被服用的是沙丁胺醇（喘乐宁、舒喘宁）。

2. 皮质类固醇

皮质类固醇可以缓解炎症。除了被用于治疗一些呼吸病症，例如气喘或过敏，它们还被用于治疗创伤、关节炎、肠道失调，以及其他病症。经常会导致失眠和白天神经过敏。

3. 尼古丁贴片

这种用于控制吸烟成瘾症的贴片，可以全天不停地向吸烟者的血管中输入少剂量尼古丁。使用这种贴片的人经常会出现失眠，或做一些令人不安的梦。

4. 镇静性抗组胺药物

一些非处方类抗组胺药，例如苯海拉明，通常用来缓解感冒或过敏症状，在大多数服用者身上都会导致嗜睡。如果你正在服用镇静性抗组胺药，并受到昏睡困扰，医生可能会向你推荐非镇静性抗组胺药，这种药物不会轻易进入大脑，并影响清醒和睡眠。

5. 兴奋类药物

拟交感兴奋剂，例如右旋安非他命（迪西卷）、哌醋甲酯（利他林）和匹莫林（赛洛德），是一种强效中央神经系统兴奋剂，可以提升大脑中与清醒相关的化学物质的作用。被用来治疗注意力缺陷失调症、嗜睡症以及其他失调症。服用这些药物的患者可能会出现失眠，睡着之后，深度睡眠的时间也较少，停用药物之后，可能会出现极度昏睡以及快速眼动睡眠反弹。

6. 茶碱

茶碱用来治疗哮喘、支气管炎和肺气肿，可能会引起失眠。

7. 甲状腺替代类药物

一些合成激素可以用来治疗甲状腺功能减退。这类药物包括左旋甲状腺素、碘塞罗宁（三碘甲状腺原氨酸钠）和复方甲状腺素（三碘合剂制剂），服用剂量较大时，可能会引起失眠。

第一节　如何睡上一晚好觉

对于睡眠来说，并没有一个方法能让你立即睡着，醒来之后感到神清气爽。不过，有健康的生活习惯方法可以改善睡眠，让你最大可能地睡上一晚好觉。

一、认识到睡眠的重要性

如果你以前习惯于把睡眠视为生活中次要的部分，那就得做出一些改变了。清除睡眠负债的唯一办法就是睡更多的觉。把缺的觉完全补回来需要一定的时间，但你很快就能感受到其效果。好消息是那些成功从经常性睡眠不足转变到规律性、充足睡眠的人，在以下方面出现了改进。

（一）机敏性表现

研究发现，那些睡眠充足的人在模拟驾驶和反应时间测试中，表现会优于那些睡眠不足的人。睡眠不足者的糟糕表现并不是永久性的，在获得足够的睡眠之后，其表现即可改进。

（二）记忆、专注力和创造力

获得足够的睡眠与记忆力和创造力改进相关。所以，你会找出一种更有效率的工作方法，使工作效率得到提升。

（三）更好的健康状况

研究显示，短期的睡眠负债与一些较小的睡眠问题相关，例如头痛、感冒、胃部不适。而长期睡眠负债则与肥胖、心脏问题、糖尿病以及更短的寿命相关。

二、采取一种健康的生活方式

良好的健康习惯（例如经常运动，保持健康饮食，不酗酒和不吸烟）都是良好睡眠的基础。

（一）经常运动

运动对于健康的生活来说极为重要，可以改进体形，预防疾病，延长寿命。运动也能改进睡眠，规律的运动对有睡眠问题的人是有好处的，因为它能减轻压力，焦虑及阻碍睡眠的因素。如果把睡眠比作给身体充电，那么白天的活动则是耗电的过程。对于慢性失眠患者来说，适当的运动相当于增加"耗电"量，也让身体有更大的"充电"容积。一次充分的锻炼会让你感觉放松，改善，心情，使你更容易入睡，保持熟睡状态。运动增强睡眠作用的基本机制尚未确定。一种理论认为，运动是让氨基酸中的色氨酸进入大脑的最好方式，如果不运动，这个过程可能不会进展得这么顺利。色氨酸是帮助睡眠的好东西，在大脑中代谢后，一部分摄入的色氨酸会变为褪黑素。而褪黑素是控制昼夜节律的主要激素，会影响睡眠和清醒的状态。当环境变黑时，褪黑素程度升高，白天褪黑素降低。夜间褪黑素变高是非常好的，它不仅关系到睡眠质量，而且它是一种抗氧化剂，能让身体更健康。

另一种理论则以体温变化为中心，被称为人体热调控。运动会暂时加热你的身体和大脑，一旦完成了锻炼任务，身体就会逐渐冷却下来，而这个降温过程可以更好地让身体为睡眠做准备。运动也会影响你的生物钟。研究人员能够通过适当的定时运动改变受试者的生物钟，他们认为白天锻炼有助于锁定生理节律，以便形成连续的24小时模式，确保睡觉时间到时已准备好入睡。

研究发现，运动可以产生3种重要的好处：睡得更快，深度睡眠所占比例更大，夜里醒来的次数减少。

运动对于老年人似乎格外有益。杜克大学的一项调查发现，身体健康状况良好的男性老年人，同久坐不动的男性老年人相比，入睡时间要少一半，而且他们在夜里醒来的次数也要更少。

华盛顿大学的研究人员发现，平时睡眠正常的老年人，在进行有氧运动之后，深度睡眠时间仍然可以增加。

研究人员对绝经后的女性进行研究，发现她们普遍睡眠质量不好。随着年龄增长，褪黑素也在减少，她们逐渐出现了睡眠问题。这个研究的结果适用于任何人群，尤其是睡眠不好的人。这些女性被分为两组，一组做45分钟的有氧训练，每周3次，一共10周。另一组不做训练。睡眠质量通过问卷来统计，她们的褪黑激素也会进行测量和记录。为了确保她们的训练热情和参与频率，进行有氧训练组的女性会进行集体训练。结果表明，比起没运动的女性，那些进行有氧运动的女性睡眠质量更好。进行有氧运动的女性褪黑素水平10周后增加了4倍，而没运动的那组褪黑素水平减少了一半。对于睡眠不好的人，每周运动3次，保持运动中等强度会有助于睡眠质量提升，长期来看，也会增进整体身体健康。

为了获得运动的益处，只要每周能锻炼3次或以上，每次持续二三十分钟，其益处就足够了。快走、慢跑、骑车、游泳，以及有氧运动都能达到效果。找到你最喜欢的活动，然后将规律的锻炼变成生活的一部分。此处有一个重要的提醒，运动时间不要跟睡觉时间挨得太近，因为运动是一种刺激性的活动，会让入睡变得困难。在睡觉之前至少两个小时做运动，则完全没有这种风险。

（二）保持健康饮食

健康饮食、避免肥胖的整体益处是毫无疑问的。这或许说起来容易，做起来难，但你还是要尽力保持高纤维、低脂肪、富含五谷果蔬的饮食。这种饮食有利于将胆固醇、血压和体重保持在较低水平，降低心脑血管疾病、糖尿病，以及同糟糕睡眠相关的其他严重健康疾病的风险。没必要饿肚子，只需要对自己吃什么以及吃多少做到心中有数就行了。如果你对适合自己的食物摄入量有疑问（可能这会很让人困惑），可以去咨询营养师或保健医生。

美国国家睡眠基金会认为，睡前2～3小时内人们最好不要摄入任何食物。尽管没有相关研究精确地表明，睡前多长时间内最好不要进食，但如果你不希望你的睡眠被影响，就可以参考基金会给出的时间。进食后很快入睡，可能会导致消化不良或胃食管反流。此外，高蛋白食物也会让你在夜间亢奋。如果晚上必须进食，选择果干、麦片或香蕉这类高血糖指数食物，因为此类食物易导致困倦，是更好的选择。富含褪黑素的食品也不错，如核桃、酸樱桃（干果或果汁）。富含色氨酸的食物也有助于促进睡眠，因为色氨酸是褪黑素的重要组成部分，鹿肉等野味和鹰嘴豆都富含丰富的色氨酸。研究表明，镁是影响睡质量的重要元素。食用富含镁的食物可以改善睡眠，减少醒的次数。绿色蔬菜、鳄梨、香蕉、花生酱、坚果和种子都富含这种重要矿物质，有助于放松和睡眠。热甘菊茶或西番莲茶同样能促进睡眠，往茶里加一些带有促眠作用的蜂蜜效果更佳。记住，避免食用促进多巴胺合成的蛋白质含量高的食品。

（三）不酗酒和不吸烟

大家都知道酗酒以及吸烟对健康的长期不良影响，前者如肾病、抑郁等，后者则会增加癌症及心脑血管疾病的风险。二者也会对睡眠产生有害影响。如果你吸烟或酗酒，应咨询医生找到可以帮你戒掉的策略或方法。

（四）避免熬夜

熬夜为什么会导致猝死？生活节奏加快的现代生活导致了越来越多的猝死事件出现。长期的睡眠不足、晚上熬夜透支精力，导致身体内分泌严重失调，激素分泌紊乱，增加患有心血管疾病尤其是心脏疾病的风险，长期的熬夜导致生物钟紊乱、心跳加速，引起室颤，因此，很容易导致心源性猝死。另外，熬夜不仅仅会导致猝死，还可能会导致出现严重的脑出血，也就是脑卒中。

除了猝死以外，熬夜还会导致出现很多不容易被发现的症状，也就是一些慢性症状。

（1）逐渐衰老，皮肤逐渐变差。主要是因为睡眠不足引起内分泌代谢紊乱，导致皮肤出现痤疮。

（2）女性月经失调。经常熬夜会导致女性的月经周期出现紊乱，甚至严重的还会导致出现闭经的情况。

（3）大脑功能减退。经常熬夜的人由于睡眠不足精神萎靡，注意力差，智商还会变低，记忆力降低，思维也会逐渐不如以前敏捷，甚至出现神经衰弱。

（4）身体发胖。熬夜影响了身体代谢，影响脂肪的代谢，会导致人出现肥胖的情况，更有甚者熬夜过程还会增加食水，导致身体发胖。

（5）增加患癌症的风险。经常熬夜会导致细胞代谢出现异常，增加患有癌症的风险。

（6）出现眼睛疾病。如果熬夜是为了看手机、看电视或者打游戏，还会影响正常的视力，出现散光、干眼症等情况，这与眼睛过度疲劳有很大的关系。

熬夜会对我们的大脑和身体造成损伤，影响内分泌功能。我们曾经熬过的夜，都会在身上留下痕迹，最终成为压死骆驼的最后一根稻草。改掉熬夜这个不良习惯，坚持健康的作息、合理的饮食，总有一天会令我们容光焕发。

三、睡眠卫生

睡眠卫生是一种为改善睡眠而控制睡眠行为与环境的方式。总的来说，它就是让你在力所能及的范围内，为自己布置良好的睡眠环境，控制可控的一切。睡觉前，确保睡眠环境整洁是非常重要的步骤，不当的睡眠环境会造成一些轻微睡眠干扰。

（一）保持规律的睡眠/清醒作息

规律的睡眠/清醒作息可以让身体适应特定的睡眠/清醒时间，从而让生物钟保持协调一致。确定自己需要多少睡眠之后，就需要确定一个睡眠作息表，并尽可能地坚持。具体选择多少时间取决于你的工作时间表、通勤模式，以及你是一个早起鸟还是一个夜猫子。但不论是哪种作息时间，重要的是每周7天坚持。如果周末的时候作息同往常稍有不同，也尽量将起床的变化时间限制在1个小时之内。

除了规律的睡眠和起床时间，其他活动最好也能保持规律，例如吃饭和运动。无论选择在一天之中的什么时间锻炼，都有益于我们的身体健康。如果每天坚持晨起锻炼，尤其是在光照充足的条件下，更有利于我们晚上顺利入睡。户外阳光充足的情况下，人体会抑制褪黑素的合成，而促进5-羟色胺的合成，这不仅有利于保持清醒，而且会让我们心情愉悦。如果你星期一晚上6:00吃晚饭，星期二晚上9:00吃，星期三晚上8:00吃，就会传递给身体一种相互冲突的信息，让它不知道到底该什么时候睡觉。

（二）形成睡前惯例

睡觉前的几个小时也应该形成一些惯例，走进卧室，爬上床，接着就呼呼大睡恐怕不大可能。相反，你应该先留出15～20分钟的时间，解决一些日常琐事（洗餐具，做第二天的计划，回复个人邮件等），这样待睡觉时它们就不会一直萦绕于你的脑海之中了。然后做一些不是太过激烈的活动，让自己从白天的忙碌中慢慢放松下来，例如阅读、看电视、听音乐。许多人会发现晚上冲个澡或泡个澡有助于让自己放松下来。

睡前的热水淋浴或热水澡十分有助于我们快速进入睡眠状态。较低的环境温度通常可提高睡眠质量，温暖身体的睡前热水浴也具有相同的效果。很可能是因为洗完澡后身体热量会蒸发，所以，花一小时洗个热水澡，然后躺在凉爽舒服的床上睡觉，这对睡眠困难者来说大有裨益。这种观点与最近一项研究结论不谋而合。近来有研究指出，睡眠与温度的关系似乎比我们之前认为的更加紧密，环境温度的细微改变也会导致体温下降，从而达到改善睡眠的目的。

如果你发现自己躺在床上时，思绪会一直停留在一些个人问题上，可以通过写作练习将它们写下来，从而把这些事情放到一边。把自己在意的事情写到本子或卡片上，放到一边，然后告诉自己明天会去处理它们，这样你就不会在入睡时一直思前想后。如果入睡时，你经常会有新的念头或想法冒出来，由于担心自己忘记而一直无法入睡，那么可以在床头上放一个本子，把这些想法迅速记录下来，然后就可以快速重新回去睡觉了。

另外一种方法则是利用睡前的时间练习自己所学的压力管理技巧，例如放松练习、沉思等。

很明显，睡前时间可做的事情有多种选择，重要的是找到自己喜欢做的，能让自己放松下来并可以减轻压力的事情，然后用一种能为入睡做好准备的方式将这些活动组织起来。

（三）将卧室作为一个私密空间专门用作睡眠

你要让自己的身体最大限度地将床与睡眠联系起来，这样看到床或感受到床就会给大脑发送一个信号"接下来要睡觉了"。虽然待在床上很舒服，也尽量不要在床上看电视、核对支票、打电话、吃零食等。

（四）避免频繁小睡

如果睡眠不足或者需要振奋精神，短暂的小睡是有益的，但如果你晚上经常难以入睡，那么最好还是将睡眠限制在夜晚较长的一段时间之内。这种策略背后的理性依据在于，人清醒的时间越长，睡眠的体内平衡需求就会越大。如果你晚上7:00小睡，就将晚上睡觉之前的连续清醒时间从16个小时缩减到4个小时左右，这会让入睡变得更加困难。长期来说，晚上小睡会恶化夜里睡不好，白天犯困的循环。

（五）如果睡不着，就从床上起来

床是用来睡觉的，不是用来感受挫败失落的。所以当你睡不着时，不要好几个小时躺在床上，辗转反侧，让自己的心绪逐渐变得恶劣。二三十分钟就是一个临界点，如果过了这个时间还没睡着，那么就起来，做一些放松的事情，例如阅读，喝点牛奶或花草茶。这种做法能避免让你把床看成一个战场、一个睡不着而变得焦躁恼怒的地方。但在这段时间中一定不要做一些会干扰睡眠的刺激性活动，例如付账单、打扫卫生或玩电脑游戏。当你开始感觉困意袭来时，就重新回到床上睡觉。

（六）推荐作息安排

（1）坚持定时晨起锻炼，最好是在阳光充足的地方：

（2）坚持定时吃早餐，早餐要富含蛋白质（有促进清醒的作用）；

（3）坚持定时吃午餐；

（4）至少在睡前3小时吃完晚餐，如果餐后零食必不可少，可以选择坚果或果干，但不要食用过量；

（5）太阳下山后，尽量使自己处于黑暗或暗光环境中；

（6）最多花一小时记下待办事项清单；

（7）刷牙：

（8）洗个热水澡；

（9）进行舒缓运动或冥想、深呼吸；

（10）阅读纸质书直到感觉困倦；

（11）关灯，躺在凉爽的卧室中。

（七）创造最佳的睡眠环境

卧室的每种因素都要是有利于睡眠的。评估自己的房间环境，看看有哪些东西可能会阻碍晚上良好的睡眠。

1. 控制卧室的噪声

大多数人认为他们在入睡时需要完全的安宁，但绝对安宁的环境几乎不存在，所以说这是一个错误的假设。如果你真的设法找到了一个安静的环境，你可能发现很难入睡，因为我们许多人都有习惯了在至少有某些背景噪声的情况下入睡。突然而来的声音，如汽车的报警声，可能会弄醒我们，但悦耳的声音可以促进睡眠。耳朵把噪声转化成神经脉冲为大脑所接收。人们通常认为感知是一种有意识的、清醒状态下的行为，但接收声音的许多系统在睡眠时仍处于活跃状态，通过EEG仪可以观察到它们的活动。听力系统在轻度睡眠和做梦时也在工作。如果你叫一个正在睡觉的人的名字，他们可能会醒来——你可以亲眼看到随着声音信号的解释大脑电波在改变——也有可能你的声音被合成到睡眠者的梦里。

在深度睡眠期，甚至高一级的加工中枢都处于关闭状态，很难唤醒这个阶段的睡眠者。不过，深度睡眠时尽管大脑主动阻断传播声音信号的神经通道，但却不是完全拒绝，有些声学信息会渗透进来。大脑开始解释这些信息时，如果辨认出这些信息与情感有某些联系，就会相应地唤醒我们。这就解释了为什么和婴儿同睡一室的妈妈听到婴儿发出的哪怕是最小的呢喃也会马上醒来，然而同一个妇女却能在伴侣如雷鸣般的鼾声中纹丝不动。

那么，哪些声音对睡眠有利呢？迄今为止的大多数实验要么采用白色噪声（高频噪声，如嘶嘶声），在想象中这些声音类似大海或真实的大海的声音，人们认为这些声音有镇静作用，可以帮助睡眠。下次你到海边时，试着坐在海滩上，闭上眼睛听海浪拍打在岸上的声音——你会发现你很放松，再待一会儿，可能会睡着。特别护理和早产婴儿病房都曾调查过大海的声音能否掩盖病房里的喧闹，提高睡眠质量。结果是令人鼓舞的，患者在睡眠深度上表现出明显的改善，夜间醒来的次数减少，并且重新入睡的速度快了。相反，在睡眠时应避免那些虽不至于把我们惊醒但影响我们脑电波的背景噪声，因为这些噪声影响我们的睡眠周期。比如，最新的实验显示，重型汽车经过受试者附近时的噪声和振动，减少了他们的REM睡眠时间，对他们的睡眠造成了负面影响。参加这项实验的人报告说，他们注意到他们的睡眠质量在下降，这是一个客观事实：他们的表现水平在接下来的心理测试中受到了影响。

2. 避光

我们知道，光线会向大脑中发送信号，使其认为现在是醒来的时间。睡眠环境光线越暗越好，因此用厚厚的窗帘、窗帘衬垫或遮光帘等，使光线无法从窗户中透进来。另外，还要检查室内的光线源。大多数电子设备都有发光的显示屏，如果没盖上它们，其产生的光线足够干扰睡眠。

如果你想睡个好觉，请遮住一切光源。务必不要放过一丝光线。电视是一大光源，它会让待在卧室的你处于紧张状态。虽然电视非常重要，但除了带来噪声和压力外，它还会产生大量光线，因此严重降低你的睡眠质量。此外，电视还会让你产生必须借助它才能入睡的依赖感，这不利于你的睡眠。有利于睡眠的卧室最好是黑暗又静谧的，而电视会毁掉这一切。2014年的一份调查表明，即便在睡着后，受试者仍会从听到的口语词汇中筛选词语。关掉手机、平板电脑、笔记本电脑或任何其他电子设备。这些电子设备产生的光线是睡眠的杀手，彻底关掉它们有助于你睡个好觉。根据查尔斯·采伊莱尔（Charles Czeiler）在2014年进行的研究，与睡前阅读纸质书的人相比，晚上睡觉前看电子书的人的入睡时间平均延长了10分钟，他们的REM睡眠时间也相对较少。

在夜间，无论何时的光照都会对昼夜节律和睡眠产生负面影响，因此，准备睡觉前要尽量使自己处于黑暗环境。如果光照不可避免，试着滤除设备发出的蓝绿光，或考虑佩戴蓝光过滤型眼镜。上床睡觉前几小时应关闭一切屏幕和类似光源。如果外部和内部的光线来源都解决了，却还是能感知到光，那么可以戴上遮光眼罩。

3. 保持室内凉爽通风

睡眠环境的温度，包括卧室里的温度和床本身的温度，对睡眠质量有着深刻的影响。过冷发抖或过热大量出汗都可能打断睡眠或无法入睡。睡眠的最佳温度取决于个人偏好。一般来说，温度不宜过高，空气能自由流通，以房间内不会感觉憋闷为宜。那么，睡眠时理想的室内温度是多少呢？

很难对最合适的温度做出硬性规定，因为人对温度的感受能力因人而异，重要的是找出适合你的温度。不过，作为指导，研究表明，16℃的环境中睡眠会休息得很好，24℃以上温度则使人休息不好。儿童专家建议婴儿房间温度保持在18℃较为合适。

不过，夜间保持一定的温度，并不能因此保证有良好的睡眠。人体的温度随着生物钟而不断变化，一般来说，身体在傍晚达到最高温度，然后开始下降为夜里做准备，到凌晨4点左右降至最低点。如果室内温度能随着这个周期变化，那么冬天我们可以在夜里到凌晨这段时间停止供暖，夏天让空调运转一夜，醒来时再关闭，是再好不过了。如果这个办法不切实际，可以尝试用别的办法控制睡眠时的温度，比如，在炎热的夏日放下窗帘（最好有白色衬布，这样可以反射阳光），冬天使用厚窗帘，防止室内暖气外溢。

如果你经常感觉透不过气来，可能需要在房间里放一个加湿器。另外，要注意人的体温在夜里会下降，因此多准备一个毯子或者衬衫，以免夜里醒来感觉冷。

4. 挑选舒适的寝具

如果醒来之后我们感到某些部位疼痛，两三个小时后疼痛消失，那么这很可能是床的问题。研究表明，只要换一张舒适的床，夜里的翻身就会减少，睡眠时间会长些。床或其他卧具对我们的睡眠质量至关重要。如果说通过改变生活方式来改善睡眠听起来较难而做到耗时长的话，那么买一张新床无疑是简捷方便又高效的。研究表明，多数床垫会在十年后质量下降高达75%。睡眠者把这种质量下降归因于出汗（我们每晚损失大约1/4升液体）和每年脱落大约1/2千克的皮屑，每十年应更换一次床垫。

那么考虑购买新床时什么因素最重要呢？首先要看床的宽度和长度，床架和床垫的型号。床必须尽量宽一些，即使是独自睡眠（当然，如果和伴侣共享，较宽的床可避免你受他夜里翻身干扰）。床的长度应比在这张床上睡的最高的人长出10～15厘米，因为在睡眠时你大约要长出2.5厘米，这是由于椎间盘的复水。如果你很高，可以向提供定做服务的厂商量体定做一张床。床座（不管你有多高）取决于你对床的结实程度的要求，不过选择不应超出内部安装弹簧的长沙发（弹簧材料要和床垫中的弹簧材料相仿）到金属的硬平板或木制板条。

床最重要的组成部分是床垫，床垫应和床完全配套。床垫由三部分组成：支撑（通常是弹簧或泡沫）、填料和褥套。床垫必须舒适，与身体吻合；一般来说，使用的弹簧数量越多，支撑越牢固。要检查床垫是否提供足够的支撑（买新床时也可这样做），你可以仰面躺在床上，把手掌插入腰背部下面。如果床垫过软，将很难把手掌插入身下；如果过硬，则手掌在下面能够自由移动，因为床垫和你的脊椎之间有空隙。

当你的手正好贴在你的腰背部时，你就找到了理想的支撑，这个床垫会在你的脊椎休息时呈自然的"S"状。

身体的支撑合适后，同样要注意到头部。市面上有许多枕头，可以根据你喜欢的睡眠姿势提供各种支撑。一般来说，如果睡眠时仰面向上或侧面睡，可以选择硬一些的枕头（如果你面部朝下睡，则软一些好）。羽毛枕头相对于其他枕头更适合头的形状，不过它们较贵，而且可能导致过敏反应，如哮喘或鼻炎。用泡沫材料或合成纤维做的质量上乘的枕头现在也很容易买到。同时可以机洗，很实用。

选好了床、床垫和枕头后，下一步要考虑被子了。被子不仅影响你的舒适度，而且影响身体的温度。现在西方流行贴身的被子或羽绒被。有些成年人仍然喜欢传统的被单和毛毯，因为可以随意添减。就床、床垫和枕头来说，除非你对它们过敏，棉毛等天然材料和天然填料是最健康的了。

挑选好最舒适的床上用品后，接下来就该调整你的身体了。你需要穿上舒适的睡衣。我经常鼓励人们睡觉时尽量穿得少点儿，如果你在半夜感觉很冷，可以盖上毯子或被子。穿法兰绒连体裤睡觉会非常不方便，因为你会感觉很热。

（八）睡眠干扰因素

养成良好睡眠习惯的也要了解日常饮品等其他物质如何干扰睡眠。

1. 限制咖啡因

咖啡因具有提神功效，它通过阻止腺苷发挥作用而达到这种效果的。腺苷是大脑神经元分泌的一种物质，可以促进睡眠。咖啡因延长了入睡所需的时间，并减少了实际睡眠时间。应减少咖啡因的摄入量，尤其是晚上临近就寝的时候。咖啡因能够激活大脑中的清醒中枢，使我们大脑更警觉，同时增强身体的承受能力。但是吸收的咖啡因越多，我们体内产生的药物耐受性越大。也就需要更多的咖啡因才能保持相同的清醒程度。相反，如果我们控制吸收量，则一点点就可以更有效。如果白天饮用了大量的咖啡，则咖啡因累积的效果会使我们难以成寝。为了不让咖啡因干扰你的睡眠，最好在上床睡觉前10个小时内不饮用含咖啡因的饮料。2013年，睡眠研究人员汤姆·罗斯的研究表明：睡前6小时内摄入咖啡因会使睡眠时间减少1小时以上。茶与巧克力具有类似效力。另外，咖啡因还具有利尿作用，这也意味着会进一步干扰睡眠，因为夜里起来上厕所的次数增加了。

每个人对咖啡因的敏感程度差别非常大，你或许得通过实验才能确定适合自己的摄入量。咖啡因的半衰期（其中一半排出身体所需的时间）是3~5个小时，所以白天喝完最后一杯咖啡，在那之后很久它依旧会在体内发挥作用。对于咖啡因，要避免摄入总量过多（每天超过两三杯咖啡、茶或含咖啡因的苏打饮料），并且在下午五六点以后限制摄入。如果这么做之后，你仍难以入睡，那么你可能需要更严格的限制，例如将下午2:00以前的摄入量减少到一杯，甚至完全不再摄入咖啡因。

关于咖啡因的最后两点：注意除了饮料、巧克力和某些感冒药（查看说明）里面含有大量咖啡因之外，你的身体可能会对咖啡因产生依赖。所以如果你平时喝很多咖啡，要逐渐减少摄入量，否则可能会产生头痛、易怒、疲劳等症状。

2. 小心饮酒

在影响睡眠的因素中，酒精看似可以帮助入睡，睡前小酌一杯或许可以帮你入睡，但这种好处很大程度上被随之而来的糟糕睡眠质量抵消了。

酒精会减少入睡等待时间，即意味着你会更快睡着。不过，睡着之后出现的并不是一片坦途：深度睡眠和快速眼动睡眠的时间被严重削减了，所以你获得的大部分睡眠是缺乏效果稍逊的睡眠。后半夜你可能会醒来更多次，因为体内减少的酒精水平会让睡眠变得碎片化。同时，酒精还是一种利尿剂，所以进一步加深了对睡眠的干扰，因为你夜里不得不起来上厕所。最后，由于酒精会放松喉部肌肉，干扰大脑的控制机制，所以会加重打鼾及其他夜晚呼吸问题，有时甚至会达到非常危险的程度。

出于这些原因，如果你在睡前饮酒助眠，那么起床时你可能会感觉浑身筋疲力尽。为了防止酒精干扰睡眠，将每天的饮酒数量限制在一两杯之内，而且将时间控制在睡前至少3个小时。身体代谢酒精的速度要比咖啡因快，所以截止时间可以离入睡时间稍微近一点。

3. 停止吸烟

尼古丁是一种神经系统兴奋剂，会加快心跳，升高血压，引发脑电波的快速活动，从而干扰睡眠。对尼古丁上瘾的人，几个小时不吸烟就会引发戒断症状，这种需求甚至会导致他们在夜里醒来。宾夕法尼亚州立大学最新研究证明吸烟影响睡眠。研究发现吸烟者入睡的时间是不吸烟者的两倍。不过，有趣的是，如果连续两个晚上不吸烟，原吸烟者入睡的时间从平均52分钟降低到18分钟。吸烟对你的睡眠无益，而且在床上吸烟本身就是极其危险的行为。

戒了烟的人会更快入睡，夜里醒来的次数也更少。在戒断的最初一段时间，人可能会出现睡眠不稳或白天感到疲惫等情形，但在这段时间之内，许多以前的吸烟者都说自己的睡眠出现了改进。戒烟还能带来许多其他方面的健康益处，包括得癌症、心脏病以及脑卒中的风险降低。

4. 寻找摄入水分的平衡

睡前饮用含有咖啡因和酒精的饮料不是好习惯，但这并不意味着就得禁止摄入所有液体。你需要做的是找到一种平衡，如果晚上摄入过多液体，夜里可能会多次起夜。另外，如果睡觉之前的几个小时，什么东西都不喝，则可能会在夜里脱水，并因口渴而醒来，平常心对待最好了。如果你夜里经常起来上厕所，就减少晚上液体的摄入量。如果你经常在夜里感觉饥渴，那么睡前就稍微喝点东西。

5. 避免摄入导致胃灼热的食物

吃了什么，吃了多少，以及什么时候吃的，都会影响到睡眠。胃灼热是最常见的问题，躺下则会进一步加重问题，而且会导致你在夜里醒来。一般的消化不良以及腹胀也会妨碍睡眠。

最难消化的东西最好能在睡觉前很长时间就消化掉，避免一些会造成消化不良的高脂肪及刺激性食物，不要吃太多，而且确保在晚餐和入睡时间之间空出几个小时。如果还是感觉胃部灼热，把床头抬高一点，以防止睡觉的时候胃酸倒流。仅仅是多垫一个枕头是不够的，可以问问医生需不需要吃些治疗胃灼热的药。

同时，也不能空腹睡觉，让肚子一直"咕噜"叫。如果你经常这样，可以在睡觉前的一两个小时吃些好消化的零食。

（九）长期性的睡眠问题要就医

以上介绍的所有这些技巧，是有睡眠问题的人应该尝试的基本方法。你可能发现自己生活方式及睡眠方法中存在的一些、缺点。那么，纠正这些问题很有可能会极大地改进你的睡眠。当然，这些方法不可能适用于每个人。你可能已经按照这些方法来做了，或进行了一些重要的改变，却不见什么明显成效。如果这些简单的措施不能改进你的睡眠，你应该去咨询专科医生，以确定自己是不是得了某种睡眠障碍。

第二节　轻度失眠解决方案

解决轻度失眠的关键在于，全面彻底排查失眠原因，以找到问题的根源。每个人都不时会有一两晚睡不好。这种偶然出现的失眠，其原因可能是压力（例如即将开始一个新的工作，担心丢掉现在的工作，以及即将结婚或购买房产等），新的或干扰性的睡眠环境（例如出差时住宾馆），或者是平时的生物钟受到干扰（例如飞到欧洲之后出现的时差，或周末熬夜导致的问题）。此外，焦虑也影响睡眠，失眠专家查尔斯·莫林提出了一种理论，称有轻度焦虑倾向的人患失眠的可能性更大。用他的话说，有轻度焦虑倾向的人就是易感人群，这种类型的人往往对自己要求比较高，也相对优秀，但很多时候他们是糟糕睡眠者的代名词。焦虑和压力是失眠的关键因素。承认它们在睡眠障碍中起的作用，努力使它们最小化。如果偶尔睡不好的情况变成常态，失眠就从一个小小的烦恼变成了全面爆发的睡眠失调。同许多慢性病不同，例如哮喘或糖尿病，失眠并不是一种单一的失调症或疾病。相反，它是一种概括性症状，就像发烧或疼痛，有许多潜在因素。

要将一种情形认定为失眠，需要满足3个方面的条件：睡眠糟糕，睡不着或者难以保持睡眠，或者睡眠质量总体不佳；即使睡眠的条件或环境都具备，这种问题也会出现；糟糕的睡眠会在当事者清醒时产生某些损害，例如疲劳、困倦、疼痛、情绪不稳、注意力不集中、工作表现不佳、精力或动机匮乏，以及对睡眠极度担心忧虑。如果没有满足这3个条件，那么问题可能另有原因。例如，抱怨自己白天感觉疲倦，没有精力，但深夜2:00才睡觉的人并不是失眠。由自身导致的长期睡眠不足可能是这些症状的原因。

我们可以根据持续时间及其根源对失眠进行分类。根据持续时间，失眠可以分成以下3类：暂时性失眠，只持续几天；短期失眠，持续几个星期；长期失眠，持续时间超过3个星期。

暂时性失眠通常伴随着某种类型的压力，例如担心即将到来的测验，或担心家人生病。一旦压力解除，失眠也会随之消失。关键在于保持正常的作息时间，避免去做可能加重失眠的事情，例如为了让自己有睡意做家务活到很晚，或者为了让自己保持清醒，在傍晚或晚上喝含有咖啡因的饮料。

对于持续时间比较长的失眠来说，目标应该是打破糟糕睡眠的循环，这种循环在短期失眠中发展，在长期失眠中充分发展定形。在这种循环中，糟糕的睡眠导致白天感觉没精神，反过来又让失眠者担心自己下一晚是否能睡着。一些不好的睡眠习惯会进一步巩固这一循环。干预手段包括行为疗法以纠正坏的睡眠习惯，重建正常的睡眠/清醒循环，或者使用药物阻止不断恶化的趋势。

一、认知行为疗法

压力和焦虑充斥在我们周围，一些是可控的，另一些是不可控的。识别并管理压力即认知行为疗法（cognitive behavioral therapy，简称CBT）正是改善失眠的重要方法。2015年，《内科医学年鉴》（*Annals of Internal Medicine*）上的大型元分析表明，认知行为疗法对治疗失眠症十分有效，因为它直击病症核心，如消极的停念、焦虑和坏习惯。认知行为疗法是解决失眠症或其他心理障碍的方法。它通过深入探究可能导致失眠或加重失眠的机制和行为，从而改变你的睡眠方式：它适用于多种情况，例如考试焦虑症、飞行恐惧或其他任何不合理的恐惧。当它被专门应用于睡眠领域时，也被称为CBT-I。

（一）什么是认知行为疗法

认知是什么？它是指一个人对某件事或现象的观点看法。不同的人对同一件事有不同的看法，而同一个人对同一事情也可能随时间变化产生不一样的观点看法。不恰当的认知往往会影响我们的身心健康。所谓不恰当的认知就是指歪曲的、不健康的、不合理的、错误的、消极的、过激的观念和思想，导致情绪障碍和非适应性行为。人的情绪往往来自他对所遭遇的事情的信念、评价、解释或哲学观点，而非来自事情本身。因此对于由认知不良造成的身心疾病，可以通过认知行为治疗来解决。

认知行为疗法由两部分组成：认知疗法和行为疗法。认知疗法是根据人们对于不同事物的认知过程，进而影响情感和行为的一种假设。矫正这些不合理认知，使情感和行为得到相应改变，得到正确的合理的"认知-情感-行为"，令三者和谐、协调和一致。这种疗法主要是通过改变对己对人或对事的看法与态度进而改变身心失衡的问题。行为疗法的理论基础是巴甫洛夫的条件反射原理，故又称为条件反射治疗，具体即通过一系列的行为训练来改善症状，比如失眠。

下面一些因素或技巧可归入CBT-I，每一种都能用于改善入睡困难。

（1）良好的睡眠教育：在探讨CBT-I时，这一点不常被提及，但这是基础因素。患者需要了解睡眠科学，知道什么是真相、什么在理论上行不通。

（2）良好的睡眠卫生：拥有舒适的卧室、松软的枕头和舒服的睡衣。

（3）刺激控制疗法：除了睡觉，不能在床上做任何其他事情，包括但不限于学习、工作、游戏。此外，刺激控制疗法要求你的卧室尽可能地引起你的睡眠欲望，并要求你只有在困倦时才可以上床。

（4）睡眠限制疗法：首先确定自己的睡眠需求，并给予足够的时间。如果你总是过很长时间才入睡，就不要在床上待太久。

（5）放松疗法：以下技巧可用来帮助人们，学会如何在夜晚冷静下来。从你的脚趾开始，舒展它，然后让它放松，接着是小腿，逐渐放松全身，一步步放轻松、深呼吸。这个技巧不仅有助于患者放松，而且会向大脑发出即将睡觉的信号。此外，这个技巧不会让患者快速进入打盹儿模式。

（6）认知疗法：此种疗法致力于消除或改变患者不合理或无用的睡眠信念，如"我一旦失眠，身体机能就不正常了"。认知疗法让你认为：失眠不会影响你工作和生活，也不会让你的行为失常。它同样可以帮助患者减少担忧。

面对睡眠障碍，直面和接受它是最有效的解决办法。接受你的失眠问题，尽量改善，继续生活。请不要让睡眠障碍决定你的生活，花一两个小时才入睡没什么大不了的。躺在柔软的床上，远离一天的压力，舒展四肢，全身放松，难道你会为此感到恐惧和沮丧吗？不要让这个小问题把你引到重度失眠这条黑暗的道路上。认知行为疗法取得成功的最大障碍在于缺乏耐心的坚持，有些人未能完成所有的疗法辅导，或未能自行练习这些技巧。付出努力的人则会获得回报。先对自己的睡眠习惯进行评估，并确保有一个良好的睡眠环境，然后你就可以开始练习这些疗法了，或者去参加一个减压课程。如果之后睡眠还是有问题，那么你需咨询医生或睡眠专家，获得更多的帮助。

（二）认知行为疗法在睡眠障碍中的运用

临床上最常见的睡眠障碍是失眠，长期失眠会引起注意力下降、言语能力减弱、应变力和计划力降低等，对情绪和记忆能力产生重大影响，并导致身体的免疫机能衰退、加重原有疾病，影响身心健康。认知行为治疗主要是通过纠正患者关于睡眠的错误认识与不良情绪，建立程序化睡眠行为，从根本上解决导致睡眠障碍的问题，所以无论是何种因素引发的睡眠障碍均可采用认知行为疗法。对于失眠者来说纠正其对失眠的一些错误认识，正确对待失眠，可达到改善失眠者的不良情绪的目的，使得失眠得到好转。

1. 认知疗法

认知理论认为，人们的情感、行为及其反应均与认知有关，认知是心理行为的决定因素。通过纠正人们错误的认知，便可连带改善情感和行为。认知疗法是帮助人们用新的方法思考和做事。在治疗成瘾、恐惧以及焦虑方面，认知疗法被证明很有帮助，对于失眠也同样适用。

睡眠障碍的人往往对睡眠有认知偏差，如不切实际的睡眠期望，对失眠原因的错误理解，对后果的放大。失眠患者会把心思全部集中在睡眠上，对睡不好可能产生的后果患得患失。这种忧虑和担心会提高清醒程度，进一步影响放松下来的能力。因而临近睡眠时就感到紧张、恐惧，担心睡不着，这样就更影响睡眠，形成恶性循环。认知疗法就是帮助患者消除这些不合理的观念，减少对失眠的恐惧，重塑对睡眠的期望值。失眠的认知疗法集中在将关于睡眠的消极想法和看法转变成积极想法。认知疗法的基本要素包括确定现实的目标，学会不去想一些会干扰睡眠的不正确的想法或看法。

（1）错误归因，例如"我白天感觉焦虑，全是因为昨晚没睡好"；

（2）绝望，例如"我今晚绝对睡不好了"；

（3）不现实的期望，，例如"我今晚必须睡8个小时"，或"我必须比伴侣先睡着"；

（4）夸大后果，例如"如果我不赶快睡着，明天的会议上可就要出丑了"；

（5）睡眠表现焦虑，例如"我至少得3个小时才能睡着"。

认知行为治疗师会帮你用准确且有益的想法和习惯替代这些扭曲的看法，例如"我的问题并不是全部源于失眠""我今晚很可能会睡得很好""我的工作并不取决于我今晚睡了多久"，以及"即使今天晚上不能很快睡着，也不是什么大不了的事情"。治疗师会在你练习这些新想法和习惯的时候提供支持和整体构造。成功需要练习和多次指导。

认知疗法通常同一种或更多行为疗法结合起来，被称为认知行为疗法。研究显示，认知行为疗法比任何一种单一行为疗法都更有效，并且比安眠药更有效。例如，在2004年一项对失眠者进行的研究中，部分患者在6个星期接受了5次认知疗法辅导，每次30分钟，主要集中在认知改变和再调整上，结果他们的入眠时间比研究开始之前减少了一半，而服用处方药物的患者则只减少了17%。认知行为疗法还可以改善睡眠效率，并减少夜里醒来的次数。

2. 矛盾意向疗法

这种疗法的假设是患者在进行某种活动中改变了自己对该行为的态度，态度的变化使得原来伴随该行为出现的不适情绪状态与该行为脱离。该方法的目的是降低患者与失眠等问题相关的焦虑。

该疗法要求患者尽可能地保持清醒，不要试图入睡，只是想象要保持清醒状态，以消除对不能入睡的恐惧。如果患者放弃了入睡的努力，而代之以保持清醒，不拒绝清醒，结果焦虑将得以缓解，入睡更容易。大部分研究证实矛盾意向疗法，能够改善睡眠潜伏期的时间，延长总体睡眠时间，而且已被证实十分有效，但是没有被普遍采用。该疗法作为一线疗法时往往不能被很好地执行，相比来说，更适合于对其他治疗方法无效的人们。

3. 刺激控制疗法

刺激控制疗法是由 Bootzin 于 1972 年发明的。已被美国睡眠协会推荐为治疗入睡困难和睡眠维持困难的"金标准"治疗方法。基于失眠是对睡眠时间和环境的条件反射原理。刺激控制疗法的目的是帮助患者重新建立上床与睡眠的关系来纠正入睡困难，是治疗失眠的方法中研究最多、最有效的方法，优于其他的认知行为疗法，单独应用时也很有效，主要用于入睡困难和睡眠维持困难。有研究表明，这种疗法能够将睡觉前的等待时间从 64 分钟降到 34 分钟。"刺激控制"就是减少干扰因素，通过行为训练，在卧室的床和睡个好觉之间建立起稳定的联系，形成"床＝睡觉"的条件反射。它适用于那些躺在床上迟迟无法入睡的人。

其操作要点为：

（1）设置固定的就寝和起床时间，每天都一样，周末不要睡懒觉，这将有助于加强调控睡眠和觉醒的生物钟。

（2）消除干扰，避免在床上阅读、看电视、玩手机或做任何其他事情。卧室仅用来睡觉和性生活，在其他的房间看书、看电视，只有在出现睡意时才上床。

（3）仅在困倦时才躺上床睡觉，如果躺下去 20 分钟仍旧无法入睡，就起床做些别的事，但不要做让自己兴奋的事，进行一些放松且可以增加睡意的活动，如看书、冥想，直到感觉有睡意再返回卧室睡觉。

（4）白天避免午睡或打盹儿。可以允许 15～20 分钟的休息。

（5）区分疲劳和困倦很重要。疲劳是一种身体或精神上的低能量状态，困倦是一种必须努力才能保持清醒的状态。在看电视或坐车时服用药物会导致困倦。失眠的人在就寝时常常感到疲劳但不困。

通过这样反复训练，把睡觉的床和良好的睡眠配对，而不是把床和觉醒配对。经过训练，我们的大脑学会把床当成无条件的刺激物，在接触到床时，就会自动产生生理反应，自然诱发出困意了。

同时这种刺激控制训练，也可以打破烦躁、焦虑的不良情绪和床之间的错误链接的反射，因为在慢性失眠的人群中，在床上辗转反侧会让一个人对床、对卧室感到沮丧，他们对一切和睡眠有关的事物感到害怕，并把睡不着与卧室做了负面关联。甚至一见到床，那种担心睡不着、睡不好的紧张、焦虑、烦躁的情绪马上出现。睡不着时及时离开床，有助于减少这种错误条件反射的建立。这就是刺激控制能够改善失眠的原理。

有些失眠的人还养成了在卧室里吃饭、看电视或使用手机和电脑的不良习惯，这些行为将卧室与使睡眠更加困难的习惯联系起来。刺激控制可切断这些关联，将卧室重新打造为可以使人内心宁静、适合睡眠的场所。

需要注意的是身体状况不佳、易跌倒时不适宜采用刺激控制疗法。

4. 睡眠时间限制疗法

有失眠问题的人会在床上待更长的时间，因为他们觉得如果留出足够的时间入睡，自己就能获得足够的睡眠。但这种做法有时会适得其反，实际却导致睡眠片段化及质量低下。睡眠时间限制疗法指限制患者在床上的时间以达到最佳的睡眠效率。睡眠时间限制疗法的理论依据是，在床上待的时间更短，可以促进更有效的睡眠，从而反其道而行之。通过缩减待在床上的时间，你会学着更快入睡，并睡得更沉。当你的睡眠变得更整合，变成一个单一的时间段时，你在床上的时间就会慢慢延长，直至获得一夜完整的睡眠。

正常来讲，我们在白天积累的疲劳应该在晚上通过睡眠一次性释放掉，就像是一个被深度按压的弹簧，压力全部释放弹开。但如果压力不够，或者弹簧本身出了问题，就会出现失眠者在床上躺着的时间里，很大一部分是醒着的，没有足够的压力去释放。睡眠限制是通过挤压疲劳，限制上床时间，把疲劳感一次性挤压得越多，到了床上释放压力就越充分，睡得就会越好。

一般在治疗开始前，使用睡眠日记记录患者两周的睡眠状况，估算总体的睡眠时间，把在床上的时间限制到平均估算的睡眠时间。床上的时间不得少于5小时，早晨应在同一时间起床。

既然要提高睡眠效率，那什么是睡眠效率呢？睡眠效率＝实际总睡眠时间÷躺在床上的时间×100%。如果你23:00上床，23:30睡着，第二天7:30醒来，总共卧床了8小时，睡眠时间是7.5小时，那么你的睡眠效率＝7.5/8×100%＝93.75%。正常人的睡眠效率应该在95%左右。当睡眠效率超过90%时，患者在床上的时间应该增15～20分钟，一周评估一次。如果睡眠效率低于85%，躺在床上的时间应该减少15～20分钟。老年人的睡眠效率往往偏低。已有证明该疗法能将睡眠潜伏期由48分钟降到19分钟，是比较有效的治疗方法，单独使用该疗法也能取得这样的疗效。

不要在其他时间睡觉，这一点很重要，即使你感觉很困也不要睡。你在利用身体的体内平衡驱动，以使自己晚上的睡眠更高效，小睡会减少这种驱动，并可能妨碍这种方法的有效性。睡眠时间限制疗法从理论上听起来很简单，但实际操作起来其实颇有难度，因为在这一疗法的初期，人们需要强迫自己保持清醒，这是很难熬的。因为调整初期会造成睡眠不足，因此尽量避免白天坐太久，尤其需要警惕或避免在工作或日常生活中发生严重事故。对于长途车司机、出租车司机、空中交通管制员、重型机械操作员或者一些流水线作业者，这个方法就不太适用。不建议患有某些可能因失眠而恶化的疾病的人使用这个方法。这种睡眠不足的治疗模式一开始会让你更加疲倦，但可以帮助你更快入睡并减少夜间醒来的次数，这对于建立稳定的睡眠模式是极其有帮助的。随着睡眠中断的减少，卧床时间慢慢增加，一点点改善失眠状况。需要注意的是，该方法用于癫痫、双向障碍、异态睡眠（如睡行症）患者的时候，要特别小心，因为可能会加重疾病，不宜使用此种方式。

5. 放松疗法

睡不着、睡不好，很大程度都是由压力和心理问题造成的。在当今的互联网化社会，过多的刺激充斥着我们的大脑，以致大部分人都处于严重的焦躁中。因此有睡眠问题的人，最需要的是掌握压力缓解之术。

由焦虑、压力或心情忧虑所致的失眠，常常可以通过学习一些放松疗法，减轻身体上的紧张感，减少觉醒，更有效地放松。那样反倒会干扰睡眠。放松疗法旨在降低患者脑部葡萄糖的高代谢，降低生理和心理唤醒水平，有效地降低自主神经的活动和骨骼肌张力，缓解焦虑。放松疗法需要在睡觉之前，在床和卧室以外的地方进行，避免积极地"试图"放松，放松训练能帮助患者入睡，但本身并不能直接使患者进入睡眠状态。放松练习有不同的难易度，适应不同人群，从简单的呼吸到稍微复杂的冥想，都是可以自行学习并掌握的。放松疗法非常有效，因为它可以训练并增强大脑对神经系统的控制，减少焦虑，缓解紧张等情绪，使自己放松下来，提高睡眠质量，具体的方法有呼吸放松练习、渐进式肌肉放松（PMR）、瑜伽放松、放松反应法、冥想和正念。在这些方法中，渐进式肌肉放松训练得到了最广泛的研究，它能够缩短睡眠启动时间，延长睡眠维持时间，但在白天社会功能缺陷较多的人身上疗效差，相对于刺激控制疗法和睡眠时间限制疗法效果要逊色。在放松过程中可默念"需要休息了""完全放松了""紧张消除了"等，这样有益于患者的放松和入睡，也是非常适合普通人日常养生练习的。

下面详细介绍一些基本的方法。

（1）渐进性肌肉放松：1938年美国心理学家Jacobson最早提出了"肌肉放松"的概念，他认为"焦虑的头脑无法存在于放松的身体中"。也就是说我们的身体会随大脑一起紧张。因此，他研发出一套全身30多个肌肉群的放松训练法，通过放松肌肉来放松大脑。之后由多位心理学家改编，减少到了16个肌肉群，成了我们现在常常使用的肌肉放松训练。肌肉放松训练通过反复收缩放松肌肉群，达到深层放松。

20世纪七八十年代的很多美国心理学家都对这一放松训练的临床效果做过研究，结论是：持续的肌肉放松训练对缓解多种心理症状都有效果。1993年，心理学家分析了之前研究的1600多名患者后，发现他们在练习肌肉放松训练一段时间后，不但心理症状得到了缓解，血压也降低了。

渐进性肌肉放松通常是先从身体的上半部分的肌肉开始，按照头臂部、头部、躯干部、腿部的顺序，进行先紧张后放松的练习，放松完一个部位再放松下一个。这样练习有两个好处：第一，让紧张的肌肉松弛下来，精神也会随之放松；第二，增加我们对肌肉松紧程度的敏感度，因为精神紧张会使很多肌肉不知不觉紧张，长时间就会造成腰酸、背痛等症状，肌肉松弛法能帮助我们敏感地觉察到肌肉的状态，经由练习也让肌肉处于放松状态。

找一个安静的地方让自己舒适地坐在一个有靠背的椅子上，双脚平放在地面上，双手放在大腿上，如果戴着眼镜，就摘下来。或者平躺在床上，头下和膝盖下方各垫上一个枕头。实施之前先轻轻地闭上眼睛，去体会一下身体的感觉，知道身体的哪些部位紧张，在练习时可以着重放松这些部位。具体步骤如下：

深吸一口气到腹部，然后慢慢地呼出。鼻吸口呼，做3次。呼气时，要想象你全身的紧张感开始消失。

吸气时先攥紧左拳头，坚持7~10秒，然后放开15~20秒。以同样的时间间隔调

你的脚趾上，感觉你的呼吸可以进入脚趾，细细感受此刻脚趾什么感觉，稍微动一动脚趾，看看有什么变化，痒、滑滑的、干燥的、紧张的等等。

扫描的过程就是在释放压力。你的思绪时不时地飘远是正常和自然的。当它发生时，回到你的呼吸就好，继续扫描。

结束时，慢慢地回到你周围的环境中，体会你身体放松的感受。这个练习也可以跟随着语音引导完成。

C. 正念品尝葡萄干。乔·卡巴-金（Jon Kabat-Zinn）博士作为正念减压疗法的创始人，在他的"正念减压"课程（MBSR）练习中引入了一个著名练习"正念品尝葡萄干"，就是用正念的方式品尝和食用葡萄干。

准备4粒葡萄干（也可以是其他切成小块的水果），并坐在一个不被打扰的环境里。做几次深呼吸，让自己平静下来。

首先拿起一粒葡萄干，把它放在手里观察它，仿佛自己从来没有见过这个物体。观察这粒葡萄干，看它的每一个细节，大小、颜色、质地、褶皱、凸起等。

闭上眼睛触摸它，用手指感受它的质地。闻，注意在你闻味的时候，身体是否产生任何有趣的感觉。放入口中，但不要咀嚼，用舌头感受它在嘴里面的感觉。

品尝，充分感受每一口的变化，体会随着你每一次的咀嚼所产生的味道的变化；留意每个当下，是嘴巴的哪个部位在做咀嚼的动作。让自己有充分时间感受它的美味。吞咽，看看自己能不能在第一时间觉察到吞咽意向，感受它从口腔进入咽道后，有什么感觉。

用相同的方法品尝剩下的3粒，看看每一粒有什么不一样。

结束时，带着觉知呼吸几次。完成后体会一下，这次全神贯注地品尝练习后，全身有什么感觉？

感受吃葡萄干的整个过程，就是在帮助人建立一种以"大脑空白状态"体验第一次的感觉。完成这个练习后，我们可以开始有意地把吃葡萄干的方式应用于日常生活，比如每天用正念的方式做一件日常的事情，你可以在一段时间里选择一件事情来练习：刷牙、喝水、洗手、走路……尽可能地用全新的、每时每刻的、非评价的觉察去体验。如果我们把这样的方式拓展到生活的其他方面，去感受各种曾被忽视的细节，你将会发现神奇的变化。

D. 视觉化。视觉化也叫引导想象，是冥想的一种形式，可以帮助你减轻精神上的压力。按照以下步骤进行：

在一个舒服的地方坐下或躺下，闭上眼睛。

想象自己正身处一个感觉很美好的地方，例如海滩或森林，一个你曾度过一段放松假期的地方，或一个虽然你没去过，但可以想象出来的美丽地方。

缓慢而深深地呼吸，直至感觉放松。

将注意力集中在5种感官之上，想象你看到、感觉到、听到、尝到、闻到的东西。继续想象自己在这个地方的情形，持续5～10分钟。

逐渐收回注意力，集中到自己所在的房间上。

（6）生物反馈：这种方法多用于治疗偏头痛，生物反馈疗法可以教你控制自己的生理功能，例如心律、肌肉紧张度、呼吸、流汗、表皮温度、血压，甚至是脑电波。通过学会控制这些功能，可以减轻压力，改善睡眠。

在生物反馈训练中，放在你身体上的感应器与仪器相连，可以监测到脉搏、表皮温度、血压、肌肉活动、脑电波类型或其他一些生理功能的变化。这些变化会产生一个特殊的信号（声音、闪光、显示屏上模型的变化）从而告诉你某种生理功能发生了变化。

渐渐地，在生物反馈治疗师的帮助下，你可以学会通过控制自己身体的生理功能，来改变产生的信号。经过若干阶段的训练，你可以不用感应器或监测器，在无人指导的情况下，自行在家里运用同样的疗法。

上述放松疗法，成功与否取决于你是否能坚持运用。常见的情况是开始时充满热情，取得一定成效后，就放弃或运用得不怎么频繁了，于是睡眠就又恢复到以前的水平了。这些放松疗法并不像之前介绍的行为疗法那么有效，但坚持运用的人会得到回报，睡眠会得到改善。

6. 睡眠卫生教育

对普通人进行睡眠卫生教育的目的是教给人们好的睡眠习惯，以提高睡眠质量。大部分人都会从良好的睡眠习惯中获益，同时应用其他认知行为疗法时更是如此。

在一项有81例被试者的研究中，与其他认知行为疗法相比，睡眠卫生教育能够更加显著降低在睡眠始发阶段的觉醒水平。通常是将该教育方法与其他认知行为疗法结合应用。

那么基本的睡眠常识有哪些呢？不要服用含咖啡因或尼古丁类的药物或食物，尤其是上床入睡前4～6小时；睡前4小时避免锻炼，日间有规律地锻炼有益于睡眠，但睡前锻炼却会干扰睡眠；晚餐不要过饱；吸烟会影响睡眠。晚上不宜饮酒。尽管酒精能帮助紧张的人入睡，但在后半夜会使人容易苏醒；不要纠结自己是否在睡前思考问题；不要长时间午睡或避免午睡；定时休息，准时上床，准时起床，无论前一天晚上何时入睡，第二天都要准时起床，塑造生物钟节律；卧室温度适当，安静，光线尽可能暗；将钟表放到看不见的地方，减少因不停看表所引起的焦虑和愤怒。

以上这些睡眠卫生教育的小常识，能帮助我们培养良好的睡眠习惯，以提高睡眠质量。

二、森田疗法

森田疗法是由日本的森田正马（1874-1938年）于20世纪20年代将隔离疗法、作业疗法、说理疗法、生活疗法择优组合而创立的一种整合性的心理疗法，即现代人们所称的森田疗法。此疗法在森田的继承者和后人的修改中也不断得到完善。在睡眠障碍、神经症、抑郁症、精神分裂症和心因性疾病等治疗中均获得了显著效果。

森田疗法的实质是心身自然疗法，比如说对失眠听之任之或既来之则安之，把向内精神活动转向外部世界，打破精神交互作用，缓解睡眠问题。通过调整患者的应对方式和心态，来进一步地改善睡眠。

规范的森田疗法分4期实施。

（1）静卧期。让患者卧于单人病房内，不让其看书、读报、会客、谈话、吸烟、饮酒等，除进食和大小便外一直安静地躺着，使患者心身疲劳得以休息、调整。此期一般先为4天，若疗效不明显可延长至1周，再无效可延长至10~15天，直至患者摆脱了痛苦，开始想参加活动的第二天转入第二期治疗。

（2）轻工作期。此期除卧床时间限制在7~8小时，白天必须到室外接触空气和阳光，晚上写日记，其余同静卧期。此期一般4~7天，第二天起早晚让患者朗读，连续不断地干一些轻活，直至有希望做一些较重的劳动时转入第三期治疗。

（3）重工作期。根据患者身体情况随意选择各种重体力劳动和各种体育活动，并给予看书读报，使其培养对工作的持久耐心、自信、勇气和对工作的兴趣，睡眠基本改善。此期一般为1~2周。

（4）生活实践期。此期除不允许会见家属、亲友，不接电话外，其他活动是为回到实际生活做准备。总共4期约6周，睡眠基本正常。

森田疗法可以应用于住院、门诊、通信、集会等各种形式。

三、不畏惧干扰

研究发现，有些患者有这种情况，认为"自己睡眠的时候不能有任何干扰"，也就是说，只要一有干扰就难以入睡，哪怕是睡着了都会立即醒来，导致再入睡困难，从而在心里形成了某种自我感觉"我睡眠的时候任何干扰都不能有"。

恰恰是因为之前有过失眠的体验，所以一旦再次失眠，不自觉地会对睡眠更加关注，不仅关注着睡眠，甚至关注与失眠有关的所有事情，比如睡眠的环境等。人们关注着周围的一切，哪怕是很小的响声，微弱的光线都会不由自主地去注意它。越是睡不好，人们对环境要求越高，越会把注意力集中在外界环境上，不希望有任何干扰，一旦有声音或者光线的刺激，就期望赶紧排除这种干扰，一旦不能如愿，就会产生烦躁的情绪。这种烦躁的情绪和期待的心理让大脑一直保持着警觉的状态，越来越紧张，从而破坏了自然的睡眠状态。

睡不着的根本原因是人们依赖一个完全安静、完全没有光线、舒适的环境，期待完美的睡眠，对睡眠和睡眠的环境过度关注，环境改变带给我们烦躁和焦虑的情绪影响了正常的睡眠过程。那些在工地上睡觉的农民工、公交车地铁上的上班族，那么嘈杂的环境，烈日炎炎，风沙漫天，空气污浊，没有床，没有舒适的被子，依然可以睡得很好。所以让我们的失眠加重的，根本不是声音、光线的干扰而是我们对睡眠环境的关注和过度要求，让自己内心极力去排斥这些自认为是干扰的因素，放大这些干扰的影响，将音或者光线与失眠之间的关系定义为因果关系。其实，有时候这只是因为自己的一些想法、一些期待破坏了自然睡眠的过程。

四、不要控制胡思乱想、浮想联翩

每天晚上睡觉前，是有睡眠问题者最痛苦的时候。夜深了，躺在床上希望自己能够很快地入睡，可是躺在床上了，周围也安静下来了，头脑中却总是静不下来，以前经历过的很多事情或白天发生的事情，甚至根本没有发生过也不可能发生的事情趁着安静的夜色进入了大脑。那些事情就像演电影一样出现在大脑中，栩栩如生，让人无法安静下来，无法进入睡眠状态。人们极力控制自己不要去想，赶紧入睡，可是却无能为力，反而让自己更加烦躁、焦虑。长时间经历这样的过程就会对睡眠产生恐惧，每当夜幕降临，万物寂静的时候就会担心自己失眠，担心那些乱七八糟没有意义的事情会一件件出现。人们再一次极力地去压抑这种想法，这种压抑的过程让人更加痛苦和焦虑，这种痛苦和焦虑的情绪破坏了自然的睡眠过程，加重了失眠。

所以，其实不是头脑中那些事情的出现引起了睡眠不好，而是由不断去压抑这些想法时产生的焦虑情绪引起的。平时白天工作、学习、生活非常忙碌，大脑忙于应付这些日常工作，所以很多不重要的，或者是以前发生的事情在白天忙碌的状态中暂时被忽视了，晚上当人们安静下来，那些白天被人们忽视的事情就会出现在大脑中，这些都是正常的生理现象。只是大多数的人都不去压抑这些想法，事情出现了就去想一下，想累了自然而然地就睡着了。而有睡眠问题的人们长期对失眠、对入睡困难的关注，使自己特别注意到些想法并极力压抑这种想法，这些事情引起的不良情绪导致了失眠。

人们躺在床上全身放松，不去关注自己的睡眠，也不再担心睡不着怎么办，保持一种放松的状态，如果头脑中出现了一些过去发生的事情，那说明大脑正处于睡觉前的放松的状态，不用紧张，也不用压抑它，既然它出现了就自然而然地去想一想，在想的过程中会发现一些更好的解决方法，即使想不出什么结果，想着想着就累了，想累了就自然而然地睡去了。每个人在睡着前都要经历一个睡眠前的过程，这个过程是大脑放松的过程，在这个过程中想一些事情也是正常的，所以不用刻意地去安排自己的睡眠，顺其自然反而会睡得越来越好。

五、驱除烦恼

无法入睡时，总能归咎于身体的不适或更多时候是心理上的包袱。我们对自己说："我睡不着""醒来时，脑子在疯狂地转""我忍不住地想这想那""睡眠之事使我忧心忡忡，不知会对我有什么影响"等等。解决缺觉的一个最好的办法是"思维控制"。要想睡好，必须驱除那些困扰你的、让你焦虑的、容易醒来的念头。我们怎样才能不再

做哪些事情、见哪些人会让自己快乐；洞察到每天的生活其实是乏味的，不是自己追求的，想想可以做些什么去改变。总之时间长了，这一习惯会带给你惊人的变化。当你能够掌控自我，清晰地洞察自己的想法、情绪和行为，以及可以做哪些改变的时候，你就离幸福很近很近了，甚至可以说是拿到了通向快乐人生、睡眠自由的超级密钥。

（二）感恩练习 / 快乐练习

科学研究发现，感恩练习有助于提升幸福感、减少焦虑、心情开朗，让你与家人、朋友的关系更加紧密。具体怎么做呢？每天睡觉前写下三件（当然越多越好）让你开心或者值得感恩的事情，事情可大可小，比如上班路上惊喜地发现了一片野花丛；食堂阿姨做了我最爱的番茄炒鸡蛋；小哥哥说我的裙子很漂亮；昨天我早睡了 20 分钟；今天学习了新的技能等。可能在开始时，你一件事情都想不出来，但也要努力写出一件。有很多人发现久而久之，这个练习让他们越来越有睡前的满足感和幸福感，对他人和自我情绪的觉察更加敏锐，甚至变成了永久的习惯。你也可以和家人一起做这个练习，如果是那些想对他们表达感恩的话，最好尝试开口告诉他们。

（三）把必要的活动安排到日程里

社交活动：人是社会动物，需要保持和社会的交集与摩擦，做事情也需要获得来自社会群体的支持。人的幸福感和成就感在很大程度上取决于周围群体的支持与反馈。在每周的开端，给这一周安排见一些不同的朋友，聊聊工作生活的近况和未来的规划，可以是吐槽，也可以是寻求帮助。

能让你沉浸的活动：有的人喜欢逛公园，有的人喜欢徒步、野营，有人喜欢去KTV 放声歌唱，也有的人只想发呆或者看剧。学习一个新技能，或者运用你熟练的技能获得快感，会让你很容易沉浸进去，这也是忘记烦恼的好方法。不管你做什么，只要能放松下来，彻底地忘记所有烦心事，能让你沉浸在当下的活动是每周至少需要做一次的。

（四）运动

大家都听说过运动会分泌让人开心的多巴胺，同时中高强度有氧运动也会刺激大脑分泌脑源性神经营养因子，同时还会提升各种代谢系统让其保持最佳状态。每天能做 30 分钟以上的有氧运动是最好的，哪怕没有时间也可以去爬楼梯，或者快步走 5 分钟。

找到一个你真正喜欢的、不厌倦的运动是非常有必要的。一件令人高兴的事情，才可能使你长期坚持并形成习惯。虽然许多人推荐跑步，但对于完全提不起兴趣的人来讲，我劝你不要为难自己。还有很多可以尝试的：登山、骑行、游泳、攀岩、瑜伽、普拉提、跆拳道……运动会自然释放情绪、减轻压力，会让你结交到志同道合的朋友，拓宽生活面，改变自我认知。

（五）投入到大自然中

大自然是最好的疗愈，我们可以在一次次和大自然的相处中找到平和与谦卑。在神奇的、壮阔的大自然面前意识到，你所有的困苦、烦恼、苦闷都是微不足道的。就像你在一个贫瘠山顶的石头缝里发现一株冒出新芽的植物，你会不由得感叹生命的力量。

每周找个时间，约上家人或朋友去感受大自然，高山、湖泊、溪流、树林、草甸、雪地……每一种体验都可能让你获得心态上的改变，那就是探索生命、生活中不同的可能性。这种心态让你不再纠结于一句话、一件事、一个人。

（六）不做社会比较

不知道大家有没有发现，自从有了各式各样的社交媒体APP以后，人们开始不断地和网络上的人们作比较，比容貌、比身材、比金钱、比工作、比成功、比小孩、比房子和车子……跟比自己好的比，也跟比自己差的比。大量的心理学研究告诉我们，人类是不具备做理性比较能力的，人们会启用错误的参照物，那比较结果也无意义。在社交媒体出现之前，人们的比较只限于邻居、同事、同学和朋友，但自从有了APP，人们错误地认为地球上人人是模特、人人住豪宅并开豪车、人人有着自己不具备的成功。这样一来，焦虑自然就产生了。但其实，网络上的很多内容都是虚假的。

（七）热闹≠丰富

工作很忙，见的人很多，约的局很频繁，看上去一天做了很多事情，但是睡觉前仍然会感到空虚和失落，热热闹闹的一天并没有带给你想要的富足感。很多时候把自己浸泡在热闹里可能是出于无奈，可能是出于应酬，可能只是完成了一个程序化的工作……并不是自己实实在在的需求，也不是能够丰富内心、充盈精神、提升自我或者强健身体的事情。肉体和精神没有一样得到了释放和满足，那这样的一天就只是活在了别人的热闹里，没有惊喜，没有成就，并不丰富。一天结束的时候，想再通过刷手机、看视频来继续麻痹自我；睡觉的时候又因为碌碌无为而忧郁，越熬越晚。

你可以每周计划做一些能让自我获得满足感或成就感的事情，比如做一次运动、参加一个活动、看一个展览、学习一个课程等。

（八）整理房间

杂乱的房间可能会让人无意识地烦躁，这是正常的。一定程度的"断舍离"或者整理房间能够使得心中的秩序感重新建立。这也是前面提到的让自己进入沉浸状态的活动之一。

第三节　重度失眠解决方案

一般来说，失眠问题引人关注，但很大程度上，它只是一种症状而非疾病。迄今为止，虽然还没有发现失眠基因，但失眠很有可能是遗传因素在作怪。我们常常把失眠分为原发性失眠和继发性失眠。继发性失眠指由某种疾病或因素所导致的失眠，常见因素有慢性疼痛。假设，从你的臀部到大脚趾有条闪电状的疼痛带，这种坐骨神经痛在夜晚如地狱之火般灼烧着你，让你难以入睡，那么这并不属于睡眠问题，而是疼痛引起的入睡困难这种继发性问题。然而，重度失眠的原因难以查明，有时似乎不可能查明。没有明确原因的失眠，我们通常称之为原发性失眠。

一、不要随便给自己贴上"失眠症患者"的标签

睡眠研究人员肯尼斯·利希斯坦（Kenneth Lichstein）创造了"失眠身份"的观念。这一观念的核心在于：失眠患者认为自己就是睡不好觉或失眠的那类人，尽管有证据表明相反的结果。对确立了失眠症患者身份的人而言，他们对自己睡眠的看法不受事实的影响，往往忽略那些自己睡得不错的夜晚。失眠患者一旦认定了自己睡眠不好，随之而来的往往是对睡眠的无能为力。了解了这些，我们就可以创建一个表格（表5-1），给所有的睡眠患者进行分类。

表5-1　寻找你的睡眠身份

		睡眠质量	
		睡眠质量良好	睡眠质量差
睡眠身份	积极睡眠身份 较少痛苦	认知相符的睡眠较好者 （睡得不错，自己也知道这一点）	认知不符的糟糕睡眠者 （睡眠质量低下，不过自以为睡得不错）
	消极睡眠身份 非常痛苦	认知不符的睡眠较好者 （睡得很好，但感觉睡眠不足）	认知相符的睡眠较差者 （睡眠不好，并了解自己的问题）

观察表5-1，你可以看到有些睡眠糟糕并把自己视为睡眠较差者的人，同样也有知道自己睡眠良好且实际睡眠质量也不错的人，并且他们往往还很乐意告诉你这一切。对于认知不符的糟糕睡眠者，他们对睡眠的抱怨与自身实际睡眠质量不相符。还有另一群对睡眠的认知与实际不符的人。他们整晚睡得不错，时长充足，质量也高。结合他们的睡眠研究看，他们的睡眠非常棒。尽管如此，他们仍然对自己的睡眠质量担心得要命，因为他们以为自己的睡眠相当糟糕。

许多研究都以不同的睡眠者为研究对象。其中有一项研究，特别对比了睡眠良好者、不觉得痛苦的睡眠较差者和感觉非常痛苦的睡眠较差者。分组依据有两方面：睡

眠者的睡眠质量；睡眠者对自己睡眠的认知（根据他们的自我感觉和实际的疲劳感及困倦感，二者不能混淆）。

2000年，分别以136名大学生和194名老年人为研究对象的研究发现，不觉得痛苦和感觉非常痛苦的睡眠较差者的睡眠质量基本相当，且与睡眠良好者相差甚远。而在身体机能方面，感觉非常痛苦的睡眠者抑郁、困倦、疲劳、认知损伤的程度都高于不觉得痛苦的睡眠者。后者的身体机能与睡眠良好者的相差无几。也就是说，睡得不好也没关系，只要你感觉良好。你要做的就是相信自己！

不幸的是，还存在相反的情况，即实际睡眠良好，却自我感觉睡眠糟糕。你的睡眠不必糟糕（或睡眠不必过少），你已经觉得痛苦了。之所以如此，只是因为你相信自己。在研究中可以看到，痛苦的睡眠良好者的身体机能比无痛苦的睡眠良好者的差，这没什么令人惊讶的。真正让人惊讶的是，痛苦的睡眠较差者和痛苦的睡眠良好者的身体机能水平差不多。这似乎揭示了某些失眠患者出现"功能障碍"的原因。功能障碍与患者对自身睡眠质量的认知（及由此产生的压力）联系更紧密，而非他们的实际睡眠状况。

二、睡眠戒律

1993年查尔斯·莫林出版的对失眠的研究结论及相关书面报告《失眠：心理评估与管理》（Insomnia：PsychologicalAssessment and Management）被视为业界权威。莫林在书中为治疗失眠创立了"睡眠戒律"，以下是对该书重要内容的总结：

（1）不必依赖任何睡眠辅助、白噪声机或手机睡眠应用。

（2）不必因失眠留下不可磨灭的阴影，不能将生活中所有的坏事都怪罪于失眠。

（3）不必在试图睡觉但无法入睡的时候呼唤上帝的名字，这没有用。

（4）尊重父母，不要把失眠怪罪于他们的遗传。

（5）禁止不良行为，负罪感会毁掉你的睡眠。

（6）睡觉是这个世界上最重要的事，然而今晚的睡眠相对不那么重要。

（7）经过糟糕的一晚，第二天没有你想象的那么糟糕。

（8）床用于睡觉，不能做其他事情。

（9）降低自己睡眠的期望值。

失眠不等于睡眠剥夺。慢性失眠不会直接导致死亡，但睡眠剥夺会增加一个人罹患死亡率较高的其他疾病的风险，两者不是一回事。你会失眠，是因为你恐惧失眠。如果和睡眠良好者交谈，你就会发现他们对睡眠的态度相当随意。他们在内心深处认为，无论晚上睡得怎样，他们都会好好的。这正是你需要具备的想法，否则你注定永远纠结下去。

三、失眠来自恐惧

恐惧是导致失眠的核心因素，失眠患者至少在某种程度上是出于恐惧才会有失眠问题。

"我**担心**如果睡不着，我会出现健康问题。"

"我**害怕**如果夜晚睡不着的话，我会觉得孤独和无趣。"

"我**担心**第二天不能正常工作，担心自己难以在工作中保持旺盛精力。"

"我**发现**只要睡不着，其他健康问题和身体疼痛就会加剧，因此风湿病专家对我说保证晚上的睡眠尤其重要。"

黑体词表达的都是恐惧，用"恐惧"替代每个粗体词，你就会很容易发现这些词背后的动机。一旦睡眠没有朝着预期的方向发展，患者就会受恐惧支配。如果和睡眠良好者交谈，就会发现他们对睡眠的态度相当随意。他们在内心深处认为，无论晚上睡得怎样，他们都会好好的。这正是失眠患者需要具备的想法。对失眠的恐惧随处可见。作为失眠患者，要正视它，掌控能控制的一切，然后忘掉它。恐惧和无助是诱发失眠的导火索。了解睡眠知识是解决之道。控制你所能控制的一切，接受你无法控制的，有助于消除你的无助感。你可以做到的。失眠只存在于那些过于在意的人身上。

四、现代医学也无法治愈原发性失眠

有少部分人无法控制自己的失眠问题，他们尝试过各种办法，例如读各种书籍，参加各种干预和催眠疗法课程，甚至看医生、专家、理疗师等，效果仍然不理想。面对慢性的、不可治愈的、吃药也没用的失眠症，有些专家把它称之为"原发性失眠症"，并建议患者做好睡眠卫工作，减少试图睡觉的时间，然后继续生活。

原发性失眠患者，现代睡眠医学或许也爱莫能助，或许患者余生都要遭受失眠的痛苦。对此的最佳建议是：努力培养自己的接受能力。原发性失眠不是什么不治之症，正如我们所见，对睡眠问题的态度深深地影响着它对你的影响。如果你积极看待，会认为它让你晚上有更多时间完成其他事情。如果失眠，那么好好放松，享受夜晚平静的时光，休息对你的身体也有帮助。

五、失眠与抑郁

许多抑郁症患者伴随明显的睡眠紊乱，在临床上大部分表现为失眠，这一类患者就需要去医院看精神科或心理科医生。在现实生活中，许多患者害怕到精神科或心理科就诊，怕被扣上"精神病"的帽子，其实，这实在是一种不必要的顾虑，而由此带

来的不及时就诊只会耽误病情。上述疾病如果没有得到有效的治疗，其失眠症状也往往难以控制。当然，失眠症的有效控制，会大大减轻患者的痛苦，提高患者的治疗信心，从而也会对抑郁症的治疗起到积极的作用。区别抑郁情绪障碍还是失眠，主要是了解患者这两个问题出现的先后。如果是抑郁情绪出现在前，同时伴有睡眠紊乱，一般考虑是抑郁症。抑郁症的睡眠问题有如下特点：通常早醒或睡眠时间缩短，如入睡后在凌晨2:00-3:00醒来，醒来后难以入睡，或者比平时醒来的时间早2~3个小时。如果最早出现单一的失眠症状，长期没有得到及时、合理的治疗，变成慢性失眠，也会出现情绪低落、对兴趣下降等抑郁症表现，这种情况就应该考虑为失眠伴有抑郁症。临床上，许多患者在长期失眠后可能伴有抑郁症状，在治疗其抑郁症状后，失眠症状也能随之消失。

睡眠对抑郁的影响更大，原因有二：一是缺乏睡眠容易导致抑郁，正如婴儿累了的时候变得暴躁，我们在累了的时候也会暴躁，这只是纯生理层面上对睡眠的需要；二是晚上大脑需要帮助我们处理很多事情。比如当我们带着一个数学问题入睡，可能会在早上醒来时得到解答。比如梦，通常前半夜做的梦都是比较不愉快的梦，在后半夜做的梦更容易是愉快的梦，这是因为前半夜是我们解决问题的时候，这些问题有些是有意识的，有些则是没有意识的。我们解决了一些问题之后，梦就变得更为愉快了。但这并不意味着我们在睡眠后期就不会做噩梦，只是在睡眠初期做噩梦的可能性更高。如果强制缩短睡眠时间，就会减少我们解决问题的时间，日复一日，会积攒许多悬而未决的问题，特别是当它们被压抑或抑制的时候，更有可能导致我们变得抑郁。所以为了生理睡眠我们需要睡个好觉，同样为了心理睡眠我们也需要睡个好觉。

六、梦魇的产生

梦魇又称恶梦、噩梦、卒魇、魇不寐等，是指睡梦中惊叫或幻觉有重物压身，不能动作，欲呼不出，恐惧万分，胸闷如窒息状，梦境内容恐怖可怕，惊醒后常因梦境强烈而伴严重焦虑与恐怖状态，属中医神志病范畴，现代医学亦称为梦中焦虑发作。梦魇的发生与体质虚弱、疲劳过度、贫血、血压偏低等躯体因素以及抑郁、生气、发怒等情志因素有关。梦魇常常与一个人的人格心理素质关系比较大。梦魇实际就是个体对压力或重大生活事件所产生焦虑或恐惧心理在睡眠状态下的反应。防治方面，首先应注意加强营养，增强体质，防止过度疲劳，医治贫血，避免抑郁、生气、发怒等不良情绪。此外，还可采用中医导引法，具体方法为屈拇指，用其余四指向内握住拇指，尤其是入睡时要养成习惯，常做不懈，可逐渐减少梦魇的发作。梦魇作为焦虑或恐惧综合征的一个症状，在治疗上，不但需要解决心理问题，还需要从睡眠医学的角度来对待。梦魇是一个普遍存在且独立的睡眠疾病，应该到综合性医院或中医院的睡眠医学专科进行治疗。

第四节　睡眠的神经调控方法

　　失眠是一种常见的睡眠障碍，其特点是患者难以在短时间内入睡并达到稳定的睡眠状态。医学研究表明，短期失眠可能导致第二天出现疲倦、易累和精神萎靡的症状，长期失眠则会引发注意力不集中、记忆力倒退和精力不足等症状。此外，更严重的是，睡眠不足容易使人体免疫力下降，出现一系列心脑血管疾病。如果青少年时期睡眠不足，还有可能影响发育。临床研究表明多数就诊的抑郁症患者的主诉和首发症状均为失眠，这不仅对患者的身心健康及生活均造成一定的影响，甚至不利于患者病情治疗和康复。因此，许多睡眠研究人员和临床医生都希望找到一种方法以促进患者更快速地实现入睡和睡眠稳定。

　　近代研究已经证实，神经调控技术可以改善睡眠质量及调整睡眠结构。神经调控技术是采用物理或化学手段对患者神经功能进行调控、改善的技术，主要包括经颅磁刺激（transcranial magnetic stimulation，TMS）、经颅电刺激（transcranial electrical stimulation，TES）等。TMS通过向放置在头皮上方的磁线圈施加短暂强烈的电流脉冲，会在相应的大脑区域产生磁场，使少量脑神经元去极化以达到刺激人脑深部的效果。TMS技术起源于近几年，对于失眠症目前还没有确切的治疗方案，并且低频TMS会导致患者出现轻微头疼的症状。经过众多实验证明，TES在调控睡眠以及改善睡眠的领域发挥出一定作用，有较高的安全性和有效性。

　　TES是非侵入性神经刺激技术，在特定大脑区域施加低强度电流，实现调控大脑功能的目的。18世纪，因为直流电的发明，Giovanni Aldini用电刺激治愈了一位抑郁患者，开启经颅电刺激临床治疗的时代。但因不清楚电刺激的作用机制，仍把它作为辅助治疗手段。直到20世纪末，有学者相继发表了运用直流电刺激大脑运动皮质的相关研究。TES开始逐渐应用于人体大脑活动的调控，并在临床和实验中应用研究迅速发展起来。而经颅电刺激疗法在中国作为精神科、外科、辅助治疗手段时，是2002年在中国国家食品药品监督管理局批准后。

　　根据刺激方式可分为经颅交流电刺激（transcranial Alternating Current Stimulation，tACS），经颅直流电刺激（transcranial Direct Current Stimulation，tDCS）。tDCS的研究和应用最广，tDCS通过放置在头皮上的一对电极提供长时间、低强度的直流电（1~2mA），在大脑内形成低强度的电场，来调控大脑皮质神经元。20世纪60年代，Creutzfeldt和Bindman等人相继在动物实验中发现，直流电刺激膜电位改变神经元自发放电频率，影响神经元的活性。21世纪初，Nitsche等人将经颅电刺激应用于人体的运动皮质，检测发现可以影响大脑运动皮质兴奋性，进一步证实阳极tDCS刺激使神经元发生极化，从而使产生动作电位的阈值降低导致神经元活性增强实现增强大脑皮质兴奋性的功能，而阴极刺激恰好相反。紧接着，研究者指出tDCS结束后，产生的刺激效果可持续一小时以上，被称为经颅直流电刺激的后效应。Fritsch等认可此理论，认为

tDCS对突触的释放也有调控作用，神经细胞的活跃性可以调控γ-氨基丁酸和谷氨酸的合成和释放，tDCS可以通过调控神经递质的浓度来改善睡眠。Goerigk等发现在治疗睡眠障碍时，直流电刺激较好于抗抑郁药物。2020年，Qi Zhou的研究中，用2mA的电流刺激抑郁和失眠患者的背外侧前额叶皮质，4个星期的治疗后患者的睡眠质量显著改善。但由于tDCS刺激时为了避免不良反应，电流强度较弱往往治疗效果达不到最佳，如今，tDCS多用于精神障碍、成瘾、肌肉疼痛、康复治疗，是一项极其有潜力的无创性脑刺激技术。tACS引起的不良反应频率要比tDCS低得多，使用起来也更安全。人们对tACS的研究起步较晚，但随着研究发现，tACS具有调控大脑认知的功能，对于研究脑电节律对认知功能的影响关系以及治疗神经精神疾病有着巨大的研究空间。目前公认早在21世纪Zaehle等人开始将tACS应用于对神经节律活动的调控研究。与tDCS不同的是，tACS采用交流电信号作为刺激源，其电流波形呈正弦波。tACS并不会影响膜电位的变化，对于脑功能区的调控是通过一定频率范围内的tACS对此频率范围内的神经节律引起谐振效应，实现调控大脑皮质兴奋性和大脑功能。最初Ozen团队在对小鼠进行tACS刺激实验，结果发现施加的tACS可以同步大脑神经放电。根据Zaehle对被试大脑枕区施加10分钟alpha频率的交流电刺激研究发现，刺激组alpha频段功率明显提升，假刺激组并没有任何响应。由此推断，alpha功率范围内的tACS可以提高此频率范围内的脑电波功率。tACS对睡眠活动的调控作用主要取决其调控脑电节律的效果。Kirov等的研究也证明，睡前给0.75Hz的刺激可以提升大脑θ频段（4～7Hz，是困意的标志）的活动。谢嘉欣等人在受试者白天午睡前施加了5Hz交流电，受试者明显缩短入睡时间。tDCS和tACS刺激的目标脑区域大多停留于浅皮质区域，人体是一种独特的传输介质，因为传递过程不可避免对大脑皮质神经元进行调控，大脑皮质的电流会发生扩散，所以很难用tDCS或tACS选择性地刺激深部脑结构，如要增加刺激频率或者电流强度，人体对电流强度的耐受能力有限，可能会产生头痛，在刺激持续时间加长的情况下，可能会出现灼热，皮肤有刺痛、瘙痒的感觉。因此，有必要开发靶点更为精确、深度更深的非侵入性经脑神经刺激技术。时间干涉电刺激（Transcranial Temporal Interference Stimulation，tTIS）是Grossman团队于2017年首创的一种新型的经颅非侵入性神经调控技术。它基于两个或更多电信号间的干涉原理，利用了两个或多个存在一定频差的高频电流在头皮上叠加时在大脑皮质中产生的交替干涉效应，在大脑特定区域产生一个低频电场包络，选择性地调控神经元集群的活动，从而实现通过非侵入性手段对大脑进行可选择性的局部刺激。tTIS具有更好的抗干扰性能、更好的靶点选择性，以及更好的环境适应性和安全性。

近年来，tTIS在动物实验中的应用已经取得了显著的成果。直到2022年，Ma等人对27名成年人进行实验，首次检验了tTIS对人类的效果。实验研究结果显示，在随机反应时间任务中，在70 Hz的刺激条件下，缩短了反应时间并检测出运动皮质的兴奋，而在串行反应时间任务中，20 Hz的刺激明显地加速了运动学习的进程。然而，迄今为止，很少有研究将时间干涉应用于调控睡眠，因此，在这方面的研究仍有待加深。

第五节　艰难的睡眠情境

人类的身体渴求规律，所以坚持同样的日常作息可以让你的生物钟系统平稳运行，并且增加入睡和保持睡眠的概率。然而，现实总是有各种可能性，让我们偏离24小时的作息，从而导致睡眠问题和其他健康方面的毛病。

一、时差与失眠

经常出差，尤其是经常到国外出差的人，一般经历过"倒时差"的折磨。时差反应是一个快速跨越多个时区后产生的睡眠障碍。美国睡眠医学会定义时差反应是跨越了至少两个时区后产生了晚上失眠或白天嗜睡的症状，还包括功能损伤和全身不适。时差反应出现的常见症状包括白天昏睡，疲倦、头疼、失眠、夜间频繁醒来、难以集中注意力、判断受损以及胃部不适等。

时差的原因相当简单。简单来说，就是飞行跨越时区的速度超过了身体所能适应的变化。为什么会这样？我们已经知道，正常情况下，睡眠/清醒的生理节律在一个大约24小时的周期中运行，每天的昼夜循环以及其他时间线索会防止其偏离这一范围。快速跨越时区会让一天缩短或延长，到了目的地之后还会面临一种新的昼夜作息。这会导致内在的睡眠/清醒节律同外界环境不再同步。

睡眠/清醒的节律能够适应新的时区，但是需要一定的时间，一般一天会移动一两个小时。这意味着，假如你从纽约飞到伦敦，跨越了5个时区，当地时间可能是早上7:00，但你身体的生物钟会仍然认为此时是深夜2:00。你的大脑从5小时的时间移动中获得了相互冲突的信号，早晨的阳光告诉你醒来，但你的内在生物钟以及旅途中无眠的许多小时告诉你去睡觉。

当你的生理节律逐渐从旧的昼夜作息过渡到新的作息之后，你很可能会难以入睡。醒来之后，你的内在生物钟会告诉你现在是睡觉时间，让你很难保持清醒。让事情变得更糟糕的是，旅行本身常常是紧张而疲惫的，为了整理行李以及做其他准备而熬夜，赶到机场，处理安检、行李、航班延误、拥挤等各种事情。时差的严重性取决于以下几个因素。

1. 旅行方向

一般来说，往西飞要更容易一些，因为会延长一天的时间。生物钟节律有种稍微超过24小时的倾向，所以适应比平时更长的一天比适应更短的一天要容易一些。

2. 距离

跨越的时区越多，适应目的地昼夜循环需要的时间就越长。如果时间迁移超过6个小时，不同生理节律（睡眠/清醒、体温、激素分泌）的移动方向可能相反，从而进一步延长时差症状。

3. 个体生理节律的灵活性

有些人的生理节律比其他人更灵活，从而可以更快适应时区变化。一般来说，年纪大的人更容易出现时差问题，因为随着年龄的增长，生理节律系统的适应性会变弱。

（一）如何将时差影响减至最低

一旦确定了旅行目的地，一般因素就很难改变了。但还是可以采取一些措施将时差的影响减少到最小。下面是一些常用的策略。

对于常常出远途、长途出差或者出国的人倒是需要进行一些自己的训练，比如说在出发之前进行一些放松训练，练放松功和自我催眠，或者做瑜伽训练，这些都有助于尽快适应时差的变化。

在出发之前或者出发的过程当中进行一些饮食的调整，比如调整用餐的时间，在飞机上或者在这之前，用目的地的时间规律来吃午餐、晚餐和早餐，同时对一些食物的结构进行调整。建议摄入一些高蛋白、低热量和含有少量饱和脂肪的肉类，蛋白质可以提供能量，少量的卡路里和碳水化合物可以降低脂肪肝，当然还可以提前做些功课，比如要到哪里去，动身之前提前吃一些当地饮食，习惯一下，既可以从胃肠道这个角度去适应，同时也有暗示作用。

1. 短途旅行不要倒时差

如果你的回程航班在到达之后的一两天之内，遵循在家的睡眠/清醒作息时间表是最有利的。按照平时在家的时间睡觉、起床、吃饭；尽可能地避免阳光（因为阳光会让你的生理节律更加偏离）。如果你是因为工作出差，把约会安排在自己在家时精神最好的时间段。对于这种策略，你可能会感觉不适应，因为你的睡觉和起床时间都不符合当地的时间，但在一些短期旅行中这种方法真的很有效。

2. 到达目的地之前就开始倒时差

如果旅行时间超过一两天，你会想要转换时差，适应新的时区，一个更快适应的方法是在出发之前就提前开始倒时差。在飞行之前一两天，将就餐时间和就寝时间移到同目的地作息更接近的时间。例如，如果你从东飞到西，在出发前一两天，逐渐晚睡一个小时，晚起一个小时。登机时（或更早），把手表换成目的地时间，如果飞行中处于目的地时间的夜间，试着在飞机上睡觉。

3. 到达之后，尽可能快地倒时差

落地之后，不要在平时的入睡时间去睡觉。按照新时区的作息时间，试着吃饭、睡觉以及起床，即便这意味着你要强迫自己保持更长时间的清醒，并在感觉非常痛苦的时候起床。

4. 有计划性地短睡一会儿

如果你在白天感觉无精打采，可以在下午小睡20～30分钟。这能提高你的精神，并保持清醒，一直到新的入睡时间。不过，不要睡得太久，这一点很重要，晚上更是

一点儿都不要睡。因为这两种行为都会让你在夜里难以睡着，延长时差。

5. 善于利用阳光

记住，光线对调整生理节律的影响最大。在旅行开始的第一天或第二天，尽可能待在室外，让阳光重置内在生物钟。如果你在新环境中需要起得更早（从西飞到东），早晨太阳升起时去室外。如果你需要起得更晚一些（从东飞到西），下午晚些时候出去接触阳光。

6. 留心喝下的东西

摄入大量的水，避免脱水。避免摄入咖啡因和酒精，因为它们会加重时差的生理症状，并影响睡眠。

7. 保持良好的睡眠卫生

正常环境下所需要保持的良好睡眠习惯，在时差环境下变得更加重要，因为你要在身体并未百分之百调整好的情况下睡觉。利用窗帘使室内尽可能保持黑暗，戴上耳塞，摈除噪声。避免吃油腻辛辣的食物，否则会加重消化负担。白天好好运动一番（例如慢跑，长时间快走，在酒店的游泳池中游泳），有助于良好的睡眠。

总而言之，时差反应强烈程度也从某种程度上反映了一部分个人的心理素质，往往第一次或者某一次出差后出现的强烈反应在大脑皮质中留下了深深的记忆，也必然留下与这些痛苦记忆相对应的内隐认知与内隐情绪，从而在出差之前就有强烈的恐惧心理与各种抵抗措施。时差反应比较强的人要多进行身体和心理训练，最好在平时就加强一系列的训练，让自己有充足的睡眠，又有精力去运动、观光，这样才能使自己保持一个比较好的状态。

（二）附加措施

对于大部分人来说，前面这些策略足以应对时差问题。不过，如果这些措施你都尝试过了，时差问题仍让你痛苦万分，你可能会希望考虑其他一些措施，例如处方类助眠药物和褪黑素。

1. 助眠药物

安眠药不能帮你的身体适应新的时区。如果你睡得太久，过了目的地通常的起床时间，它们甚至可能会延长时差问题。话虽如此，不过安眠药对于旅行最初几晚的短期失眠可能有帮助，例如药效持续比较短的苯二氮䓬类受体激动剂，尤其是新的入睡时间正好处于你最初生物钟的清醒时间内。如果长途飞行处于目的地的夜间，而你想在飞行时睡觉，安眠药也可能会很有用。医生能帮你决定服用安眠药是否利大于弊。

2. 合成褪黑素

自从20世纪90年代以来，研究者就一直在研究合成褪黑素改变生物节律的作用是否能够缓解时差。研究带来了相互冲突的结果，但普遍的共识是，下面这种由英国萨里大学的约瑟芬·阿伦特及斯蒂芬·迪肯开发的方法，可以缓解失眠、白天疲倦以及其他时差症状。

如果你往东飞行，在出发当天；家里的时间为下午六七点钟，服用两颗3~5毫克的褪黑素胶囊。到达以后，在当地的睡觉时间（大约晚上11:00），服用一颗褪黑素胶囊，服用4天。如果你往西飞行，在飞行之前不要服用任何褪黑素。到达以后，在当地的睡觉时间服用一颗褪黑素胶囊，服用4天。

虽然褪黑素可以在柜台上直接买到，但是如果你是第一次服用，最好还是咨询一下医生，以避免潜在的健康风险，并确保能在恰当的时间服用。褪黑素会引发睡意，所以确保初始服用时不需要保持精神警觉（像是开车或操作机器等情况）。

二、倒班工作与失眠

在工业化国家，超过20%的工人经常在夜里工作，包括大量在24小时运行的行业中工作的人，例如能源、采矿、运输、生产、医疗，以及应急行业（警察、消防员、内科急救专家等）。倒班工作的时间表有几十种，但不论具体内容为何，从生理上来说，需要通宵工作的日程表是难度最大的。

（一）常见的倒班工作时间表

同时差一样，倒班工作很有挑战性，是因为它迫使你按照同自然睡眠/清醒节律不同步的节奏生活。倒班工作需要在身体本来想要睡觉的时候保持清醒，并且必须在身体本来应该清醒的时候去睡觉。

同航空旅行者相比，倒班工作者有一个非常关键的不利条件，他们的生理节律从未完全适应新的"时区"（晚上清醒，白天睡觉）。一个原因在于，旅行者目的地的昼夜循环可以帮助身体调整到新的时区，而倒班工作者的昼夜循环一直是同他的睡眠/清醒时间表相悖的。不论一个人上了几天、几个月或几年的夜班，夜班结束之后迎接他的清晨阳光永远都在向大脑发送一个信号：这个时间该起床了，而不是去睡觉。还有一个因素不利于生物钟永久调整到适应夜班工作的状态，就是夜班工作者在休息日时会重新恢复到传统的睡眠/清醒作息，好同家人和朋友一起休闲娱乐。在这种情况下，连续上夜班形成的生物钟部分调整就没了。到要上班时，他们的身体已经再次适应传统的睡眠/清醒作息。

1. 8小时与24小时

少数倒班工作者是10小时工作制，但大多数是8小时或12小时，因为许多公司或工厂是24小时运行，这样时间可以被整除。许多人喜欢12小时倒班制，因为这样可以有更多的休息日，不过，较长的倒班会导致睡眠不足，从而影响工作表现。

2. 固定制与轮流制

在固定倒班制下，工作者总是上同样类型的班，而在轮流倒班制下，工作者上完日班换夜班（12小时倒班制），或者是日班、晚班和夜班组合（8小时倒班制）。

3. 轮班的速度

有些轮班时间表轮换的速度比较慢，意味着工作者可以在两个星期或更长时间内上同样类型的班，然后再更换。在更换速度比较快的工作制下，工作者在休息日结束之后就需要换成不同的轮班。有的工作时间表轮换得更快，这意味着工作者在两次休息日之间要连续一两天上日班、晚班或夜班。在轮换较快的工作时间表下，工作者没有时间改变生物节律，所以他们违背生物节律的睡眠天数也是最少的。

4. 轮班的方向

8小时轮班工作制可能是往前轮（从日班到晚班到夜班），也可能是往后轮换（从日班到夜班到晚班）。1由于生物节律周期稍长于24小时，所以从理论上来说，往前轮换的工作时间表要比往后轮换的工作时间表更容易适应。

5. 轮班改变时间

早班轮换时间一般在早上6:00-8:00。较早的轮换时间可以让上夜班的人回家时更容易入睡，但这可能会导致上白班的人缺乏睡眠，因为他们需要起得更早。

关于哪种工作时间表更好，人们并没有一致的看法，因为根据自己的社交生活和生理需要，每个人有不同的侧重点。一般来说，如果人们在选择工作时间表的时候能有一定的发言权，他们对自己的工作时间安排会更合意。

总之，大多数夜班工作者都生活在一种持续的生物钟紊乱状态之中。那种完全只上夜班，以及休息日也保持夜里清醒，白天睡觉的人是例外，不过这种情况很少见。这种紊乱会对睡眠造成直接影响，夜班工作者一般在24小时中平均只能睡4～6个小时。他们的睡眠经常极为断裂，下了夜班后，他们可能会睡三四个小时，但接下来的几个小时就会不断醒来。结果就是长期的睡眠剥夺，经常导致他们在工作或开车时很难保持清醒，引发工伤事故或交通事故。

研究者发现倒班工作同许多健康问题有关，其中与心脏和胃部相关的证据最有力。例如，长期倒班工作，心脏病的风险会多达30%～40%，还可能会引发高血压。倒班工作者更可能患上轻度胃肠疾病（便秘、腹泻、胀气、胃灼热），以及严重的慢性胃肠疾病（慢性胃炎和消化性胃溃疡）。

许多研究者还认为，倒班工作会引发精神问题（例如情绪不稳、易怒，以及轻度抑郁），如果一个人有较严重精神问题方面的倾向，例如躁郁症，倒班工作可能成为一种触发因素，导致其病症发作。倒班工作可能会对生育构成风险，增加延迟受孕、早产以及流产的可能性。夜班工作还会对社会生活造成较大的负面影响，增加离婚概率，使父母很难有机会陪孩子，单身人士则很难拥有令人满意的社交生活。

年龄渐长之后，倒班工作会变得越来越难以承受，因为随着年龄的增加，在白天睡觉会变得越来越难。一些倒班工作者在二三十岁的时候上夜班完全没有问题，但到四五十岁之后就会感觉越来越吃力。

虽然一般来说，倒班工作比朝九晚五的工作更难，但需要指出一点，并不是每个人都难以适应。事实上，有的人喜欢夜班工作胜过白天工作。这些人通常是一些夜猫子，对于晚上保持清醒，白天睡觉的生活完全没有问题。对于这些人来说，不得不在早上8:00爬起来工作才是真正痛苦的事情。另外，较高的薪资以及较强的独立性，都让夜班工作吸引着一些人。

（二）应对策略

下面的一些技巧可以帮你应对倒班工作所带来的挑战。

（1）认识到睡眠的重要性，并优先考虑。这适用于每个人，但对于倒班工作者来说尤为关键。

（2）为睡眠创造一个理想的环境。在白天睡觉是一件极具挑战性的事情。一方面要在身体本应清醒的时候尝试睡觉，另一方面还得与阳光，以及电话铃、机器声、孩子打闹等噪声相抗衡。有些倒班工作者会在家里隔离出一个房间，建造一块隔音、隔光的睡眠区。如果这对你并不可行，至少要尽量保持卧室安静和黑暗，安装密封玻璃、遮光窗帘或布帘。

（3）保护自己的睡眠。要保证家人和朋友都知道，除非有紧急情况，否则不要去打扰你。买一个录像机或者数码记录仪，这样你就不会为了看电视而牺牲睡眠了。使用电话留言机，并可以在睡觉时关掉振铃（以及外放信息）。正如一个朝九晚五的上班者不会将与电工的预约时间定在半夜，你也应该将约会定在傍晚：在睡眠结束之后。

（4）制订睡眠策略。虽然生物节律紊乱不可避免，但倒班工作者可以采取一些措施，将其对身体的影响降至最低。每种工作时间表都有不同的特征，所以你得仔细思索一番，看看哪种安排最适合自己。不论你制订了什么计划，都要认真坚持。如果你刚开始一种新的工作时间表，计划出自己打算什么时候睡觉。你也可以请教公司里的一些前辈，问问哪种方法适合他们。

如果两段夜班之间有好几天的休息时间，你可能会选择恢复到标准的睡眠作息。同样，关键在于要平稳过渡。夜班开始前的一两天，晚上睡得晚一些，早上起得迟一些，能让夜班最初几天的过渡容易一些。

有些人的时间表是根据。种"固定睡眠"的概念安排的。这种理念认为，总是在相同的时间段（时长有三四个小时）内睡觉，不论是工作日还是休息日，可以将生物钟紊乱降至最低。例如，如果在工作日你的睡眠时间是从早上8:00到下午2:00（或更晚），休息日是从凌晨3:00到上午11:00，那么早上8:00到上午11:00这段时间是一段固定睡眠。

（5）给自己留出一些恢复期。不论你的工作日程是如何安排的，最好把夜班结束后的第一天定为恢复期，在这一天你可以补补觉，处理一些日常琐事和家务事。把一些更费力气和精力的事（旅行、运动等类似的事情）安排在后面几天。

（6）利用策略性的睡眠。长期缺觉的倒班工作者，可以从小睡中获益，补充最长的一段睡眠时间。不要只是偶尔小睡，最好能把小睡作为整体睡眠策略的一部分。在工作间歇小睡效果最好。研究表明，二作间歇中的小睡可以增加精神敏锐度，减少睡意和生物钟紊乱。但不幸的是，大多数工作都不允许在工作场所小睡，所以白天的补充性睡眠常常成为唯一的选择。上完夜班之后很难保持睡眠的人会从早上8:00睡到中午，然后在去上夜班之前再补充一段两三个小时的小睡。早晨睡得更久的人，也可能会在上夜班之前挤出一点时间小憩一会儿。

（7）避免早晨的阳光。如果你选择在夜班结束之后的早晨睡觉，那么尽可能快地赶回家，上床睡觉。为了将与阳光接触减至最低水平，开车回家的时候戴上太阳眼镜，并且不要中途购物或加油。接触阳光越多，就越有可能睡不着或者保持睡眠。

（8）提防注意力涣散。夜间是事故高发期，其中黎明之前的几个小时是最难熬的。学会辨认疲劳的迹象（例如注意力问题，眼睛睁不开，以及想不起来过去5分钟内发生的事情），然后采取措施。正如前面提到的，如果工作环境允许，最好的应对方法是休息一下，小睡一会儿。一段小睡就能让你恢复精力，熬过夜班。其他一些常见策略包括站起来，拉伸身体，四处走动，跟同事交谈，以及吃点儿零食。保持工作环境照明良好也有帮助，因为明亮的阳光有提神作用。在强光灯箱前面待15~20分钟可以抵抗一两小时的疲劳。

（9）合理饮用咖啡。咖啡可以提神，但过度摄入会让夜班之后很难入睡。每次夜班在最需要的时候喝上一两杯咖啡饮料，效果是最好的。慢慢小酌可能很管用，最近有研究表明，频繁但少量摄入咖啡可以在工作过程中保持一种逐渐提升的精神敏锐度，同时不会导致回家之后难以入睡。你也可以设定一个咖啡停用时间，在这个时间之后就开始饮用果汁或水。

（10）谨慎使用药物。通常不提倡倒班工作者服用安眠药。同时差不同，倒班工作不是一个暂时性现象。所以一旦倒班工作者开始服用安眠药之后，就很容易一直依赖药物，这可能会导致长期的健康风险，并产生耐药性和药物依赖。不过，很多倒班工作者确实会服用助眠药。如果你也属于此列，避免非处方药，处方药效果更好，不良反应更少，而且一定要遵照医嘱服用。

按照一个工作日程表工作一段时间之后，你可能会注意到，有些日子的睡眠要比其他日子的睡眠差，而且你可以相当准确地预测这些日子。例如，有些倒班工作者发现开始倒班工作后的第一天是最难入睡的，因为在休息日他们恢复了正常作息。再往后几天，他们会变得非常疲倦，然后就能更容易睡着。在这种情况下，在一周的第一天或第二天服用一些助眠药可能会有帮助，将这种可以预见的睡眠紊乱降至最低水平。

最近，研究者发现，兴奋类药物莫达非尼（不夜神）可以极大减少倒班工作时的睡意，而且还能微弱改进工作表现。这种药物虽然不能让精神敏锐水平以及表现达到白天的水平，但研究对象服用莫达非尼的效果优于安慰剂的效果。

像莫达非尼这样的兴奋药物在提高精神敏锐度方面极为有效，它们不会改变引发睡意的生物节律因素，也不会消除睡眠需求。不论是兴奋类药物还是镇定类药物，都应该在咨询过医生之后才能服用。

（11）如有必要，适时选择退出。坚持获得足够睡眠的人更能忍受夜班工作。不过，有些人就是不能适应夜班工作，这并不是他们的错。一般来说，这是天生的，有些人白天就是无法睡上好几个小时补眠。如果你由于长期睡眠不足，经常在工作时睡着，并且由于工作时间安排而出现了其他健康问题（如体重大幅增加，胃肠不适，情绪波动等），那么你可以考虑其他不需夜班的工作。

三、出差与失眠

对于差旅之行，人们一般会想到舟车劳顿，奔波忙碌。在工作任务的压力下，很多差旅人士面临不同情况的睡眠问题。由于异地出差，环境发生了变化，差旅人士的作息时间发生了变化，睡眠规律容易被打乱。对一些适应性较差的人来说，就可能引起失眠。一项关于商旅人士睡眠状况的研究发现，飞越时区的商旅会严重影响生物节律，商旅人士需要花时间来调整身体状态，以保证睡眠效率和工作质量。选择住宿环境更好的酒店以及更有助于提升睡眠质量的寝具，成为差旅人士为提升睡眠质量而采取的措施。

中国社会科学院社会学研究所于2022年12月开展的中国居民睡眠状况线上调查，调查样本覆盖除港澳台和西藏外的30个省、自治区、直辖市。样本为19～72岁的成年人，平均年龄为28.07±8.82岁，其中差旅人士占总样本的48.49%，样本量为3076。

调查显示，73.57%的被调查差旅人士入睡时间较迟，其中20.32%的被调查者在23点入睡，分别有20.22%以及15.83%的被调查者在24点/0点以及凌晨1点入睡，说明多数差旅人士入睡时间偏晚。在过去一个月中，有超一半（55.53%）的被调查者有1～7天的时间出现失眠现象；没有失眠情况的被调查者次之，占26.82%。此外，3.19%的被调查者在过去一个月中有超过21天的时间出现失眠现象。起床时间为早上8点的被调查者最多，占比为29.00%，其次为早上7点起床的被调查者，占25.81%。在差旅期间，超九成（96.84%）的被调查者每晚平均睡眠时长在8小时，71.42%的被调查者每晚平均睡眠时长为6～8个小时；23.50%的被调查者每晚平均睡眠时长为4～5小时。

在差旅期间每周有1～2天感到睡眠不足的被调查者比例最高，为44.96%；其次为每周有3～4天感到睡眠不足的被调查者，占23.21%；没有睡眠不足的被调查者占20.03%。这表明大部分差旅人士在差旅期间会有睡眠不足的现象，其中6.05%的被调查者在差旅期间每天都感到睡眠不足。

与此同时，在被问及差旅期间醒来后的感受时，只有14.86%的被调查者觉得充分休息过了，32.57%的被调查者觉得休息了一点儿，16.55%的被调查者不觉得休息过了，仍有2.47%的被调查者觉得一点儿也没休息。在被问及差旅期间实际睡眠时间是否够长时，有47.46%的被调查者认为自己的实际睡眠时间"刚合适"，认为实际睡眠时间"不太够"的被调查者占比为37.39%，另外有9.95%的被调查者表示自己的实际睡眠时间"完全不够"。

调查数据显示，在差旅期间，被调查者对自己睡眠质量的主观评价一般，仅有

16.64%的被调查者认为自己在差旅期间睡眠质量非常好；有19.77%的被调查者认为自己在差旅期间睡眠质量不好，认为自己在差旅期间睡眠质量尚好的被调查者占比为60.53%。研究发现，出差频率越高，差旅人士的每晚平均睡眠时长越短。

（一）影响差旅人士睡眠的因素

1. 心理压力

心理压力表现在心理、情绪和行为三个方面。心理压力是睡眠质量的重要影响因素之一。压力可以通过反刍思维和心理韧性的链式中介作用间接预测睡眠质量；压力感知和负面情绪的增加，会影响差旅人士的睡眠质量。研究发现，认为工作压力太大导致经常失眠的被调查者占33.22%，认为"工作让我有快要崩溃的感觉"的被调查者占32.93%。而且有高达81.73%的被调查者有消极感受，比如情绪低落、焦虑及忧郁等。简言之，心理因素成为导致差旅人士睡眠质量差的主要因素之一。

2. 出差频率

研究发现，一年内出差越频繁的人群每晚平均睡眠时长越短，而一年内偶尔出差的差旅人士的每晚平均睡眠时长较长，每晚平均睡眠时长集中在6～7小时和8～9小时之间。但是总体而言，大多数差旅人士的每晚平均睡眠时长不足8小时。出差频率给差旅人士的心理和生理都带来了不小的挑战，出差频率越高的群体越容易感到疲惫，在工作和身体状态调整上也需要花更多的时间，并且还会减少实际睡眠时间，降低睡眠质量。

3. 酒店选择

环境因素也是影响差旅人士睡眠质量的主要因素之一。在差旅期间中，暂居处基本都是酒店，所以酒店的环境、服务、寝具等成为影响差旅人士睡眠质量的主要因素。调查研究显示，在选择酒店时，差旅人士主要看重的因素包括地理位置、价格、服务、寝具（床垫、枕头等）。

4. 睡眠环境

睡眠主要受个体和环境两方面因素影响。个体因素主要指睡眠相关疾病、生活方式及年龄等，而环境因素主要包括声、光、温度、相对湿度等。研究显示，78.93%的被调查者认为在差旅期间影响睡眠质量的主要因素是寝室睡眠环境因素；71.81%的被调查者认为心理因素会影响睡眠质量；58.49%的被调查者认为寝具（床垫、枕头等）因素影响睡眠质量。此外，认为室内温度、湿度不合适影响睡眠质量的被调查者占39.69%，还有45.25%的被调查者认为环境噪声特别大影响睡眠质量。可见，环境因素非常重要。在差旅期间，睡眠环境对睡眠质量的影响占主导地位，比如，环境噪声、室内温度等都会影响睡眠。

（二）对策建议

1. 培养乐观心态，减少负面情绪

乐观心态能维护健康，减少负面情绪，进而提升睡眠质量。托尔斯泰说，"生活，

就应当努力使之美好起来"。让生活美好起来的努力的前提是有健康的体魄。每天面对繁重的工作压力、变化的差旅生活，周而复始地循环，如果未能及时减压减负，人内心中的负面情绪会不断积聚，同时还会影响睡眠质量，甚至影响身心健康。而乐观心态，则能让人排解负能量，愉悦心情，提升睡眠质量，以更佳的身心状态投入工作生活中。

2. 企业合理安排出差频率，减少员工的心理和身体负担

企业应合理安排员工出差频率，结合员工自身情况，比如抗压能力、工作熟练度、身体素质等，做出适合的工作安排，并且积极与员工沟通，拉近与员工的心理距离，并予以相应的激励，使员工在完成工作时有较大的积极性，从而使员工保持乐观向上的心态，拥有良好的睡眠质量，提高工作效率。

3. 改善睡眠环境，提升睡眠质量

良好的睡眠环境对差旅人士的睡眠质量尤为重要。舒适安静、空气流通、合适的温度和湿度、光照适宜、清洁卫生的卧室是保证健康睡眠的非常重要的条件。酒店作为差旅人士在差旅期间的暂居所，其睡眠环境的好坏影响差旅人士的睡眠质量。有研究表明，暴露在噪声中会对健康产生不利影响，使人烦恼并影响与健康相关的生活质量、睡眠和暴露于噪声中的人的精神状态。

对于差旅人士来说，应该选择相对舒适安静、噪声小的酒店居住，好的、舒适的环境能够使差旅人士拥有良好的情绪状态，提高睡眠质量。对酒店而言，营造良好的睡眠环境不仅可以提高入住顾客的睡眠体验，还可以吸引顾客带动消费。同时，酒店可以通过选择好的寝具来吸引差旅人士。寝具对睡眠健康有着积极的促进作用，有分析表明，适合人体需要的寝具通常与更长的总睡眠时间和睡眠效率的适度提高有关；同时，选择舒适的寝具，可以提高使用者的睡眠质量和睡眠体验。

睡眠是有机体与生俱来的周期性的静息生理现象，是维系人类健康的保证。良好的睡眠不仅能保护大脑皮质细胞，使其能量得到补充，也能调控身体的兴奋程度、平衡活动状态；良好的睡眠可以消除疲劳、缓解各种不良反应，同时也可以提高身体免疫力，从而提高个体的认知和接受能力，改善精神及心理状况。随着现代社会生活节奏的加快及工作压力、生活压力的加大，睡眠问题已影响到人们的身心健康及生活质量。长期睡眠障碍不仅会影响人体代谢和内分泌系统功能，还会使个体的社会活动效率降低，甚至会导致个体的幸福感和生活质量下降。因此，提高睡眠质量不仅有利于提高社会分工效率，也有助于促进个体的身心健康，提高个体的生活满意度。

第一节　睡眠与生机

一、睡眠与记忆

（一）睡眠让记忆更加深刻

在现代睡眠研究中，无论是动物实验还是人体实验，结果都认为睡眠结构在记忆加工过程中有着重要的作用。睡眠除了加强已建立的记忆，还有两个重要作用：支持记忆在海马体和新皮质之间转化；将新皮质中的记忆整合为更广泛的联系。

大量的研究证实，睡眠完全没有或24小时内少于正常值的情况，会引起认知活动的改变，这主要同人体警觉水平的降低有关。

睡眠剥夺实验对于记忆的影响体现在记忆的每一个阶段，它破坏了记忆过程。记忆的损害程度同睡眠剥夺实验时困倦程度有关，困倦状态是以清醒脑电图伴随阶段发生的微睡眠波为特点。记忆的巩固过程，也受睡眠缺失及困倦的影响。除了完全睡眠剥夺实验破坏记忆，最近的研究表明，限制睡眠（连续4晚，每夜睡眠6小时）同样会破坏记忆；从睡眠到清醒而出现的睡眠惯性（sleepinertia）不良也会对记忆能力造成影响。

（二）睡眠与信息重组或许有关

德国弗赖堡大学医学院日前宣布，该院研究人员发现，睡眠可以巩固记忆，却无法提升人们解决问题时所需的创造力。有科学家猜测，这是因为人们在睡眠时的创造性思维可能会非常活跃。但最新研究表明，记忆的巩固和重组是两个独立的过程，睡眠并不会加快记忆重组，而记忆重组被认为是创造性思维的前提。

研究人员以60名受试者为研究对象，利用"词语联想测试"来评估他们的创造力。测试中，每人需回答60道问题，每道题中有3个词语，受试者需找到1个能与这3个词都搭配的词语。回答后，受试者会立即得知自己答对与否。

研究人员将受试者分为三组：第一组晚上接受测试，然后去睡觉；第二组晚上接受测试，但之后不许睡觉；第三组早晨接受测试，而后正常度过一天。3组受试者均在接受联想测试8小时后再接受一遍测试。再次答对的问题数量及速度用于衡量记忆能力。第一次答错而第二次答对的问题数量及速度被用于评估联想和创新性思维。

结果显示，睡过觉的人在第二轮测试中记忆力最强，再次答对的问题数量和速度超过其他人，但对于之前没有答对的问题，他们的测试结果并不优于其他人。"研究清晰地表明，睡眠中信息的创造性加工并不比清醒时强。"研究人员克里斯托夫。尼森说，"晚上被剥夺睡眠的受试者甚至比其他人更快找到新的正确答案"。

尼森指出，研究结果为探究睡眠的基本功能提供了重要线索。从进化角度看，在睡眠中巩固记忆可能更为重要，而不是重组信息。

可能我们每一个人都常常有这样的体验，当心情好的时候，睡眠改善，同时那一段时间记忆功能也好，有某种耳聪目明的良好感觉；而当睡眠不好时，则情况完全相反。所以，对很多人来说，睡眠变得很重要。

信息重组不单纯指通过已有知识创造新知识的过程，对已有记忆的整合加工其实也是信息重组的过程。很多学校都在提倡"学习效率"，教育学家也指出，科学合理的作息时间有助于提升孩子成绩。单纯地打时间战，往往适得其反，虽然白天记住了很多东西，但是晚上大脑得不到充分的休息，没有足够的时间整合白天学过的知识，到第二天很容易出现大脑一片空白的情况。另外，在睡眠过程中大脑皮质一部分被抑制了，还有一部分仍在工作，将短期记忆和长期记忆进行一个整合加工，这也是信息重组的一个过程。

信息重组过程可能比较复杂。新生儿与儿童在成长过程中，白天汲取了大量来自环境、社会以及与父母、养护人交流过程中的信息，这些信息必然以记忆的方式储存在大脑当中。当处在睡眠状态的情况下，这些信息应该进行重组，各种复杂的信息之间会在重组过程中建立起新联系。当然这只是一种理论推导。因此，新生儿与儿童在成长过程中睡眠时间较长，睡眠过程中的快速眼动睡眠期正是在做梦的时候，这个梦境会形成可能也是一个信息重组过程。

（三）失眠一定会影响记忆力吗

记忆力与我们的睡眠有一定关系，但失眠并不一定影响我们的记忆力。每个人由于性格不同、经历不同，对睡眠的看法也不同。有的人一旦睡不着了，他首先想到的是，睡不着可怎么办？会不会影响身体的健康？会不会影响记忆力？加之现在媒体对

更加舒畅。睡眠对我们的精神状态也有很大的影响，如我们经常说"这几天没睡好，黑眼圈都出来了"，即使遮住了黑眼圈，还有因缺少睡眠而导致的一身倦态。因此，睡个舒坦的美容觉也是有道理的。

我们经常能在婴儿身上学到很多关于自己的东西，为什么？因为婴儿不压抑情绪。当婴儿没有得到充足的睡眠会怎样？他们会变得暴躁，会哭，会很痛苦，会很焦虑。同样，如果我们没有得到充足的睡眠，我们的情绪导火线就变短了，那时候就更容易大发脾气，我们就会感到焦虑，生理水平上变得不健康，当然心理上也不健康，更不要提什么幸福感了。

第二节　睡眠的五大使命

一、让大脑和身体得到休息

虽然睡眠并不等同于休息，但这的确是其主要的作用之一。睡眠过程中，虽说身体和大脑并不是处于100%的"关机状态"，但的的确确是调整到"睡眠模式"的。人体内自主神经的活动并不会受到主观意志的控制。它主要负责维持人的体温、心脏的跳动、呼吸、消化，以及对激素分泌、新陈代谢的调控。自主神经包括活跃状态下的交感神经和放松状态下的副交感神经。这两种神经24小时都处于活动的状态，并轮流占据30%的主导地位。白天，交感神经处于优势地位。这时，体内的血糖值、血压、脉搏数会上升，肌肉和心脏活动也变得活跃，大脑处于紧张的状态，注意力也会比较集中。睡眠状态下，副交感神经会处于优势地位。此时，心脏的跳动以及呼吸的节奏会放缓。

二、整理记忆

大部分研究者都认为，学习后通过睡眠能够让记忆扎根于脑中。REM睡眠与非REM睡眠会反复出现多次，并随着时间的流逝，逐渐转换到浅睡的状态。在这个过程中，记忆将被整理并固化。最近也有研究报告显示，在入睡后不久出现的最深非REM睡眠状态下，信息会从大脑的海马区转移到大脑的皮质中，而记忆也就因此被保存了下来。由此可见，对于记忆来说，睡眠是必不可少的。

三、调控激素的平衡

大脑会控制体内激素的平衡状态，而睡眠时很多激素的分泌都处于活动状态。激素与生活习惯类疾病有着密切的联系，有研究表明，良好的睡眠可以对生活习惯类疾病起到改善的作用。例如，睡眠受限的话，脂肪细胞所分泌的可抑制食欲的瘦素就会减少，而胃部所分泌的可增加食欲的胃饥饿素则会增加。除此之外，可以让细胞再生并激发身体机能的氨基酸等，也会出现变化。这样看来，睡眠与激素的平衡之间确实有着密不可分的关系。尤其是生长激素，在睡眠期间会大量分泌。成年人正是依靠这种激素，才能让肌肉和骨骼变得强壮，保持新陈代谢的正常。睡眠还有助于提高皮肤中的保水量。这是因为皮肤中的水分，主要受与睡眠紧密相关的性激素和生长激素的影响。

四、提高免疫力，远离疾病

免疫力与激素有关，同时也与睡眠有着很深的联系。睡眠不好的话，体内的激素平衡就会被破坏，免疫力也会出现异常，这会使感冒、流感、癌症等与免疫相关的疾病的患病率随之增加。还有研究报告指出，事实上，即便注射了疫苗来预防流感，但如果睡眠紊乱的话，依然起不到免疫的作用，而接种的疫苗也就失去了效果。

五、排出大脑中的废弃物

脑组织并不是直接放在头盖骨里的。因为有脑脊液作为保护液，所以，即便摔倒时撞到头，大脑也不会直接撞到骨头上，导致脑部受伤。被誉为"小型大脑泳池"的脑脊液，其容量大约有1500毫升。我们的身体每天会分4次替换掉其中的600毫升。有证据表明：新的脑脊液产生后，原本旧的就会被排出。这时，大脑中的废弃物也会随着一同被排出。当我们处于清醒状态时，神经细胞也是活跃的，此时大脑中的废物会不断堆积。虽然白天清醒时也会排出堆积的废弃物，但这还远远不够。所以，晚上睡觉时，大脑会进行自身的"维护保养"工作。如果大脑中的废弃物不能有效排出，就有可能成为患阿尔茨海默病等疾病的诱因。

第三节　如何进行高效睡眠

最佳的睡眠与"量"无关。与睡眠相关的烦恼，无法用"量"来解决。只有在大脑、身体、神经都处于最佳状态时，才能真正实现的高质量睡眠。"睡眠"与"清醒"相辅相成。无论是对于工作还是学习来说，大脑、神经、身体都状态极佳的高质量睡眠，会让一整天的效率得以提高。反之，如果只是一味地追求睡眠的"量"，没完没了地睡觉的话，身体状况就会变得紊乱。同时，如果白天状态好，工作上想要有所成绩，那么需要大脑和身体高强度的运转。这样的一天结束后，也非常需要一个有效的"保养型"睡眠。睡觉时，我们的大脑和身体依然在以不同的方式运转着。为了早上起床时能有一个最好的状态，在睡眠的过程中，大脑和身体中的自主神经、脑内化学物质以及激素等，都在不停地工作着。睡眠期间，保持大脑和身体都处于最佳的状态，彻底提高睡眠的质量，从而实现"最强的清醒状态"。这才是"最佳睡眠"。

一、90分钟睡眠周期理论

从入睡到醒来，人并非一直保持同一状态。睡眠的类型，包括REM睡眠（大脑已经清醒，但身体还处于熟睡的一种状态）和非REM睡眠（大脑和身体都处于沉睡中的一种状态）两种。在睡觉的过程中，这两种睡眠状态会交替反复出现。

入睡之后，马上迎来的就是非REM睡眠。特别是最初90分钟的非REM睡眠，可以说是睡眠的全过程中最深度的睡眠。在这个阶段是很难叫醒一个人的，即便勉强叫醒，他的大脑也处于混沌的状态。通过对脑电波的监测可以发现，这一阶段会出现"大幅度运动徐缓的波形"，表明大脑处于非活跃的状态，因此这也被称为徐波睡眠。入睡约90分钟后会出现第一次REM睡眠。这时，眼球会在眼皮下快速转动，即快速眼球运动，这种情况下会做（较为实际的）梦。虽然在REM睡眠的状态下人依然没有意识，但很容易醒过来。从通常的睡眠模式来看，黎明之前，REM睡眠和非REM睡眠会反复出现四五次，而且当黎明来临时，REM睡眠的时间会变长。天亮后，在浅且长的REM睡眠中醒来，是一种自然的状态。入睡后不久的非REM睡眠是最深的，但随着黎明的到来，这种睡眠状态会逐渐变浅，而且持续的时间也会逐渐变短。在睡眠保养方面的关键，就是如何加深最初的非REM睡眠。这时如果能保持深度睡眠的话，之后的睡眠也会变得很有规律，而自主神经与激素的分泌都将保持良好的状态，第二天的表现也会有所提高。总之，入睡后不久出现的最深度睡眠的90分钟，是实现最佳睡眠的关键所在。

最初的90分钟被认为是睡眠的黄金时刻，因为其确实非常宝贵。例如，生长激素分泌最旺盛的时候，就是第一个非REM睡眠出现的时候。如果最深的非REM睡眠质量不佳或是受到外界干扰的话，就会导致生长激素无法正常分泌。"生长激素"正如其名一样，关系到孩子的生长。不仅如此，它还在促进成人的细胞生长和正常的新陈代谢方面发挥着重要作用。在最初的90分钟内就进入深度睡眠，并且之后也能保持正确的睡眠方式的话，人自然而然就会感觉早上起床时很舒服，工作中的表现也会更好。如果能提高黄金90分钟的睡眠质量，就能在第二天保持精力充沛，避免白天产生睡意。反过来说，如果睡觉的时间十分有限的话，就务必要保证这90分钟的睡眠质量。如果黄金90分钟的睡眠质量得不到保证的话，第二天的工作表现就会变得糟糕。而对于身体或精神疾病的患者来说，就很难保证这最初90分钟的非REM睡眠，特别是抑郁症患者。

二、体温和大脑是睡眠的"开关"

人类是哺乳类恒温动物，所以体温具有恒常性，基本保持不变。但因为昼夜节律的影响，会通过生物钟来调控一天体温的细微变化。正常体温为36℃的人，一天的体温变化幅度在0.7℃左右。其特点是：白天处于活跃状态时体温会升高，晚上进入休息状态时体温则会下降。由此可见，体温与个人的状态确实有着密不可分的联系。

高质量的睡眠中，人的体温是会呈降低状态的。因此也可以说，体温的下降对于睡眠来说是不可或缺的。人在清醒状态时的体温要高于睡觉时的体温。睡觉时体温会下降，内脏、肌肉、大脑都进入到休息的状态。而清醒时体温则会上升，以维持身体的活动。但这里提到的体温变化，指的是身体内部体温（即体内温度）的变化。体内温度的特点是白天高、夜间低。但是，手脚的温度（以下称为体表温度）正好与此相反，是白天低、夜间高。通常情况下，清醒时体内温度要比体表温度高2℃。也就是说，体表温度为34.5℃的人，在清醒状态下其体内体温差不多是36.5℃。健康的人在入睡前手脚开始变得温暖，体表温度上升，通过体表散发出热量可以让体内温度下降。此时，体表温度和体内温度的差值会缩小到2℃以内。让自己顺利入睡的关键，就在于缩小体内温度和体表温度之间的差值。入睡时，体内温度下降，体表温度上升，两者之间的差值缩小。为此，首先必须要提高体表温度，通过释放热量来降低体内温度。有了这种变化，我们在最初的90分钟里就能睡得更沉，而醒来时也会感觉更加舒畅。

此外，大脑处于兴奋状态时，体温就会很难降下来。导致失眠症的原因有很多，近来关于"原发性失眠"（这类失眠无特定的身体疾病、精神疾病等原因）的一种解释备受关注，其认为这种失眠症多发生于过度清醒的状态下，此时体温会持续出现不稳定的下降，以及体内温度上升的现象。正确地让大脑休息，能有效防止睡眠初期出现紊乱的情况。

三、实现高效睡眠的方法

（一）入睡前90分钟沐浴

入睡前可以有意识地提高自己的体表温度，降低体内温度。这种"提高与降低"在实现优质睡眠的过程中是不可或缺的。而能有效缩小体内温度和体表温度二者差距的有效方法，就是沐浴。与沐浴相关的实验显示，在40℃的洗澡水中泡15分钟之后，体内温度会上升约0.5℃。也就是说，如果体内温度平常为37℃的话，沐浴后就会达到37.5℃。体内温度获得暂时性的提高，是非常重要的，因为体内温度具有上升多少就会下降多少的特性。所以，有意识地通过沐浴来提高体内温度，这样在入睡时体内温度就会出现更大幅度的下降，这将有助于我们的睡眠。体内温度上升0.5℃后，需要用90

就是因为有光的存在。那么，如果没有光的话，会变成什么样呢？

老鼠的昼夜节律少于24小时，其中有的只有23.7小时。将这类老鼠放置于无光的环境中，由于其按照固有的节奏生活，所以刚开始的时候，每天醒来的时间都会比前一天提前18分钟。因为没有了光线后，体温的变化就成了"活动开始"的唯一信号。而作为夜行动物的老鼠，在这样的环境中连续饲养一个月后，竟然也会在白天活动了。

我们将不受地球节律的影响，仅通过生物钟来维持生活的状态，称为自由运行状态。如果完全没有光的话，人同样无法正常生活，甚至还会有精神错乱的可能。所以，我们在仅能进行简单活动的微光环境中，进行了自由运行实验。因此并不能完全消除光的影响，而以前也常有"人的体内节律为25小时"的说法。与之相比，现在的24.2小时短了许多。

光线变化造就了"早、中、晚"的变化。而随着季节的改变，夜晚会变长或变短，但是"以24小时为1个周期"是维持不变的。没有光的话，我们就意识不到早晨和夜晚的到来，体温、自主神经、大脑和激素活动的节奏会被打乱，身体状况将变得很糟糕。

奈良县立医科大学的佐伯圭吾和大林贤史对住在平城京的1000名老年人进行了调查。为了收集信息，他们将白内障患者分为"接受手术治疗"和"未接受手术治疗"两个组，结果发现"接受手术治疗"的人其认知机能良好。这也充分证明光的刺激会给大脑的活性化带来影响。同时，该调查还揭示出了一个独特的信息，即夜晚小灯泡的光会增加肥胖和类脂代谢异常的风险。

对于如此重要的光，我们平时只需要打开窗户就能获得。所以，请一定要养成早上晒太阳的习惯，哪怕几分钟也好。雨天、阴天即便没有太阳光，也会有可以影响体内节律和清醒的光线到达大脑，所以同样是没问题的。

（二）清醒开关——体温

体温主要受昼夜节律的影响。睡眠过程中体温会下降，而清醒状态下则会上升。重要的是，不要因为外部因素而打破这样的节律。清醒状态下提高体温，打开清醒开关，这是确保良好清醒状态的关键。

可以说，是光和体温共同造就了良好的清醒状态，但除此之外，激素和神经传导物质也起到了一部分作用。

三、实现清醒的方法

（一）设定两个闹钟

虽然存在个体的差异，但人类睡眠周期基本是以90分钟左右为一个循环的。随着清晨的临近，非REM睡眠减少，REM睡眠增多。体温稳步上升，交感神经开始处于主导地位。此外，清晨时分，在血糖的调控等方面发挥着重要作用的皮质醇的分泌量增加是很值得关注的。皮质醇的分泌在黎明时会迎来高峰，而到了上午则会逐渐减少，在睡眠的前半段基本就不再分泌。所以，清晨醒来前分泌量变多，被认为是为白天的活动做准备。那么，在大脑和身体为"清醒"做准备的哪个阶段起床，才能有一个良好的清醒状态呢？

入睡后以90分钟为倍数的时间（即REM睡眠的时间）起床，大脑将更清晰，同时也感觉很爽快，这个说法，在很多人的脑中可谓根深蒂固。这其实是20世纪70年代的一份研究报告，当时做了相关实验以研究何时起床会感觉爽快，之后工作的效率会提高。结果显示，在清晨REM睡眠阶段起床会比较好。于是，这个说法就普及开了。但实际上，这种睡眠循环有着个体化的差异，因为不是那么有规律，所以是无法进行事前预测的，这个"90分钟倍数"的说法过于草率。

大家无须过分在意，因为本来黎明时REM睡眠的持续时间就会变长。所以，人们大多会在REM睡眠状态下或之后自然醒来。更何况，要检测REM睡眠于何时出现是比较难的。现在有测量睡眠深度的睡眠APP和手表式装置，其中还有运用了该理论的叫醒功能，但是就现阶段来说，其仍然无法准确监测出REM睡眠。

在此我要推荐的是一种设立"起床空窗期"的做法。具体来说，就是设置两个闹钟。做法很简单，假设早上7点必须起床的话，就可以将闹钟时间分别设定为6点40分和7点。6点40分到7点之间的20分钟，就是所谓的起床空窗期。早晨REM睡眠的时间变长，而从"非REN睡眠"转变为REM睡眠的时间约为20分钟。这一方法就是瞄准了这个时机的作战策略。

在实践过程中，请注意第一次的闹钟，要选择音量小且时间短的铃声。因为，REM睡眠状态下很容易醒来，所以哪怕很小的声音，也能轻易使人醒来。如果你能留意到小声的闹铃，就意味着是在REM睡眠状态下醒来的，所以应该会对此感觉很舒服。

第一次闹铃响起时没有起来也没关系。因为这时如果没有醒来，是因为还处于深度的非REM睡眠过程中。假设音量过大，在非REM睡眠状态下醒来就会感觉很不舒服。哪怕错过了闹铃，也不用担心。7点钟的第二次闹铃响起时，应该能顺利醒来了。

通过设置两个闹钟的方法，当第一个闹钟响起时，如果你正处于非REM睡眠状态的话，将能帮助你有效地跳过"糟糕的起床状态"。根据不同条件下的统计结果显示，这种方式可以让REM睡眠阶段下起床的概率提高至原先的1.5倍。早晨5点至7点的时间段内，REM睡眠会呈现生理性的增加，所以，醒来时感到舒服的概率会相当高。

"公司是弹性上班制，所以想睡到9点"这样的做法是不推荐的。因为，皮质醇已开始分泌，体温已经上升，你的身体已经为起床做好了准备，这时即便睡也睡得不好。早晨的阳光以及饮食等是形成身体节奏的关键，如果坚持这样的生活模式，就会眼睁睁看着自己的身体节奏被打乱。此外，"早晨醒得早，但就是不想离开被窝"这也是抑郁症的一种前兆。在被窝中，不安和紧张的情绪会越来越强，还会时常思考一些毫无依据的事情，所以请务必注意这一问题。

（二）远离诱惑睡眠的物质

清醒后，体温很自然地就会上升，此时马上开始活动的话，能促进体温开关的顺利打开。但是，为了防止血压突然升高，高血压患者最好不要醒来后立马起床，应该慢慢地从床上坐起来。起床后，无论天气如何都要沐浴一下清晨的日光，这是在任何情况下都不可缺少的行为习惯。极其简单却特别有效。

晚上工作、白天睡觉的人，很难过上与日光有联系的日子，很难与"24小时"的地球节律保持同步。人类原本的昼夜节律为24.2小时，所以渐渐就会出现时间上的错位。典型的就是盲人的状况。视网膜受到损害的全盲患者，其无法感知到"光"，因此生活渐渐处于自由运行的状态，出现倒退现象。白天睡觉，晚上不睡的状态能持续好几天，然后再恢复到以前的状态。就这样反反复复，无论是对家人来说，还是对其本人来说，都是非常痛苦的事情。1991年俄勒冈健康科学大学的罗伯特·萨克（Robert L·Sack）和艾尔弗雷德·莱维（Alfred J·Lewy）等发表报告说，给这样的患者服用了褪黑素后，自由运行的状态会消失，能与"24小时"保持同步，夜间也能正常就寝。通过这样的研究，让在睡眠、身体节律中发挥重要作用的褪黑素，一举受到了广泛关注。

褪黑素具有调整体内节律、促进睡眠的功效，所以在清醒的状态下必须抑制它的分泌。它无须处方就能简单买到，所以现在在美国是销售额约200亿美元的高人气营养品。以前，褪黑素需要从猪的脑松果体中进行提取、精制，现在生产的则是更安全的合成褪黑素营养品。但是，褪黑素营养品对有的人有效，对有的人无效。服用褪黑素营养品有效的多为老年人。随着年龄的增加，褪黑素分泌量逐渐减少，对光线刺激的感受性会因年龄的增加而变弱，所以，褪黑素分泌的节奏就会被打乱。

总之，年轻且没有视力问题的人，即便不服用营养品，也能分泌出自给自足的褪黑素。比起简单地依靠营养品，最好能转变意识，只要养成良好的行为习惯，就相当于免费获得了调控褪黑素分泌的能力。

在抑制褪黑素分泌方面发挥着重要作用的就是太阳光。当然这并不是说只能够通过太阳光来抑制褪黑素。只是现阶段相关的研究还在进行之中，要运用到实际生活中还尚需时日。因此，请大量运用离我们最近的太阳光吧。无论是太阳光还是人照光线，我们都是通过眼睛来捕捉这些光线的。人的视网膜上有一种叫"黑视蛋白"的接受体，它能感知到波长单位为470纳米的光线，这能抑制褪黑素的分泌。这种现象与视觉成像的原理不同，所以即使眼睛不直视太，也能有沐浴日光的效果。关于黑视蛋白可以调控褪黑素的相关研究发表，已经是15年前的事情了。虽然不是最新的研究成果，但是公众对其认知度还很低。不过，正因为是未来的热门领域，所以其在清醒状态方面的作用仍备受期待。

（三）光脚有助于保持清醒

上行性网状结构是指位于脑干中心的各种纤维呈网状分布的结构。通过动物实验得知，这个部分一旦被破坏，就会陷入昏睡的状态。反过来说，就是刺激该上行性网状结构就会清醒。例如，在听觉、视觉上的刺激，就会让上行性网状结构活性化。各位夜里都被急救车、警察的鸣笛声吵醒过吧。有时漆黑的房间突然变亮，也会让睡梦中的孩子醒来。有效利用这一特性，早晨通过刺激感官，让自己畅快地醒来吧。

很多人在家都会穿拖鞋，但其实刚起床的时候，可以试试让自己光着脚。非常简单的做法，却具有两大效果。一个就是直接接触到地板，会给皮肤带来刺激，能让上行性网状结构处于活跃的状态。另一个就是光脚会导致体表温度下降，由于昼夜节律影响而自然上升的体内温度与体表温度的差距就能进一步拉大。这是利用了体表温度和体内温度差距缩小时人就会犯困这一特性。特别是到了冬天，人们都不愿意触碰的洗面池或冰凉的地板，其实都可以成为清醒开关，所以请务必尝试一下。

（四）洗手让人清醒

早晨起床后洗脸，这是谁都会做的事情。但是，在这方面稍微下点功夫，也能顺利打开清醒开关。首先，为了让大脑清醒，建议用冷水洗手。早晨体内温度处于上升状态，所以，这么做的目的就是让手接触到水后，体内温度与体表温度的差距缩小。刷牙时也可以保持用冷水的习惯，即便冷水对于体内温度的影响相对有限，但还是能起到一定的恢复活力和提神的作用。此外，还建议进行晨间淋浴，通过淋浴体会到畅快感，有助于顺利开启脑部开关。在振作精神、调动工作积极性方面，也发挥了一定作用。

（五）咀嚼有助于强化睡眠和记忆

当整个身体全部"醒来"之后，内脏再开始工作才是比较理想的状态。所以清晨起床后，最好先沐浴阳光，然后淋浴，接下来再开始吃早饭。当然，很多人早上的时间很紧张，有时会先洗个脸，然后一边沐浴着阳光一边吃早饭。早饭在体温上升、调整好一天的节律并开始活动的"能量补给"方面发挥着重要作用。早稻田大学的柴田重信等人通过老鼠实验发布了这一报告。不吃早饭、只吃晚饭的老鼠和两餐都吃但晚餐吃得更多的老鼠，二者都比较容易发胖。总之，吃早饭具有重置生物钟和防止肥胖等作用。

"咀嚼"这一动作非常重要。SCN研究所的姊川绘美子和酒井纪彰用老鼠做了一个关于咀嚼与体内节律、睡眠的实验。在饲养老鼠的过程中，通常投放的是固体颗粒，它们喜欢将颗粒咯吱咯吱咬碎了吃。实验中，将平常的颗粒和用搅拌机粉碎过的颗粒粉末投放给老鼠，以此深入调查它们的睡眠和行为模式。通过比较发现，将颗粒咀嚼后食用的老鼠，其睡眠和行为方式在昼夜间有着很大的不同。相反，食用粉末无须咀嚼的老鼠，则没有这种昼夜差异，活动期的睡眠时间，也比普通的老鼠要多，在原本应该清醒的时间里，无法表现出有活力的状态。此外，进食时不咀嚼的老鼠，还有可能在记忆方面受到负面影响。

大脑中有成千上亿的神经细胞，但是以前人们认为成人后神经细胞会逐渐减少。但事实上，成人后大脑里会出现神经新生现象，这时会产生新的神经细胞。一般认为通过运动会让此现象有所增强。因此，无论是成人还是老人，常常会被建议经常咀嚼，与此同时还能增强记忆力。而这在咀嚼进食的老鼠身上也得到了确认，大脑中负责记忆的海马区会出现神经细胞新生现象。反之，进食时不咀嚼的老鼠，其海马区神经细胞的再生现象会减少。更有甚者，进食时不咀嚼的老鼠会逐渐比咀嚼的老鼠胖。这的确可以说是老鼠的生活习惯病。这是一个重大的发现。人们常说咀嚼和记忆有关，但是发现咀嚼会影响睡眠、行为方式还是首次。之所以做出咀嚼的动作，其实是大脑所发出的指令。咀嚼时，三叉神经会给大脑带来刺激。细嚼慢咽将有助于让我们一天中的状态，变得张弛有度。吃饭时不细嚼慢咽的人，就没有"清醒"与"睡眠"的状态差异，记忆力也会衰退，同时还会变胖。总之没有任何好处。"咀嚼"与"睡眠"的联系如此紧密，所以，请保持细嚼慢咽的习惯。

（六）尽量避免汗流浃背

现在，早晨慢跑已经成为了一项世界性的运动。跑步的话，早晨比晚上要好。慢跑、做运动等都有利于让交感神经处于主导状态。因此，早晨慢跑有助于让整个人切换到活动模式。但是，如果运动量过多而疲惫的话，做重要工作时的效率就会降低。有时，剧烈的运动还会引起肌肉疼痛、关节疼痛，反而对身体是有害的。最大的问题还是体温上升过多。体温因运动而上升，这有助于切换到活动模式，从这个角度来看是没问题的，但体温过度上升，就会引起出汗等热量释放现象，这时体温会下降到比原本的体温还低的水平。这就是睡意来袭的信号。晚上安然入睡，早晨舒畅起床，好不容易与体温的节律相吻合了，而剧烈的运动有时却会打破这一状态。所以说，任何事都不能过度。出于对身体的考虑，更推荐快步走这样的运动。至少不要进行会让人汗流浃背的运动。

（七）咖啡带来的远不止咖啡因

2015年，欧洲食品安全局指出，成年人一天的咖啡因摄取量在400毫克以内是安全的，因此5杯咖啡是在容许范围内的。有报告指出适量饮用咖啡有利于身体健康，会降低患2型糖尿病、肝癌、子宫内膜癌等的风险。但我们还是应了解一下咖啡因会给睡眠带来的影响。

血液中的咖啡因浓度要达到一半，需耗时约4个小时。有报告显示，在睡前1个小时和睡前3个小时分别喝一杯咖啡，会导致入睡所需时间延迟10分钟。同时，睡眠时长会缩短30分钟。特别是老年人本身睡眠变浅，肝脏代谢咖啡因的能力下降，所以很容易受咖啡因的影响。因此，深夜想喝咖啡的时候，建议喝不含咖啡因的低因咖啡。平时喝很多咖啡的人，建议从傍晚开始改喝低因咖啡。从提升白天的效率、打开清醒开关的角度来说，咖啡因确实能加快基础的代谢，并且能把身体切换到清醒模式。咖啡因能够帮助我们驱散睡意与疲惫，同时也能与长时间清醒所累积的睡眠压力相抗衡。因此，在午饭后和下午的时间段内，其都能发挥出效果。

（八）改变做"重要工作"的时间

可以用脑的工作、重要的工作都尽可能集中在上午完成。午饭后，慢慢转变到简单的工作模式。让大脑渐渐放松，这也有利于晚上的睡眠。

（九）不吃晚饭也会影响睡眠质量

清醒物质——苯基二氢喹唑啉是大脑中下丘脑释放的。不吃饭会促进苯基二氢喹唑啉的分泌，而吃饭则会导致苯基二氢喹唑啉的水平低迷，人的清醒程度也会下降。

1998年，得克萨斯大学的樱井武、柳泽正史等人发现了一种新的物质，并做了相关的动物实验。实验发现，将新发现的这种物质注射到大脑脑室内，动物就会开始摄取食物。这种摄取食物的行为，正是"苯基二氢喹唑啉"这个名字的由来，这堪称世界性的发现。因为减肥不吃晚饭，结果导致晚上睡不着。苯基二氢喹唑啉在控制食欲的同时，也会给清醒状态带来较强的影响。不吃晚饭的话，会促进苯基二氢喹唑啉的分泌，使人食欲大增，整个人太清醒而睡不着觉的可能性随之变大。不让动物进食的话，其寻找食物的觅食行为就会变得很显著。但是，患有发作性嗜睡症的老鼠由于不分泌苯基二氢喹唑啉，所以即便不给食物，其"觅食行为"也不会明显增加。这就说明了食欲与睡眠的关系。苯基二氢喹唑啉甚至还会导致交感神经活跃、体温上升。总之，不吃饭的话，不仅会导致苯基二氢喹唑啉增加、食欲旺盛、睡不着觉等问题，还会使自主神经紊乱。对于"睡眠"和"健康"来说，不吃晚饭可谓有百害而无一利。无论多晚，都要在睡前1个小时吃好晚饭。油炸食品等不易消化的食品，需要花费更多的时间来消化，所以最好晚餐时不要吃。

第五节　不同类型的失眠案例十则

一、失恋后在失眠痛苦中煎熬了6年

女性，34岁，2014年2月开始失眠，包括入睡困难、中途醒来、睡眠浅等症状。

发病前正常睡眠是：晚10:30上床，10:45左右睡着，可以睡到第二天早上9:00~10:00。自失眠后不久，开始服用阿普唑仑，每天睡前1片，服药后一个半小时才能入睡。睡到第二天早上7:30起床，自己认为基本没睡着。不午睡。

诱发失眠的直接原因：某天晚上打男朋友手机关机，一晚上没联系上，之后逐渐出现问题。

定程度的改善，但自认为没有被全方位辨证，没有得到全面、全方位调治。

案例分析

（1）"睡眠卫生不良"问题。此患者显然是长期陪孩子睡觉而形成了一定规律的睡眠模式，晚8:30上床，早5:30起床，躺在床上9个小时，显然时间过长，属于特定原因导致的"睡眠卫生不良"。

（2）情绪问题。2020年4月疫情期间，由于"不明原因"出现失眠，4月10日复因夫妻吵架而失眠加重。不难看出，初期失眠由于"不明"情绪问题（应该是"潜在的情绪"问题，或者由原来的睡眠规律被打破引起），后又因情绪问题加重。患者在呼吸训练过程中能够入睡，说明在这个过程中自主神经功能迅速得到调整，情绪平静，容易入睡，也说明这个失眠跟情绪有关。

（3）不合理认知问题。患者认为自己的失眠跟遗传有关，显然存在不合理认知。第一，睡眠医学研究并没有发现遗传引起失眠的证据；第二，从失眠出现的时间看，失眠是最近出现的，过去并没有失眠过；第三，从失眠出现之后的情况看，自己通过呼吸调整可以改善睡眠，说明这种睡眠可以通过自己的调整获得改善；第四，患者显然在自己的成长过程中，由于爸爸和姐姐的失眠痛苦，曾经给患者带来了不良暗示，患者存在害怕自己失眠的痛苦和担心失眠。因此，当自己由于客观或者主观原因失眠后，易归因于其他方面，归因错误，让自己更加担心失眠，从而形成恶性循环，不断加重症状。

（4）依恋型人格倾向问题。从患者的首次失眠综合性问卷中知道，患者14岁才跟父母分床而眠，对父母的依恋也在情理当中，这种依恋容易导致父亲的失眠对其成长过程构成不良影响。

治疗过程： 在"放松状态"下，让其回忆体验失眠的发生发展过程，从中领悟到失眠过程完全跟自己过去的"睡眠卫生不良""情绪问题"以及"不合理认知"有关，让他通过自己情绪调整或者把不良情绪与睡眠过程剥离，改变不合理认知，不再过度关注睡眠问题，增加运动与兴趣爱好。一次治疗后，嘱其推迟上床时间，当天晚上减去西药半片，给予一种能够调控失眠的手机应用程序在家每天中午自我训练一次。门诊随访，当天减去西药，睡眠改善，三天后不用药亦能迅速入睡。

三、学习压力让我无法入睡

女性，18岁，主诉从2019年3月开始出现乏力、头昏、注意力不集中、记忆减退、思维减缓、入睡困难、多梦等症状。发病前患者长时间存在间断性紧张，焦虑，失眠等问题，在每次临近考试时发作。平日睡眠状态：晚11点上床，11点30分入睡，5点30分起床，无午睡，未进行过治疗。

问诊过程中得知患者对成绩过于在意，性格要强，每次考试都要争当第一名，考试前就越紧张焦虑，害怕因为睡不好影响考试发挥，内心压力大，越害怕越担心越是无法入睡，导致了后期一系列症状的发生，而这些症状引起的学习效率低下让患者代偿性增加学习时间，同时更焦虑更在意睡眠，身体与心理都过度负荷，产生恶性循环。

失眠结构化问卷测评结果说明，患者存在以下睡眠不合理认知：

（1）要睡够足够时间白天才会有精力。

（2）睡觉一定要绝对安静、无光。

（3）睡不着会从思想上强迫自己放松、入睡。

案例分析

（1）要睡够足够时间白天才会有精力。患者总是期待自己可以睡足够时间，使自己白天拥有更加充沛的精力去学习。特别是在临近考试时，一旦患者觉得自己睡眠时间少于心理预期，第二天就会有错误的心理暗示，会觉得自己状态不好，情绪低落，影响学习。

（2）睡觉一定要绝对安静、无光。患者具有一定的强迫型人格倾向，当觉得环境没有达到自己的要求，会认定自己无法入睡，处于焦虑的情绪中，直到环境完全安静、无光，才会觉得自己终于能够放松进入睡眠，并对这种环境是否能达到自己的要求更加敏感和关注。

（3）睡不着会从心理上强迫自己放松、入睡。睡眠是一个自然而然的过程，越睡不着的时候，越想控制自己的睡眠，越焦虑，越无法入睡。

治疗过程： 诱导患者进入气功或者催眠状态，在这个状态下患者最放松，对外界阻抗降低，有最佳的治疗效果，在"放松状态"中回忆其失眠发生发展过程，让患者能够领悟到她的睡眠问题主要是由于不当情绪与对睡眠的不合理认知造成的，帮助患者正确认识这种压力并排解压力，同时将不良情绪与睡眠过程剥离开，不那么关注睡眠问题，增强患者信心。

经过3次治疗后，患者心态平和，能够获得正常睡眠，身体症状也逐渐好转。

四、孩子是我生活的全部

男性，45岁，1988年因自身成绩问题首次出现失眠；2017年因孩子成绩下滑而出现焦虑、身体状态不好而彻夜难眠，自觉耳鸣、头痛、食欲不振。

发病前睡眠：23点上床，30分钟内即可入睡．6点50分醒来后即起床，总睡眠时间近7.5小时。失眠后：23点30分上床，睡前服用1片艾司唑仑，24点入睡，中途不定时醒来1～2次，多梦，梦中以恐惧情绪为主，5点40分醒来，7点30分起床。不服用艾司唑仑的情况下彻夜难眠。无午睡习惯。

失眠结构化问卷测评结果说明其有某种完美型人格倾向。

案例分析

（1）完美型人格倾向问题。无论是1988年第1次出现失眠，还是2017年再次失眠，都是因为成绩不理想所导致的，追求完美的患者对自己和他人都高标准、严要求。

（2）睡眠情绪问题。由于孩子的学习成绩和健康状态而出现焦虑情绪，该患者把做事的完美追求又带到了睡眠当中，最终失眠。

（3）睡眠认知问题。

① 睡不好，什么事都干不好。不可否认，睡不好精力、体力会受到一定的影响，但这种影响终究是有限的，因为人的睡眠时间在一段时间内是有较大弹性的，多睡一点少睡一点并不会立即对身体产生很大的影响。与其说是因为睡不好所以干不好事情，不如说睡不好是为自己干不好事情而找的一个借口，给要求完美的自己一个交代。抑或是因为没有达到自己理想的睡眠时间和质量，因此产生了自己未知的不良情绪，从而带来了各种不适症状。

② 我一直期望，一沾上枕头就能够睡着。每一个入睡困难的人都期望躺下床以后赶紧入睡，这是非常自然的想法。但是这种想法只会使人更加关注睡眠，关注入睡的时间，增加睡眠的负担，入睡反而更加缓慢。紧接着产生了烦躁、焦虑这些不良的情绪，破坏了睡眠这个自然的心理生理过程。进入一个"入睡困难-期待睡得快-增加睡眠负担和关注-入睡困难-焦虑情绪-干扰睡眠-症状加重-更加期待赶快睡下去"的恶性循环。

③ 没有睡到足够的时间会给我带来困扰。过度地关注睡眠时间长短，反而会让大脑皮质产生新的兴奋点，破坏正常的睡眠结构。睡眠是自然的生理过程，累了自然就睡了，关注往往容易让大脑皮质处在兴奋中，反而破坏了自然的睡眠过程。能多睡就多睡一会儿，不能睡就少睡一会儿。一个人在不同的年龄段，或者遇到不同的事件，生理上的睡眠时间是可以根据所需要的休息时间随时调整的。

④ 不准备睡觉时有睡意，可一上床就没有睡意了。其实睡觉是一件自然而然的事，困了、累了，无论是坐在沙发上甚至是坐在车上，都会睡着。因为这个时候你并不想着入睡这件事，也不会为此做任何的准备。看电视、看书、坐车时，把这当作消遣的事来对待，把睡觉根本没当回事来对待，所以，睡眠会悄无声息地来找你。当在床上躺下去准备睡眠的时候，如果立即意识到自己要睡觉，反而睡不着了，因为，把睡眠当回事了，渴望睡眠的思维又开始活跃了，要睡觉的期待又激起了大脑活跃，带着这种期待、准备，反而增加了睡眠的负担，破坏了这个自然的生理心理过程。

⑤ 我每天晚上会把睡眠当作一件重要的事情来完成。把做事情的认真劲儿带到睡眠中来，每天晚上要为睡眠做好一切准备，比如要求自己不做影响睡眠的活动，避免兴奋的事情，避免情绪刺激和波动，注意饮食，关注卧室的声音和光线，关注温度是不是适合睡眠等等，所有的一切只会增加对睡眠的关注，这种关注会让交感神经兴奋起来，增加睡眠的负担，破坏自然的心理生理过程，影响睡眠。

⑥ 睡不着时我就会想方设法让自己尽快入睡。睡不着时会担心影响第二天的工作状态，影响自己的身体健康，所以想方设法让自己尽快入睡，正是这种潜意识中的负性观念，正是这种把平时对待工作的那种执着的、完美的关注转移到了睡眠问题上，最终破坏了自然的入睡过程。

治疗过程：诱导患者进入"低阻抗"状态，引导其回忆并体验失眠的发生发展过程，从中领悟到自己的完美型人格倾向在失眠中起到的负面作用，以及因此产生的"情绪问题"和"不合理认知"对于睡眠的进一步影响，将负性情绪和人格倾向与睡眠进行剥离。纠正不合理认知，导入合理认知。最后嘱其当晚减药半片，运用睡眠体验技术，引导其体验正常的睡眠过程。

经过5次治疗后，停用艾司唑仑，患者可正常入睡，失眠问题得到解决。

五、父母离异让我无法入眠

15岁，女，2019年5月开始失眠，入睡困难，多梦易惊醒。

发作前睡眠：晚10点钟上床，晚10:20左右睡着，次日6:30起床。开始失眠后：晚10点钟上床，辗转反侧不能入睡，最早晚12点睡着，严重时凌晨2点入睡。睡到次日7点左右起床。入睡后整夜做梦，醒后仍觉困乏，疲劳不能缓解。白天上课时注意力不集中，偶有打盹儿，午睡20分钟左右。

诱发失眠的直接原因：父母离婚。

根据失眠结构化问卷测评结果，患者具有依恋型人格倾向，患者对睡眠的不合理认知有：

（1）我总想控制自己的睡眠。

（2）一到晚上就担心自己睡不着。

（3）失眠是由疾病、工作、环境等外在因素造成的。

（4）我感到自己找不到睡得深的感觉。

案例分析

（1）人格倾向问题：依恋型人格倾向是其失眠发生的人格基础。

（2）睡眠情绪问题：患者对父母依赖性很大，内心对于父母的离异、家庭的破裂不能接受，把这种伤心难过的情绪带到了睡眠当中，睡前思虑过多，情绪不平稳，导致入睡困难，多梦易醒。

（3）睡眠认知问题。

① 我总想控制自己的睡眠。睡眠是一个自然而然的过程，是不受我们控制、也无须控制的过程，就像小草会在春天破土而出、树叶会在秋天飘落一样。当我们感到累了、困了的时候就是该睡觉的时候，觉得精力旺盛就可以晚一点睡，即使偶尔有入睡晚或者早醒等，也不用过分关注。越是想控制睡眠，越把注意力集中到睡眠上越容易影响自然而然的睡眠过程。

② 一到晚上就担心自己睡不着。患者是一名学生，白天因为上课、与同学交流等，可以转移对父母离婚这件事的注意力，晚上躺在床上时就开始不由自主回想父母离婚的一些事，由此产生的负性情绪影响了睡眠。因为第二天需要上课，又特别想让自己尽快睡着，对脑海里的想法产生抵制。其实发生的事情本身不会影响我们的睡眠，恰

恰是我们对"这件事情会影响睡眠，影响第二天学习"的担心，同时又想把这种担心摆脱掉，这两种想法的矛盾存在，越想摆脱这种担心却令担心越是强烈，以及这种难以终止矛盾纠结而继发的焦虑情绪，才是造成失眠的因素。

③ 失眠是由疾病、工作、环境等外在因素造成的。患者将自己失眠的原因归结于父母离异造成的家庭破裂所导致的。其实父母离异是父母的选择，父母虽然分开了，但是爸爸还是爸爸，妈妈还是妈妈，父母离婚不代表我们就失去父母的关爱了，这件事只是影响我们的睡眠的诱因，而睡觉只是自己的生理心理过程。很多人父母离婚甚至自己离婚都不会影响睡眠。所以外在因素本身不会造成失眠，应该正确对待生活中发生的事情、环境变化等，避免将不恰当的归因错误地带到睡眠问题中来。

④ 我感到自己找不到睡得深的感觉。失眠患者在睡眠中执着地寻找过去"睡得好"的那种感觉，尤其当睡不好的时候，心里更加会充满期待，殊不知这样一种愿望，这样一种心理活动过程，会加剧失眠的症状。睡眠是一个最自然的心理生理状态，一旦在睡眠过程中加入某种不合理的心理活动，就必然对自然睡眠过程形成干扰，从而造成入睡困难。

治疗过程：诱导患者进入催眠状态，在"放松状态"中回忆其失眠发生发展过程，对其进行当时父母离异的共情治疗，引导其重新看待或接受父母分开的状态；同时进行人格倾向与离异事件和睡眠问题的剥离治疗。根据以上睡眠认知问题进行睡眠合理认知导入，让患者摆脱各种不合理认知，理性对待睡眠问题。使用"睡眠体验技术"进行治疗，一方面，让其进行不正常睡眠过程的焦虑情绪体验；另一方面，又进行正常睡眠时的平静过程体验，并暗示其今后睡眠中会自然进入正常睡眠过程。根据情况进行减药。

经5次治疗后，患者可正常入睡。

六、有了孩子在身边，我反而"失眠"了

女性，35岁。主诉：失眠1月。

1个月前产子，后出现不明原因入睡困难伴中途醒来、早醒、眠浅、多梦、起夜等，白天出现头晕、心慌。以前正常睡眠情况是：晚10:00前上床，很快入睡。凌晨三四点最后一次醒来。6:30起床，每天睡7～8个小时。失眠后：晚9:00～10:00上床，入睡前服乌灵胶囊一粒，很快入睡，若不服用则无法入睡，4:00最后一次醒来，5:00起床，每日睡4～5小时。中午在床1小时，实际睡着半小时。

问诊过程中得知，她自己认为如果不在床上睡觉，在其他比如车上等地方均可入睡。如若孩子在自己身边，失眠则会加重，忧心服用的药物是否会对哺乳产生影响。自述"还没有准备好养孩子，自己也没有很想生育孩子，但迫于家庭等原因，生下孩子"，该患者因为抚养哺育孩子产生了严重的焦虑。经再问诊得知，原来患者受孕之前并不希望受孕，也就是说自己并没有做好受孕的准备而受孕了。

案例分析

（1）这个案例反映了部分女性在结婚前或者受孕前没有做好受孕生子的准备，关键是自己心理尚未成熟，就已经步入了受孕生子的年龄，心理年龄显著小于生理年龄这样一个事实。

（2）"睡眠卫生不良"问题。此患者显然在出现失眠问题之前睡眠就是存在问题的，患者晚10:00前就上床，3:00、4:00醒，睡7~8小时后，仍然躺在床上，等待到6:30再起床，多躺在床上2~3个小时，显然时间过长，属于日常习惯就"睡眠卫生不良"。

（3）睡眠情绪问题。患者生育孩子1个月有余，一直在心理上没有准备好进入一个新的人生阶段。不难看出，患者的失眠是由于自己过多地关注孩子，过多地关注自己的症状，过多地关注自己的身体，过多地关注自己的健康，因为几个过度关注而焦虑、紧张、担忧的情绪，从而产生失眠。

（4）性格倾向问题。失眠结构化问卷测评结果呈现出患者有胆怯型、强迫型、依恋型人格倾向。患者的社会化程度不高，对于如何成为一个母亲没有基本的心理预期，自己心理上还是一个孩子，依赖着自己的父母，对于迎来的新生命对自己会产生的依赖非常恐惧，转而逃避到去关注自己的症状上，然而越关注症状，症状就越重，越担心孩子培养的过程，培养的过程当中越容易出问题。对于患者来说如何学会亲子之间保持一个比较恰当的关系尤为重要。

（5）不合理认知问题：

① 我一定要准时上床。人的睡眠总是有从睡眠浅到睡眠深过程，累了疲乏了就上床，不累就多活动一下，很多时候太早上床会不自主延长等待的时间，令自己觉得这个睡眠浅时间太长。而患者显然没有意识到自己这个潜意识的等待过程，还在寻找着上床以后什么时候真睡着那种感觉。开始没睡着，所以上床以后，在床上等待着自己睡着，寻找那种睡着的感觉，似睡非睡的，一方面在体验自己睡没睡着，另一方面在感受自己没睡着而想睡着的过程，从而导致了一直睡眠不深。睡眠不深说明还没放下，没把自己睡觉这个过程真正地放下。放下了，不去关注自己的睡觉了，反而身体越累睡得越快，睡得越深，睡得越沉。

② 一直在担心着晚上带孩子，会不会影响自己的睡眠。患者担心带孩子的过程，这种担心本身会带来失眠。实际上带孩子的过程本身并不引起失眠，只是患者带孩子以后，那种放不下的情绪，和不良暗示，在影响着睡眠。同时在患者的潜意识深处，一方面又想带孩子；另一方面还多多少少存在着怕带孩子的麻烦。自己还没有真正地成为一个自己认为合格的母亲，怕带孩子带来麻烦，担心自己带不好。这样一个担心的心理过程，转移到患者担心自己睡不好上面。其实带孩子喂奶、把尿、哄她（他）睡觉等，这一切活动都是患者体力消耗的过程，神经由兴奋走向疲劳的过程，能量消耗的过程。按道理事情完了，只要放下了，什么干扰都不在乎，无论患者怎么带孩子，带孩子越多，越累，睡得越快。

一片助眠。中午躺在床上1个小时左右，可以睡着30分钟左右。不服药基本处于不能入睡的状态，完全靠安眠催眠药物入眠。

自述父母亲睡眠也不好，因此认为自己的失眠是遗传的。初中时代，正处在"文革"时代，家中"成分"高，从小学升初中也受到影响，上初中以后即离家住校学习，"考虑问题多"。

正常睡眠时：晚11:00左右上床，12:00左右入眠。次日早晨8:00醒来并起床，可以睡6~8个小时。出现失眠以后：晚10:00左右上床，11:00左右入眠。次日早晨7:00左右醒来，7:30左右起床，可以睡8个小时左右。

开始服用催眠药物以后：由于不服药不能入眠，自2018年10月开始靠服安定一片助眠。晚9:30~10:00之间开始服药，10:00左右上床，11:00左右入眠。次日早晨7:00左右醒来，7:30左右起床，可以睡8个小时左右。

问卷调查说明，患者在睡眠问题上出现的睡眠心理问题比较多，包括：

（1）我一定要准时上床。

（2）睡不好什么事都做不好。

（3）我一直期待"一沾上枕头就能够睡着"。

（4）没有睡到足够的时间会给我带来困扰。

（5）我睡眠的时候任何干扰都不能有。

（6）我认为我的睡眠问题一定是身体有病带来的。

（7）不准备睡觉时有睡意，可一上床就没有睡意了。

（8）我的失眠是由疾病、工作、环境等外在因素造成的。

（9）我总想控制自己的睡眠。

（10）我一到晚上就担心自己睡不着。

（11）过了固定的时间我就睡不着。

（12）睡不着时我会想方设法让自己入睡。

另外，从问卷中还可以看出，患者有某些强迫型人格倾向；同时患者还表达自己在进行呼吸节奏的训练，达到比较好的状态时容易入睡。常常自学中医，希望采取一定的方法，用中药逐项调理，有一定程度的改善，但做不到辨证论治，不能够全面而准确地治疗。

案例分析

这是一个时间很长、问题较多、比较复杂的失眠案例，分析如下：

（1）患者父亲的失眠源自当时政治环境下的焦虑与不安，失眠症状又给患者带来了强烈的不良暗示。

（2）当时政治环境下家庭环境给患者带来了严重的不安全感。

（3）其14岁离开家庭前才分床，说明其对家庭的某种依恋以及对外环境的适应能力不足并处在一定的焦虑状态。

（4）即使在正常睡眠时，其已经存在了"睡眠卫生不良"的状况。

（5）出现失眠症状以后，其"睡眠卫生不良"的情况更加严重，但没有人进行指导。

（6）每天晚上服安眠药过早，安眠药物根本没有达到应有的作用。

（7）患者在睡眠方面的问题较多，但症状并不严重；主要表现出睡眠情绪障碍，而在其他方面的情绪障碍并不严重。

治疗过程

第一次治疗：采用"声光振失眠治疗仪"进行放松后，对以上问题逐一分析并导入正确认知，结合睡眠时间限制疗法让其推迟上床时间，同时减药，效果显著。

第二次治疗：问诊过程中发现其过于关注呼吸，是一种强迫性倾向，让其放弃过度关注呼吸的方法，并在放松状态下进行自然状态的呼吸。并让其参加睡眠训练营，每天中午采用失眠App自我治疗一次。

第三次治疗：巩固治疗，痊愈。

十、突发性耳聋令我无法入睡

女性患者，46岁，2020年4月突发性耳聋好转后，因主治医师嘱其注意睡眠后，开始失眠，包括入睡困难、中途醒来、早醒、睡眠浅、多梦、起夜等症状。

失眠后睡眠情况：23:30上床，2:00左右睡着，6:00醒来，7:00起床，自认为总睡眠时间3小时左右。自失眠后不久，开始服用阿普唑仑、艾司唑仑、思诺思，每日睡前半小时服用。

诱发失眠的直接原因：受到医生与病友对患者的暗示，外界对患者强调一定要注意睡眠，每天晚上必须保证良好的睡眠，遂导致患者情绪持续紧张。

诱发失眠的间接原因：工作调动，环境适应能力差；疫情期间，担心在美国求学的儿子。

失眠结构化问卷测评结果说明，患者存在以下睡眠不合理认知：

（1）我一定要准时上床。

（2）我一直期望，一沾上枕头就能够睡着。

（3）我睡觉的时候任何干扰都不能有。

（4）不准备睡觉的时候有睡意，可一上床就没有睡意了。

（5）失眠是由疾病、工作、环境等外在因素造成的。

（6）把失眠痊愈的希望全放在医生身上。

（7）一到晚上就担心睡不着。

（8）睡不着时我就会想方设法让自己尽快入睡。

失眠结构化问卷测评还说明其有某种胆怯、偏执及强迫型人格倾向。

案例分析

（1）关于突发性耳聋。实际上患者在出现突发性耳聋前，一定在学习、生活、工作、情感、家庭等一些方面上，已经处在焦虑状态，是处在某种潜在的难以说明、并且不自知的、难以表达的情绪冲突状态，使得患者出现了突发性耳聋。突发性耳聋隐喻着患者心中可能有了一些不愿意听的事，不想听的事，或者不敢听的事。潜在的焦虑及冲突被压抑在患者心底深处，所以让患者出现了突发性耳聋。

（2）躯体症状问题。患者在出现突发性耳聋后，立即把过去潜抑的情绪以及寻求对其解决的需求，转移到耳聋的治疗、关心自己身体的问题上。患者由于突然听不见声音，产生了焦虑，这个焦虑又把过去长期潜在的焦虑唤醒，很痛苦，想寻求解决，就转移到对身体、症状、听力问题的焦虑上来。焦虑再引起了失眠。这个失眠，本身也是患者潜在焦虑的一部分，加之主治耳聋的医生与周围的病友，由于对睡眠心理学知识的缺乏，十分强调失眠的作用，认为耳聋是疲乏劳累造成的，实际上是他们不了解，其实累本身不会耳聋，无论怎么累，不会累及耳朵的听力问题，耳朵只是听到东西而已。所以患者所说的"累"这个过程，实际上是焦虑导致的一种感觉上的"心累"的过程，而他们不懂这个心理过程，误认为是没休息好造成的身体体验，把它错误地归结于身体。患者自己顺着医生的思路去研究自己如何睡好觉时，千方百计令自己睡好的时候，恰恰破坏了自己的原来正常的睡眠过程，反而加重了自己的失眠。

（3）睡眠认知问题。

① 我一定要准时上床。准时睡眠本身就是一个错误的概念。因为我们只有身体累了、困了的时候才睡觉，睡觉是为累了、困了而设计的，不是为了几点几分该睡觉而设计的。人在越累的时候越容易乏困越容易入睡，人在兴奋的时候就难以有困意、难以入眠，如果始终把睡眠跟准时上床联系起来，容易造成越要求自己准时上床，焦虑就越重，就越失眠。

② 我一直期望，一沾上枕头就能够睡着。有这个想法的人，说明他在睡觉这件事上，用不合理的认知在跟自己的自然睡眠功能唱反调。越不恰当地要求睡眠达到某种状态，就越失眠，越失眠就越跟睡眠过不去。所以患者希望自己能有足够的睡眠时间，加上医生对患者的不恰当暗示，从而形成了心理和生理上的恶性循环。

③ 我睡觉的时候任何干扰都不能有。其实干扰对睡眠没有直接的影响。哪个正常的睡眠是绝对没有干扰存在的呢？如果患者不害怕干扰，干扰就不起作用；抱有对什么干扰都无所谓、对什么干扰都不理的态度，对干扰就会熟视无睹，情绪就会很快稳定甚至就没有情绪。越害怕干扰，就会越去捕捉干扰的存在、就越容易发现干扰，干扰就越大；越不害怕干扰，也就越无所谓，就睡得越好。

④ 不准备睡觉的时候有睡意，可一上床就没有睡意了。说明患者在意寻找有"睡意"的感觉。一上床就准备找到"睡意"，说明一上床，心理上就开始为认真睡觉做准备。越认真睡觉，就越会使大脑皮质难以进入放松的状态，就越易失眠；而越失眠，就越会更加认真地去做这种仪式化的准备，结果就会越做不到进入放松的睡眠过程了。

⑤ 失眠是由疾病、工作、环境等外在因素造成的。失眠不是身体有病及其他外在因素带来的，是患者潜在的对疾病的担心、对环境不适应的焦虑情绪带来的，是一个

"情绪病""心理病"。突发性的耳聋、失眠都与自身潜在的严重的情绪压抑有关；以及因此又产生的复合的或叠加的焦虑情绪有关。

⑥ 把失眠痊愈的希望全放在医生身上。实际上决定失眠会不会复发、失眠能不能迅速地痊愈，不在于别人，而在于患者自己能否去读懂自己的情绪。患者如果敢于面对自己的不良情绪、应对自己的不良情绪，少睡多睡一会儿对身体不会有太大影响，觉得"失眠不得了"都是"灾通难化"情绪感染。不是把希望放在医生身上，而是自己主动随着医生的引导，去寻找到自己不良情绪的蛛丝马迹，把它找到，找到以后学会应对它，学会调解它，就不会耳鸣，不会失眠。

⑦ 一到晚上就担心睡不着。说明患者太关心失眠了，越担心失眠，就越去关注睡眠的过程，就越睡不着。因为患者认为睡不着，病就会复发，一直纠结在睡觉的问题上，总想控制自己的睡眠，越控制大脑皮质越难以放松就睡不好，形成恶性循环。

⑧ 睡不着时我就会想方设法让自己尽快入睡。患者越是想方设法睡觉，就越因"想方设法"而去动脑筋，大脑皮质就越清醒，就越睡不好。这与患者原来的人格倾向有关，与在得病前的应对方式和心理素质有关系。以前可能出现过同样的问题，但不一定得病；现在得病了以后，随着一些潜在问题唤醒，其人格倾向所呈现出的如焦虑情绪、不恰当认知、强迫型人格倾向等，重复着以往的模式，导致了有关疾病的问题就更加凸显出来了。只要不人为地贴上"不正常"的标签，不予关注的话，只要精力充沛也没什么了不起，也是可以的。

治疗过程

（1）诱导患者进入催眠状态。

（2）在"放松状态"中回忆开始时突发性耳聋、失眠及其发生发展过程。

（3）分析领悟治疗：耳聋后，患者把焦虑情绪迅速转移到了睡眠问题上，从而形成了一系列不合理认知，采取了不合理应对方式，加重失眠过程。进行人格倾向与刺激事件和睡眠问题的剥离治疗。

（4）根据以上睡眠认知问题进行睡眠合理认知导入，让患者矫正各种不合理认知，理性对待睡眠问题。

（5）使用"睡眠体验技术"进行治疗，体验正常睡眠过程，暗示患者今后会自然进入正常睡眠过程。

（6）根据具体情况进行逐步减药。

经过6次治疗后，患者失眠治愈，达到正常睡眠状态。

（63）睡眠时我对声音、光线等外界环境刺激很敏感。

（64）为了避免干扰，我更喜欢一个人睡。

（65）我很在乎床是否舒适。

（66）家人打鼾影响我的睡眠。

（67）环境改变会影响我的睡眠。

（68）我期望一沾上枕头就能够睡着。

（69）我睡觉的时候什么干扰都不能有。

（70）我要是没有睡到足够的时间就一定会给我带来困扰。

（71）我没准备睡觉的时候有睡意，可一上床就没有睡意了。

（72）我认为失眠一定是身体有病带来的。

（73）我每天晚上会把睡眠当作一件重要的事情来完成。

（74）我感觉我就是找不到睡得很深的感觉。

（75）失眠一定是环境、工作、疾病等外在环境造成的。

（76）我感觉我自己就是找不到睡得深的感觉。

（77）将失眠痊愈的希望全放在医生上。

（78）我总想控制自己的睡眠。

（79）一到晚上我就担心睡不着。

（80）过了固定的睡眠时间我就睡不着。

（81）因为睡不好我白天尽量少活动和交流。

（82）睡不着时我就会想方设法让自己尽快入睡。

（83）每次上床前都没有睡眠的感觉。

（84）只要睡不好我就什么事都做不好。